JJ Bola

Weiter atmen

Roman

Aus dem Englischen von
Katharina Martl

Kampa

Die englische Originalausgabe erschien 2021 unter dem Titel
The Selfless Act Of Breathing im Verlag Dialogue Books, London.

Für den Blick hinter die Verlagskulissen:
www.kampaverlag.ch / newsletter

Der Kampa Verlag wird in der Schweiz vom Bundesamt für Kultur
mit einem Strukturbeitrag für die Jahre 2021–2024 unterstützt.

Die Arbeit der Übersetzerin am vorliegenden Text
wurde vom Deutschen Übersetzerfonds gefördert.

www.kampaverlag.ch
Covergestaltung: Lara Flues, Kampa Verlag
Covermotiv: © Rebecca Bernau
Satz: Tristan Walkhoefer, Leipzig
Gesetzt aus der Stempel Garamond LT / 220135
Druck und Bindung: Friedrich Pustet, Regensburg
Auch als E-Book erhältlich
ISBN 978 3 311 10043 0

Für die, die schon losgelassen haben,
und die, die sich noch festklammern.

Teil 1

Memento Mori

1

Flughafen London Heathrow, Terminal 2, 9:00 Uhr

Ich habe gekündigt. Ich nehme mein ganzes Erspartes – $ 9021 –, und wenn es aufgebraucht ist, bringe ich mich um.

Der Flug geht in einer Stunde. Als er aufgebrochen ist, hat er noch mehr als genug Zeit gehabt, doch irgendwie ist sie ihm abhandengekommen; Zögern, Angst, Unruhe. Aus allen Richtungen strömen Körper an ihm vorbei. Er bleibt stehen und blickt auf die Anzeigetafel, sucht den richtigen Check-in-Schalter. Er sieht eine junge blonde Mutter, ihr Kind auf dem Arm. Dahinter steht ein großer Mann mit geschlossenen Augen und Ohrstöpseln, das Haar in Locs, mit Rucksack, Gitarre und in Haremshosen. Er sieht aus, als würde er zu einem Abenteuer aufbrechen, um sich selbst zu finden. Zwei Piloten und ein Quartett Flugbegleiterinnen schweben mit aufeinander abgestimmten Schritten vorbei, verströmen einen Glanz, als wäre der Weg vor ihnen erleuchtet, gefolgt von einem Liebespaar in zueinander passenden ausgewaschenen Jeans, das sich zärtlich mit den Armen umschlingt.

Er eilt auf die Schlange zu. 9:15 Uhr. Er kommt vorne an und reicht der Frau am Schalter seinen burgunderroten Pass. Dieser Pass, eine Hoffnung, ein Segen, ein Gebet, kann ein Leben retten, ein Leben ermöglichen –

kann auch ein Leben kosten. Dieser Pass, gespalten zwischen Rot und Blau, zwischen Land und Meer, zwischen Hoffnung und Verzweiflung. *Dieser Pass, ohne ihn habe ich kein …*

»Guten Morgen, Sir«, sagt sie und setzt ihr Stundenlohn-Lächeln auf. Er murmelt eine Begrüßung, trommelt mit den Fingern auf den Tresen.

»Wohin reisen Sie, Sir?«

»Nach San Francisco.«

Sie tippt mit ausdruckslosem Gesicht in die Tastatur. Sie ruft ihre Kollegin, die in der Zwischenzeit schon drei Fluggäste eingecheckt hat. Beide fixieren konzentriert den Bildschirm.

»Was ist los?«, fragt er, hörbar frustriert.

»Es tut mir leid, Sir«, sagt die Kollegin. Ihr stark geschminktes Gesicht – contourierte Nase, die Lippen weinrot – bringt ihn aus dem Konzept. »Aber wir können Ihre Buchung nicht finden.«

»Das muss ein Fehler sein! Ich habe selbst gebucht. Mein Name ist definitiv auf der Liste. Michael Kabongo. Ich darf diesen Flug nicht verpassen. Sehen Sie noch mal nach«, ruft er, hebt die Stimme, gestikuliert mit den Armen, fuchtelt mit dem Zeigefinger. Zieht Aufmerksamkeit auf sich. Ohne auf seinen Ausbruch einzugehen, blicken sie zu ihm hoch, dann einander an.

»Es tut mir leid, Sir, Sie sind am falschen Schalter. Sie müssen …«

Sein Herz hämmert, er nimmt nicht mehr wahr, was sie sagt, blickt in die Richtung, in die sie deutet. Er schnappt sich seinen Pass. 9:20 Uhr. Er rennt durch die Menge, seine Lungen werden eng, sein Atem kürzer. Trotz des frischen Herbstmorgens ist ihm zu warm. Er kocht unter seinem Mantel, der Schal schnürt ihm die Luft ab. Er beginnt zu schwitzen.

Er steht ganz am Ende einer S-förmigen Schlange. 9:22 Uhr. Er wippt auf den Fußballen auf und ab wie ein Kind, das dringend pinkeln muss. Er murmelt vor sich hin, wird misstrauisch beäugt. Vorne in der Schlange spricht jemand laut und abschweifend, unterhält sich, ist freundlich, vergeudet Zeit.

»Mach hin, alter Mann!«, ruft Michael. Die anderen tun auf diese typisch verurteilende Weise so, als hätten sie ihn gar nicht gesehen. *Ich kann nicht zurück. Ich darf diesen Flug nicht verpassen.*

Eine Männerstimme schwebt durch die Luft: »Sind hier noch Passagiere des Flugs AO1K23 nach San Francisco?«

Michael stürzt los, mit ihm eine Frau ein Stück hinter ihm in der Schlange, in ihrem Gesicht drückt sich dieselbe Erleichterung aus wie in seinem. Sie werden nach vorne geführt. Der braunhaarige Mann hinter dem Schalter nimmt seinen Pass und tippt in den Computer.

»Haben Sie noch Gepäckstücke aufzugeben?«

Er legt seinen Rucksack auf die Waage.

»Leichtes Gepäck, was?«, sagt der Mann lächelnd, Michael schweigt.

»Sie sind jetzt eingecheckt, Sir. Aber Sie müssen sich beeilen. Das Boarding beginnt jeden Moment. Bitte passieren Sie so schnell wie möglich die Sicherheitskontrolle.«

Wieder rennt Michael. Er kommt zur Sicherheitskontrolle, vor der sich eine Traube Menschen gebildet hat, als warteten sie auf den Einlass ins Fußballstadion. Er läuft auf und ab, sucht nach einem Weg, irgendwie nach vorne zu kommen. Er entdeckt eine Mitarbeiterin, die die Leute durchwinkt, immer zwei auf einmal.

»Bitte«, fleht er, »mein Flug geht um zehn. Ich muss sofort rein!« Sie wirft einen Blick auf seine Bordkarte und lässt ihn schnell durch. 9:35 Uhr. Das Gate schließt fünfzehn Minuten vor dem Start. *Noch zehn Minuten*. Seine Beine schmerzen und zittern, seine Hände verkrampfen sich. Er lässt Pass und Bordkarte fallen, hebt sie umständlich wieder auf. Er zieht hastig Jacke, Schal und Gürtel aus, legt den Rucksack ab, leert seine Taschen und wirft alles in einen der Plastikbehälter.

9:39 Uhr. Michael tritt durch den Metalldetektor, es piept. Der Sicherheitsmann kommt auf ihn zu, blickt auf seine Füße und fordert ihn auf, die Stiefel auszuziehen und zurückzugehen. Er macht kehrt und versucht, seine Schuhbänder zu lösen, die bis zum Knöchel geschnürt sind, kreuz und quer verschlungen wie Ranken um einen Baum. Er bindet sie auf und eilt durch den Metalldetektor. Der Sicherheitsmann winkt ihn weiter. Michael reißt seine Sachen an sich und rennt schon wieder, rennen, immer rennen. Gate 13. 9:43 Uhr.

9:44 Uhr. Michael rennt durch den Duty-free-Bereich, jeder seiner Schritte ist schwer genug, um einen Abdruck im Boden zu hinterlassen. 9:45 Uhr. In der Ferne sieht er Gate 13. 9:46 Uhr. Er kommt am Gate an. Niemand ist dort. Keuchend fällt er auf die Knie. Alles umsonst. Vielleicht sollte es einfach nicht sein.

Während er noch flucht, taucht hinter dem Schalter eine Frau auf wie ein Schutzengel und lässt seine Tiraden verstummen.

»Ihre Bordkarte, Sir?«

Michael reicht sie ihr und fasst sich an die Brust.

»Gerade noch rechtzeitig, Sir. Einmal durchatmen und rein mit Ihnen.«

»Danke«, sagt er immer und immer wieder.

Michael betritt das Flugzeug, wo ihn die lächelnden Gesichter der Flugbegleiter erwarten. Er lächelt zurück. Es soll sein. Er geht an den Passagieren der Businessclass und der ersten Klasse vorbei, die ihn nicht ansehen, in den Economy-Bereich und zu seinem Fensterplatz. Er sitzt neben einem Mann, über dessen Bauch sich der Sicherheitsgurt ziemlich straff spannt, und einer Frau, die sich bereits halb in den Schlaf medikamentiert hat.

Er sackt auf seinen Sitz und spürt, wie sich eine Ruhe in ihm ausbreitet, während die Sonne weit entfernt am Horizont hängt. Das ist der Anfang vom Ende.

2

Grace-Heart-Academy-Mittelschule, London, 10:45 Uhr

Ruhe alle miteinander.« Die Klasse verstummte, nur ein paar einzelne aufgeregte Stimmen hingen noch in der Luft.

»Noch fünfzehn Minuten. Wer nicht fertig wird, darf seine Mittagspause mit mir verbringen und mir helfen, meine Briefmarkensammlung zu sortieren.« Die Elftklässler stöhnten auf.

Das Herbstlicht fiel von oben ins Klassenzimmer, und ich beobachtete die Schüler, die mit gesenkten Köpfen in ihre Hefte schrieben. Alle bis auf einen: Duwayne. Das war keine Überraschung. An guten Tagen saß er im Klassenzimmer und starrte aus dem Fenster. Wenn man Glück hatte, beantwortete er eine Frage. An schlechten Tagen war die ganze Schule in Alarmbereitschaft, manchmal sogar die Polizei. Duwayne saß ganz hinten in der Ecke seitwärts auf seinem Stuhl, den Kopf an die Wand gelehnt, den Blick irgendwo nach draußen gerichtet.

»Zeit, einzupacken.« Sie rafften ihre Sachen zusammen, steckten die Bücher in ihre Taschen. Die Glocke läutete. Ein paar ganz Flinke versuchten bereits, aus der Tür zu sprinten, doch ich rief sie mit einem »Nicht die Glocke beendet die Stunde, sondern ich!« zurück. Kurz darauf fügte ich hinzu: »Ihr dürft gehen«, und die Schüler strömten ausgelassen jubelnd aus dem Klassenzimmer. Duwayne trottete als Letzter hinterher.

»Bis dann, Duwayne.« Er nickte. Ohne mich anzusehen zwar, aber immerhin nickte er. Ich zog mein Handy aus der Tasche meiner Jacke, die über der Stuhllehne hing, und schrieb eine Nachricht an Sandra.

Wo bist du, Arbeitsehefrau?

Aufsicht auf dem Fußballplatz. Hab heute noch nichts gegessen.

Ist das deine Art, mich zum Mittagessen einzuladen?

Als guter Arbeitsehemann müsstest du mir diese Frage nicht stellen.

»Ein Thunfischsandwich? Das ist alles? Ist das dein Ernst?«, sagte sie, als ich zu ihr auf den Schulhof kam.

»Thunfisch und Mais, um genau zu sein«, antwortete ich über den Lärm schreiender Kinder hinweg. »Mit Mayo.« Sie riss es mir aus der Hand.

»Nichts … mit ein paar Gewürzen?«

»Schau dich mal um. Was für Gewürze erwartest du hier bitte?«

»Ähm, du solltest mir was Selbstgekochtes mitbringen.« Sie drehte die Handflächen nach oben, wie um mich zu fragen, warum ich das heute, oder überhaupt jemals, nicht getan hatte. »Wie ein pflichtbewusster Arbeitsehemann das eben tut.«

»Dafür ist dein Freund zuständig …«

»Ach, tatsächlich?«, schnaubte sie.

»Und überhaupt verwechselst du da was.« Ich verzog den Mund zu einem dünnen Lächeln. »Ich bin nicht sicher, ob diese Arbeitsehe funktioniert. Ich sollte mich scheiden lassen und dir die Hälfte deines Vermögens abspenstig machen …«

»Gar nichts bekommst du, weil ich nämlich pleite bin, Babyyy …«

»Tag, Sir«, unterbrach eine muntere Stimme unser Gespräch. Sie kam von hinten. Ich wusste, wem sie gehörte. Wir beide wussten es. Und uns beiden graute vor ihr.

»Wetten, sie sagt uns, wir sollen nicht zusammenstehen?«, flüsterte Sandra noch schnell.

»Tag, Mrs Sundermeyer«, erwiderten wir beide. Ein Bass und ein Sopran in Harmonie. Mrs Sundermeyer war die Schulleiterin. Sie powerte im Schulgebäude herum, wie sie schon die rutschige Karriereleiter hinauf- und durch die gläserne Decke gepowert war. An Casual Fridays trug sie immer ihr T-Shirt mit der Aufschrift *Who run the world? Girls!*, und sie verpasste keine Gelegenheit, jedem zu erzählen, ihr Mann sei »zu Hause bei den Kindern«.

»Und? Wie sieht's aus?«, fragte sie, obwohl sie die Antwort bereits kannte. Sie stellte ausschließlich Fragen, deren Antwort sie bereits kannte.

»Alles in Ordnung«, entgegnete Sandra und nickte einige Male, um zu verbergen, dass sie nicht recht wusste, was sie noch sagen sollte. Ich nickte mit.

»Wunderbar«, erwiderte Mrs Sundermeyer in der hohen Tonlage, in die ihre Stimme wechselte, wenn sie ihre Zufriedenheit ausdrückte. Sie beugte sich ein wenig näher zu uns und sagte: »Würde es Ihnen was ausmachen, sich auf verschiedene Seiten des Schulhofs zu stellen, damit die Kinder merken, dass Lehrer vor Ort sind? Danke.«

»Klar«, antwortete Sandra, warf mir einen Blick zu, der ausdrückte: *Na, was hab ich gesagt?*, und ging auf die gegenüberliegende Seite des Schulhofs. Die Glocke läutete.

»Wir müssen jetzt auf Leistung setzen. Wir wollen das Leben dieser jungen Menschen verändern. Ihnen die Kompetenzen mitgeben, die sie brauchen, um ihre Zukunft selbst in die Hand zu nehmen …« Mrs Sundermeyer sprach bei der Lehrerkonferenz nach dem Unterricht vom Podium. Ihre Stimme verblasste, während ich den Blick durch den Raum schweifen ließ und um mich herum alle begeistert nicken und Notizen machen sah.

»Wir haben das Zeug zur besten Schule des Bezirks, wenn nicht sogar der ganzen Stadt. Wir sind auf dem Weg, eine herausragende Schule zu werden, und mit Ihrer Leidenschaft und harten Arbeit werden wir diese Vision verwirklichen.« Sie hatte etwas Geistliches an sich, wirkte wie eine Mischung aus Lehrerin, Predigerin und Politikerin. Ich saß da, nicht sonderlich überzeugt, und fragte mich, ob die anderen etwas hörten, was mir entging. Etwas, was ich nicht schon Tausende Male gehört hatte. Trotzdem hatte ich noch die Hoffnung, das Richtige zu tun. Etwas zu verändern, auch wenn es sich immer weniger danach anfühlte. Neben mir saß mit offenem obersten Hemdknopf und gelockerter Krawatte Mr Barnes und lehnte sich wie durch eine unbezwingbare Kraft angezogen nach vorne. Mr Barnes. Ich nannte ihn immer Barnes, nie bei seinem Vornamen. Zwischen einem Kollegen und einem Freund sind die Grenzlinien fließend, und niemand kann genau sagen, wann, wo und wie man sie überschreitet. Ich hielt diese Linien gerne klar und deutlich, und wenn sie auszubleichen drohten, zog ich sie nach: Mr Barnes. Wenn ich ihn so ansprach, antwortete er jedes Mal: »Das ist mein Name, und da komme ich her.« Seine Schüler bekamen denselben Spruch zu hören. Ich mochte ihn trotzdem – irgendwie. Ich bewunderte seine Direktheit, seine Fähigkeit, einfach er selbst zu sein – wie todlangweilig das auch sein mochte.

Nach der Konferenz ging ich zurück in mein Klassenzimmer und sah zu, wie die bedrohlichen grauen Wolken vorbeizogen. Ein leichter Regen fiel vom bedeckten Himmel und hinterließ Streifen auf der Fensterscheibe. London war wohl die einzige Stadt der Welt, die einem alle Jahreszeiten an einem Tag bescheren konnte. So deprimierend. Der Wind blies die Äste nach links und rechts, ließ sie hin- und herwiegen wie im Gebet zu einem unsichtbaren Gott. Ich legte passend zu meiner Stimmung klassische Musik auf und machte mich wieder ans Korrigieren. Ich spürte zwei Hände auf den Schultern und erschrak, und trotzdem löste sich eine Verspannung, die ich bisher überhaupt nicht wahrgenommen hatte.

»Ach, du bist's.«

»Halb sieben, und du bist immer noch da. Hast du nicht bemerkt, dass ich reingekommen bin?«, erwiderte Sandra.

»Nein.«

»Du sahst ganz versunken aus. Was hörst du?« Sie nahm mir die Kopfhörer von den Ohren und setzte sie auf. Ihr Gesicht verzog sich zu einer verwirrten Miene.

»Das ist Chopin.«

»Du bist so seltsam. Kannst du nicht normale Musik hören wie normale Leute?«

»Chopins *Prélude in C-Moll Opus 28 Nummer 20* ist normale Musik … Es ist ein echter Knaller.«

»Pfff … Wie lange bleibst du noch?«

»Wenn du willst, können wir los.«

Das Schulgebäude lag ganz ruhig da, als wäre es eingeschlafen und träumte jetzt, zusammengerollt, die Hände unter der Wange und mit an die Brust gezogenen Knien, sanft von kommenden Tagen. An der Pforte warteten die üblichen Pubgänger: all die Lehrer, die regelmäßig die Kneipe ansteuerten, nur um am nächsten Tag über ihren Kater zu jammern. Immerhin hatten sie auf diese Weise ein Gesprächsthema für die unangenehmen Begegnungen in der Lehrerzimmerküche, während sie auf das lang gezogene Piepen der Mikrowelle warteten.

Cameron, der Sportlehrer, der immer Shorts trug, selbst zum Vorstellungsgespräch für diesen Job, entdeckte uns als Erster, als wir in den Eingangsbereich kamen. Ich blickte Sandra an und sah den stummen Schrei in ihrem Blick. Wir gingen auf sie zu, wünschten, wir könnten uns einfach in Luft auflösen.

»Na, ihr zwei, wohin geht's?«, fragte Cameron zweideutig. Bei ihm war alles zweideutig.

»Nach Hause«, antwortete ich. Cameron zog die Augenbrauen hoch. »Ich gehe zu mir nach Hause«, ergänzte ich, um jeden Verdacht zu zerstreuen.

»Bis dann, Leute.«

»Der ist so was von nervig«, flüsterte Sandra mir zu, als wir uns entfernten.

Als die Sonne unterging, hob ein frostiger Wind an. Laternenmasten reckten sich in die Höhe wie riesige welke Blumen und verbreiteten ein trübes Licht, in dem man kaum den Weg vor sich sah. Wir liefen gemeinsam schweigend durch den kleinen Park mit vertrocknetem Gras, roten Backsteinbögen und metallenen Bänken, in dem die Umherwandelnden sich versammelten, die Obdachlosen und jene auf der Suche nach Gesellschaft, und Dosen in den Abgrund ihrer Körper leerten. Wir liefen an dem Durchgang vorbei, wo Kapuzen tragende Phantomgestalten standen; vorbei an Hochhausblock um Hochhausblock, ein jeder ein Hort tausend geplatzter Träume; vorbei an den Bars, die sie hier gefangen hielten; vorbei an dem Pub, wo glotzende, kettenrauchende Männer versuchten, einen hereinzulocken; vorbei am Hähnchengrill neben dem Hähnchengrill gegenüber dem Hähnchengrill; vorbei an dem Hipster-Café, das irgendwas mit Avocado und Pumpkin Pie Spice auf der Karte hatte; vorbei an der Ecke mit dem bibelschwingenden Prediger auf der Suche nach Seelen, die es zu retten galt; vorbei an der Bushaltestelle, wo eine Gemeinde müder Gestalten auf den Gott wartete, der sie nach Hause brachte, und wo ein Mann stand, der jeden Tag zwischen 15:30 Uhr und 19:30 Uhr allen und niemandem »Alles Gute, alles Gute!« zurief; vorbei an der Ampel an der Kreuzung, wo die Autos selten auf Grün warteten; zum Schlund des U-Bahn-Eingangs, der uns mit einem gehauchten Wiegenlied nach Hause rief.

»Es ist Freitagabend, was machst du? Geht's noch irgendwo hin?«, fragte Sandra. Sie blickte zu mir hoch, mit großen Augen und geweiteten Pupillen, als sähe sie ein strahlendes Licht, das sie in sich aufnehmen wollte.

»Ich geh heim«, antwortete ich in dem Wissen, dass das nicht die Einladung war, die sie sich erhofft hatte.

»Na gut. Dann schönes Wochenende«, sagte sie enttäuscht und zog sich in sich zurück.

Zwischen uns hing eine Spannung in der Luft wie der Rauch eines Waldbrands. Ich umarmte sie und ging.

3

Peckriver Estate, London, 20:15 Uhr

Ich holte tief Luft und öffnete die Tür. Es war still und dunkel, bis auf das Mondlicht, das durch das Flurfenster fiel. Ich ging direkt in mein Zimmer und warf mich aufs Bett, ließ meinen Körper fallen wie einen Sack Ziegelsteine. Ich spürte, wie meine Schultern sich verspannten und steif wurden, als wären zwei riesige Klammern um sie geschlossen worden. Ich lag an die Decke starrend da und trieb dahin, irgendwo zwischen Tagträumen und Schlaf, zwischen Schlaflied und Erwachen, zwischen Jetzt und Irgendwann.

»Ich bin so müde«, stöhnte ich. Ich schloss die Augen, und in der Dunkelheit sah ich überall im Zimmer kleine schwebende Lichttröpfchen, Sternbilder aus Glühwürmchen. Den Gürtel des Orion und Kassiopeia, leuchtend. Eine Stimme erschütterte meinen Körper, hallte im ganzen Raum wider, rief meinen Namen.

»Ja, Mami«, brummte ich. Sie klopfte und kam herein.

»*Tu dors?*«, flüsterte sie. Ich blieb still, nickte nur und tat so, als würde ich wieder einschlafen. Für einen Moment blieb sie wie angewurzelt stehen und verließ dann rückwärts wieder das Zimmer. Ich richtete mich langsam auf und setzte mich auf den Stuhl am Schreibtisch in der Ecke, tastete mich, ohne Licht zu machen, im Mondschein voran. Ich fühlte mich schwer wie Blei, als würde ich in einem abgestandenen, stinkenden Pool versinken. In der allumfassenden Dunkelheit leuchtete hell der Bildschirm meines Handys auf.

Was machst du heute noch? Wir gehen einen trinken. Komm mit.

Hey, was machst du?

Okay, dann antworte halt nicht. Ich seh doch, dass du's gelesen hast …

Alles klar bei dir? Lang nichts mehr von dir gehört.

Ich brauch deine Hilfe, Bro.

Die Nachrichten fluteten nur so herein. Ich spürte, wie ich mit jeder tiefer und tiefer sank, wie ich ertrank. Ich nahm das Handy und schaltete es aus. Dann griff ich nach der Batterie K Cider, die ich auf dem Heimweg gekauft hatte. Nur einen. Dann noch einen. Ich saß im Schutz der Dunkelheit und spürte, wie sie mich erstickte. Eine besitzergreifende Geliebte.

Ich kam zu spät, aber zumindest ging ich hin. An der Tür begrüßten mich ein paar unbekannte Gesichter, eifrig wie einen verirrten Fremden. Ich setzte mich in die letzte Stuhlreihe hinter den Kirchenbänken. Pastor Baptiste stand am Altar und blickte gen Himmel, als gäbe es keine Decke. Die Band spielte: ein Drummer vom Typ

Phil Collins in einer geschlossenen Kabine, ein Keyboarder, der sich beim Spielen Stevie-Wonder-mäßig hin- und herwiegte, der Leadgitarrist an der E-Gitarre mit verwässerten Jimi-Hendrix-Riffs und der Akustikgitarrist, der leidenschaftlich die Saiten anschlug wie Ray LaMontagne. Sie begleiteten den Jugendchor unter der Leitung von Schwester Deloris – zumindest nannte ich sie so, weil mir ihr echter Name immer wieder entfiel. Ihre Interpretation von »Oh Happy Day« hätte auf fast unheimliche Weise als Probe für einen dritten Teil von *Sister Act* durchgehen können. In der vordersten Reihe entdeckte ich Mami, wie sie lobpreisend die Hände hob und im Rhythmus der Songs mitklatschte. Pastor Baptiste griff langsam nach dem Mikrophon. Er sprach weich und langsam, doch seine Stimme hatte einen selbstsicheren Bass.

»Wir lesen heute aus dem Römerbrief, Kapitel 10, Verse 9 und 10. Und wir lesen im Namen des Vaters, des Sohnes und des Heiligen Geistes: ›Denn wenn du mit deinem Munde bekennst, dass Jesus der Herr ist, und in deinem Herzen glaubst, dass ihn Gott von den Toten auferweckt hat, so wirst du gerettet. Denn wenn man von Herzen glaubt, so wird man gerecht; und wenn man mit dem Munde bekennt, so wird man gerettet …‹«

Pastor Baptiste schlug die Bibel zu. Die Gemeinde wartete. Ich verfolgte, wie der Raum von einer Stille erfasst wurde, einer Stille, zu der ich keinen Zugang hatte.

»Brüder und Schwestern, lasst mich davon berichten, wie ich von Gott errettet wurde … Wer mich kennt, weiß, dass ich ein geplagter Mann war. Ich war vom Weg abgekommen und führte ein Leben im Dienste meines Egos, der Gier und niederer Gelüste. Mein Weg zum Glauben war nicht ohne Mühen, Brüder und Schwestern, doch das Werk Gottes ist nie ohne Mühen.«

»Amen«, rief eine einzelne Stimme, andere fielen mit ein.

»Doch es steht geschrieben: Wer im Jetzt für den Herrn arbeitet, wird im Jenseits reichlich beschenkt werden.«

»Amen«, rief die ganze Gemeinde im Chor.

Pastor Baptiste fuhr fort: »Es war ein kalter Herbstabend, vielleicht auch schon Nacht. Ich erinnere mich einzig daran, dass es längst dunkel geworden war und der Wind heulte wie ein wildes Tier. Ich saß an einen Laternenmast gelehnt in einer kalten Gasse, voller Schmerz und Verzweiflung. Sex, Suff, Drogen, Schulden, Gewalt – nichts davon war mir fremd. In diesem Moment hörte ich eine Stimme ganz klar und deutlich den Lärm durchschneiden wie ein Diamant das Glas. Ich kann euch nicht mehr sagen, was sie sagte, doch ich hörte sie und ich fühlte sie. Ich wusste, dass ich so nicht weitermachen konnte, dass ich sonst sterben würde.

Brüder und Schwestern, so oft im Leben wissen wir es eigentlich besser, handeln aber nicht danach. Und wir müssen uns erst in größter Verzweiflung wiederfinden, um gerettet zu werden. Doch wisst, dass der Herr euch nie verlassen wird. Sein Licht wacht über euch, wo ihr auch seid und wohin ihr auch geht.«

Stürmischer Applaus erfüllte den Raum, begleitet von begeisterten Freudenschreien und Jubel. Heller Sonnenschein fiel durch die Kirchenfenster und tauchte die Gemeinde in buntes Licht.

Ich wartete draußen, während die Leute langsam in den

Nebenraum strömten und sich bei Tee und Keksen unterhielten, oder vielmehr tratschten. Ich tat so, als wäre ich mit meinem Handy beschäftigt, um Augenkontakt und unerwünschte Gespräche zu vermeiden, doch es gibt Grenzen, wie lange man vorgeben kann, auf sozialen Medien herumzuscrollen, ohne aufzublicken. Und wenn das Akku-Symbol rot wird und man erkennt, dass man sich früher oder später wird unterhalten müssen, setzt die Nervosität so richtig ein.

Mami wusste nicht, dass ich kommen würde. Ich wollte sie überraschen, ihr das Gefühl geben, dass ich freiwillig hier war. Sie besuchte diese Kirche jetzt seit ein paar Jahren, nachdem sie einige Jahre mal in diese, mal in jene gegangen war. Die Suche nach einer guten Kirche ist wie die Suche nach einem Lieblingsverein: Man muss daran glauben, dass es den Spielern ebenso ernst ist wie einem selbst. So hat sie es zwar nicht gesagt, aber ich denke, das trifft es in etwa genauso gut wie die Gründe, die sie mir genannt hat – der Chor, die Musik, die Predigten –, oder jeder andere Grund, den ich anführen würde – das Essen. Ich freute mich, dass sie endlich ihren Ort gefunden hatte. Einen Ort, an dem sie mühelos in die Rolle der heimlichen Seelsorgerin geschlüpft war. Sie hatte für alle ein offenes Ohr, ob am Telefon oder persönlich, was dazu führte, dass die Gemeindemitglieder sich um sie scharten.

Gerade unterhielt sie sich mit ein paar Leuten am Ausgang, die am Aufbrechen waren. Ich ging hin und tippte ihr auf die Schulter. Sie drehte sich um und schnappte nach Luft. Ihre Reaktion ließ mich stutzen. War ich so lange nicht mehr in der Kirche gewesen? Ich überlegte. Ich konnte mich nicht erinnern, wann sie mich zuletzt gebeten hatte, mitzukommen. Ich fand immer eine kreative Art, Nein zu sagen, ohne Nein zu sagen. Sie sprach dann eine Woche nicht mit mir und sah mich an, als wäre ich nicht ihr einziger Sohn; als hätte sie noch einen Ersatz für mich, einen, der sie nicht derart enttäuschte. Vielleicht war es ihre Art, mir zu zeigen, dass sie sich sorgte.

Sie stieß einen begeisterten Schrei aus, woraufhin sich die anderen Gemeindemitglieder nach uns umdrehten. »Das ist mein Sohn.« Ich erntete neugierige Blicke von den Frauen und zustimmendes Kopfnicken von einigen Männern. Mami packte meine Hand und zog mich den ganzen Weg zurück, bis zu Pastor Baptiste, um den ein paar Menschen standen und sich an seiner Anwesenheit ergötzten, ihn einsogen wie Pferde das Wasser eines Baches.

»Pastor, darf ich vorstellen: mein Sohn.«

»Hallo, ich glaube, wir haben uns schon kennengelernt«, sagte ich und erinnerte mich an das letzte Mal, als Mami mich auf die gleiche Art und Weise zu ihm geschleppt hatte, um uns vorzustellen.

»Gott sei mit dir, Bruder. Freut mich sehr.«

»Interessante Geschichte, die Sie da eben erzählt haben.«

»Ich bin nur das Sprachrohr. Die Geschichte« – er blickte gen Himmel – »erzählt Er.«

Ich sah auch nach oben, ohne recht zu wissen, was es dort für mich zu sehen gab.

Ich verabschiedete mich von Mami. Wir umarmten uns und gingen auseinander. Ich drehte mich um und sah, wie sie und Pastor Baptiste sich entfernten, wobei er seine Hand sanft um ihre legte. Ich ging mit der Gewissheit, dass ich mir zumindest etwas Zeit erkauft hatte. Dass ich mich für eine Weile nicht mehr würde fragen lassen müssen, ob ich mit in die Kirche käme, ob ich meine Gebete gesprochen hätte, ob ich nicht Angst hätte, in die Hölle zu kommen oder meine Seele zu verdammen – Dinge, die mich nicht interessierten. Auf der belebten Hauptstraße zog ich mein Handy hervor.

»Yo, ich bin's. Ich bin fertig, soll ich vorbeikommen?«

4

San Francisco International Airport, Kalifornien, 13:15 Uhr.

Das Wasser strahlt in einem klaren Blau unter einer Skyline, die in die Höhe ragt wie die ausgestreckten Finger einer Hand. Die Oberfläche bricht das Sonnenlicht und wirft kleine goldene Glanzpunkte zurück. Winzige Autos schließen auf einer kleinen silbergrauen Brücke zueinander auf, und direkt dahinter erhebt sich die leuchtend rote Brücke wie eine große Schwester, die immer im Mittelpunkt stehen muss. *The Bridge – so viele sind dort ihrem Schicksal begegnet, doch meinem werde ich woanders entgegentreten. Dasselbe Schicksal, ein anderer Weg.* Das Flugzeug sinkt auf die Landebahn und setzt sanft wie ein Herbstblatt auf dem Boden auf.

»Herzlich willkommen am San Francisco International Airport«, verkündet eine Stimme. Michael spürt eine stille Erleichterung, denn er weiß, warum er hier ist. Er zieht seinen langen schwarzen Wintermantel an, legt seinen Schal um und schultert seinen Rucksack. Er läuft auf den Ausgang zu, und ein Wirrwarr aus Akzenten stürzt auf ihn ein, als würden alle Fernsehserien, die er je gesehen hat, gleichzeitig laufen. *Ich habe das Gefühl, durch das Leben eines anderen zu laufen, und doch ist es irgendwie mein eigenes.* Er tritt nach draußen, und ein

Hitzeschwall schlägt ihm entgegen. Schweiß rinnt ihm über die Stirn.

»Taxi!«, ruft Michael und winkt einen Wagen heran. Er wirft seinen Rucksack in den Kofferraum und sortiert sich.

»Wo soll's denn hingehen, mein Freund?«, fragt der Taxifahrer mit Blick in den Rückspiegel. Sein kalifornischer Akzent ist stark, klingt fast übertrieben – als hätte er ihn sich irgendwo anders angeeignet, bevor er hergekommen ist.

»Moment, ich muss kurz die Adresse suchen«, sagt Michael, und das Gesicht des Fahrers entspannt sich.

»Wo bist du her?«, fragt er.

Michael kramt auf der Suche nach seinem Notizbuch im Rucksack.

»London.«

Ich bin nirgendwoher.

»London!«, wiederholt der Fahrer.

Michael findet das Notizbuch, reißt die Seite mit der Adresse heraus und reicht sie ihm.

»Ja.«

»*Allo, Guvna!*« Der Fahrer kichert in sich hinein. »Hast du schon mal mit der Queen Tee getrunken?«, fragt er, und Michael lacht auch, ein gezwungenes Lachen.

Ich habe von diesem Phänomen gehört, von dieser Faszination der Amerikaner und ihrer Frage an britische Touristen, ob sie schon mal Tee mit der Queen getrunken hätten. Ich frage mich, wo dieses Teetrinken mit der Queen hätte stattfinden sollen. Im Buckingham Palace, den ich nur einmal bei einem Familienausflug besucht hatte und den ich eher für ein Museum als für das Zu-

hause von jemandem hielt? In einem Café? Wahrscheinlich in Kensington, inhabergeführt – mit zwölf Sorten Käse in einer Glasvitrine. Auf keinen Fall eine Kette. Aus Rücksicht auf ihren Status würde ich es ihr so ersparen, mit »die Queen« antworten zu müssen, wenn man sie nach ihrem Namen fragen würde, um ihn auf den Kaffeebecher zu schreiben, und dann »die Queen« gerufen zu werden, wenn ihre Bestellung fertig wäre. »Was für eine Peinlichkeit«, würde sie vielleicht sagen, und ich würde antworten: »Sie sind die Queen, Ihnen muss nichts peinlich sein«, und wir würden wiehernd an unseren Frappé-Chai-Sonst-Was nippen. Oder in einem Imbiss, einer richtigen Kaffeebude, ganz ohne französischen Akzent, in die die Leute noch nicht mit Laptop und Kopfhörern kamen, um zu »schreiben«. Ein echter Imbiss, irgendwo in Finsbury Park, wo Bauarbeiter in Warnwesten sitzen, mit vor sich ausgebreiteten Tabloids, Bauhelmen zu ihren Füßen und in hellbraunen Stahlkappenstiefeln, und sie mit »Tag auch, Hoheit« begrüßen würden – und mich vermutlich ignorieren.

»Nein, ich hab noch nie mit der Queen Tee getrunken«, antwortet Michael.

Der Taxifahrer lacht.

Sie fahren durch die Stadt. Ein Gebäude nach dem anderen, ordentlich aufgereiht wie Legosteine. Es ist hell. Vielleicht scheint hier eine andere Sonne. Alles wirkt klar und scharf, wie durch einen Filter. Michael lauscht dem ununterbrochenen Gerede des Taxifahrers und antwortet nur hin und wieder mit einem zustimmenden »Ja« oder einem überraschten »Ach?«, um das Gespräch in Gang zu halten.

»Hier wären wir.« Der Fahrer fährt rechts ran und schaltet das Taxameter aus. »Das macht dann vierzig Dollar.«

Michael kramt das Monopoly-ähnliche Geld aus seiner Jeanstasche und reicht es dem Fahrer. Der wünscht ihm alles Gute und sagt: »Treib's nicht zu wild hier … Oder doch, was soll's!«, worüber nur er selbst laut lacht.

Ich bin da.

Er schreibt die Nachricht, während er gut sichtbar vor einem Eingang zwischen zwei Geschäften wartet.

»Hi«, ertönt eine Stimme. Als er sich umdreht, steht eine Frau vor ihm. Sie sieht genauso aus, wie sie klingt: energiegeladen, enthusiastisch und lebensbejahend, als gäbe es etwas, wofür es sich zu leben lohnt, von dem er nichts weiß.

Sie streckt ihre freie Hand aus und stellt sich vor, doch Michael gibt sich keine Mühe, sich ihren Namen zu merken. Wozu noch neue Namen merken? Wozu überhaupt noch irgendetwas in Erinnerung behalten?

In der anderen Hand hält sie den Becher einer Café-Kette (mit französischem *accent aigu*) und einen Schlüsselbund. Er gibt ihr die Hand.

»Hier entlang.«

Sie geht voraus, er folgt ihr, macht einen Schritt, wo sie drei braucht.

Sie betreten ein Mehrfamilienhaus. Sie hat hellblonde Strähnen in ihrem rotbraunen Haar, trägt zerrissene, ausgewaschene Jeans. Sie sprechen über das Wetter, er habe nicht erwartet, dass es so warm sein würde. Sie erzählt ihm von der Dürre in Kalifornien und meint, es wäre toll, wenn es endlich mal regnete. Er erzählt, in London regne es immer, und sie schlägt vor, sie könnten ja mal einen Tag das Wetter tauschen, woraufhin er noch eins draufsetzt und vorschlägt, gleich eine ganze Woche zu tauschen, woraufhin beide zu dem Schluss kommen, das sei nicht praktikabel, vor allem weil die Bewohner beider Städte sich schon bald darüber beschweren würden.

»So, da wären wir.« Sie kommen in die Wohnung. Sie ist großzügig, offen geschnitten, *artsy* – Gemälde von Gestalten mit verrenkten Gliedern – und kreativ – Sonnenblumen in alten Schraubgläsern.

»Hier sind deine Schlüssel.« Sie wirft sie hoch, vertraut auf seine Reflexe, er streckt instinktiv die Hand aus und fängt. »Mach's dir gemütlich. Ich werde wohl ab und zu vorbeikommen müssen, um ein paar Sachen zu holen, aber ich rufe vorher an und frage, ob's dir passt.«

Michael verlässt die Wohnung im T-Shirt. Die grelle Sonne blendet ihn, trübt seine Sicht. Er spürt ihre Wärme: kleine Stromstöße, die durch seine Haut fließen. Sein Atem geht ruhig und gleichmäßig. *Das ist die Summe des Lebendigseins – irgendwo sein, wo ich vorher nicht war; da sein, fest verankert im Hier und Jetzt.*

Er will die Straße überqueren, schaut nach rechts, ein Auto hupt zweimal laut, rauscht scharf an ihm vorbei. Er hebt aufgebracht die Hände, wie zum Ausruf – *Du hast mich fast umgebracht, du Arsch* –, bevor er merkt, dass er in die falsche Richtung geschaut hat. Sogar das Überqueren einer Straße verliert seine Natürlichkeit, aber jeder

Verlust birgt auch die Chance, etwas anderes zu gewinnen. Die gegenüberliegende Straßenseite scheint viel zu weit entfernt, er denkt, dass daheim nur die Autobahnen dreispurig sind. Daheim. Er hört das Wort – und sein Echo, heim, heim, heim.

Michael betritt den Laden, wo er vom Stundenlohn-Lächeln der Angestellten begrüßt wird. »Hallo, Sir, willkommen bei Target«, sagt eine von ihnen in einem hohen, enthusiastisch klingenden Singsang. Er blickt nach unten und sieht eine zierliche Frau, kaum größer als 1,50, mit rötlich dunklem Haar. Es kommt ihm vor, als hätte er ihr Gesicht schon mal gesehen, oder hätte es zumindest sehen können, in einem Musikvideo oder in einer Zeitschrift. In glamouröser Haute Couture statt in beigen Chinos und plastikrotem Arbeits-T-Shirt. Er stellt sich vor, wie sie in einem anderen Job arbeitet, das Leben einer anderen lebt.

»Hi«, antwortet Michael außer Atem. Sie lächelt noch immer, als er in die Elektroabteilung mit den kinoleinwandgroßen Fernsehbildschirmen geht, auf denen glückliche Gesichter in grellen Farben ein Produkt nach dem anderen präsentieren, und weiter in die Klamottenabteilung mit Camouflagehosen, Bootcut-Jeans und T-Shirts in verschiedenen Schnitten und Größen, von s bis zu den mehrfach-XLs.

Er ist erschöpft, seine Füße fühlen sich an, als wäre er über glühend heißen Sand gelaufen, er spürt einen stechenden Schmerz im unteren Rücken. Er will sich hinsetzen. Sieht sich um. Nur Fußboden. Er nimmt sich eine Schachtel Chocolate Chip Cookies, grünen Tee, Bananen und noch ein paar andere Sachen.

»Hi, Sir, wie geht's Ihnen heute?«, begrüßt die Kassiererin ihn überschwänglich.

»Danke, gut«, antwortet Michael und legt seine Einkäufe aufs Band. Sie hat einen olivfarbenen Teint und hohe Wangenknochen, ihr rundes Gesicht entspannt sich. Der Scanner piept.

»Ist das alles?« Sie beugt sich vor und betrachtet seinen Mund.

»Ich versuche, nicht mein ganzes Geld auf einmal zu verschleudern.« Er lacht nervös.

»Schon okay«, sagt sie. Ihr Blick wird zu einem Starren. »Ab und zu trinke ich gern eine Tasse Tee, aber eigentlich bin ich eher der Kaffeetyp.« Sie lässt es klingen, als handelte es sich um eine wichtige Information.

»Manche Leute mögen lieber Tee, andere lieber Kaffee«, erwidert er. Sie lächelt höflich.

»Das macht dann neunzehn Dollar.« Er reicht ihr den Zwanziger aus seiner hinteren Hosentasche. Sie gibt ihm sein Wechselgeld, einen frischen Ein-Dollar-Schein, den er in seinen Geldbeutel steckt.

»Schönen Tag noch«, sagt sie. Er lächelt ihr zu. Er steckt seine Einkäufe in eine Tüte und geht Richtung Ausgang. Zwei Sicherheitsmänner, komplett in Schwarz – pechschwarze glänzende Stiefel, schwarze Socken, schwarze Cargohosen mit dicken Seitentaschen –, mustern ihn argwöhnisch. Er erinnert sich, wie er einmal nach der Arbeit mit Sandra in den Supermarkt um die Ecke gegangen ist, in seinem weiß karierten Hemd, mit rot gepunkteter Strickkrawatte, Bügelfaltenhose und Brogues, und der Sicherheitsmann ihm von Gang zu Gang folgte, was er auf eine nicht sonderlich unterhaltsame Weise irritierend fand. Er kicherte in sich hinein, und als dem Wachmann klar wurde, dass er bemerkt worden war, ging er in eine andere Richtung davon. Auch an Sandras Reaktion kann er sich noch erinnern: *Du machst dir zu viele Gedanken.* Er erinnert sich an Sandra. Es ist das erste Mal seit seiner Abreise, dass er überhaupt an sie denkt. Manchmal ist Vergessen leichter als Heilung. Die Erinnerung lastet schwer auf ihm, also blendet er Sandra lieber aus, zieht einen Vorhang zwischen sich und die Außenwelt.

Michael geht langsam, mit zögernden Schritten, und verlässt schließlich den Laden. Er dreht sich zu den Sicherheitsmännern um. Sie schauen noch immer, starren ihn an. Manche Dinge sind wohl überall gleich.

$ 8806

5

Embarcadero, San Francisco, Kalifornien, 12:50 Uhr

San Francisco ist eine Stadt der Dinge: Gebäude und Monumente, jedes anders als das zuvor. Der Dinge: große grüne Bäume, durchsetzt von hohen Laternenmasten. Der Dinge: Hügel und Ebenen, und wieder Hügel und Ebenen. Der Dinge: Kunst, leuchtend bunte Darstellungen auf Böden, Wänden und an unmöglich zu erreichenden Orten. Der Dinge: Poesie und Musik, Essen und Trinken, Freude und Leid. Der Dinge: ein Menschenknäuel und eine Million Geschichten.

13:00 Uhr. Michael läuft inmitten von Menschen, die wirken, als wären sie auf einer Mission, derer sie sich selbst nicht allzu sicher sind. Weiße Hemden, eintönige Krawatten, graue Hosen und schwarze Loafer in Endlosschleife, einer wirkt so nichtssagend wie der andere. Ihn befällt ein heftiges Gefühl von *Sonder*, eine plötzliche Klarheit, dass jeder andere Mensch ein ebenso komplexes Leben führt wie er selbst. In einiger Entfernung sieht er ein hohes Gebäude, halb Rakete, halb Pyramide. Nadelspitz steht es in einer Reihe mit den anderen Gebäuden. Es sieht aus, als wäre etwas Besonderes daran – als hätte es ein Geheimnis, als wäre das Gebäude er.

Er löst sich aus der Menschenmenge, die in die Büros zurückströmt, und biegt links in die nächste Straße ein.

Er blickt nach oben und sieht, wie die Straße weiter und weiter und immer weiter hinaufführt, zwischendurch immer wieder abflacht, um dann wieder weiter und weiter und weiter hinaufzuführen, und noch weiter, als hätte der Erbauer dieser Straßen beschlossen, unterwegs immer wieder zu pausieren. Er stellt sich die Aufgabe, es ganz nach oben zu schaffen. Er geht los, ein fester Schritt nach dem anderen.

Der Himmel scheint etwas unentschlossen, strahlendes Blau gemischt mit düsteren grauen Wolken. Ein Flirt zwischen Sonnenschein und Regen. Alles weist dorthin, gen Himmel, ganz nach oben. Die geparkten Autos, die Bäume, die Laternenmasten. Er läuft weiter hinauf, auf das Ende der Straße zu, vorbei an den verführerischen Düften der Restaurants, vorbei an einem Eckhaus, türkis mit spitzem Dach, vorbei an einer Reihe von Bäumen und einem großen Baum auf der anderen Seite, vorbei an einem großen Lieferwagen und Bauarbeitern, deren Münder er beobachtet, während er sich fragt, was wohl aus ihnen herauskommt und ob sie hier dasselbe sagen wie vor den Gebäuden mit Gerüsten und Leitern zu Hause. Ein Motorrad zischt vorbei. Er spürt die Luft vibrieren. In der Mitte der Straße entdeckt er einen runden Gullydeckel und stellt sich vor, wie die Teenage Mutant Ninja Turtles daraus hervorstürzen, um die Welt zu retten: In seinem Kopf hört er den Intro-Song – »Heroes in a half shell, Turtle Power!«. Er begegnet einem Paar, einem älteren Mann und einer Frau, beide tragen kakifarbene Chinos und ausgeblichene lederne Gürteltaschen und schießen Fotos mit ihren lauten, ausladenden Kameras. »Touristen«, denkt er abfällig, bevor ihm einfällt, dass er ja selbst einer ist … irgendwie. Auf dem Gehsteig neben dem makellosen weißen Schuh des älteren Mannes steht in verblassten goldenen Buchstaben *Jack Kerouac*, darüber chinesische Schriftzeichen. Gedichtverse schießen ihm durch den Kopf. Als er den Blick hebt, prangt dort auf einem gelbschwarzen Banner der Schriftzug *City Light Books* neben einem grün-blauen Landschaftsbild an der Wand. Er betritt die Buchhandlung.

Ein Buchladen ist der Garten deines Geistes, wo die Blumen nicht gepflückt, sondern gehegt werden: Wenn du etwas liebst, reiß es nicht aus der Erde und mach es dir zu eigen, sondern wässere es, gib ihm Licht, tu einen Schritt zurück und sieh es wachsen.

Michael liest den Text auf dem Schild, während er unter dem Lächeln der Mitarbeiter an der Ladentheke vorbeigeht. Er lächelt zurück und sieht sich zwischen den blühenden Blumen in den Regalen um. Er lässt den Geruch auf sich wirken. Es riecht alt, aber nicht nach etwas Alterndem, eher nach etwas, das gelebt hat, etwas Erfahrenem, etwas, das erfüllt ist von der Geschichte des Seins und tief eingeschrieben in die Erinnerung der Welt. Er geht auf eine Tür im hinteren Teil des Ladens zu und kommt an einem Wandspiegel mit breitem quadratischem Holzrahmen vorbei. Zum ersten Mal seit Langem sieht Michael sich selbst: Augen, Ohren, Nase, Mund. Er sieht sein Gesicht: zur Hälfte seine Mutter, zur anderen eine leere Erinnerung. Papa. Als er die schmale sandbraune Treppe zwischen zwei weißen Wänden hinaufsteigt, liest er auf einer der Stufen *Lyrikabteilung* in schwarzen Buchstaben und entspannt sich. Die Lyrikabteilung ist der Brunnen des Gartens, aus dem das klare Wasser der Wahrheit sprudelt. Es hört nicht auf zu fließen, nimmt immer die richtige Form an und spendet allem Nahrung und Leben. Michael stellt sich vor, wie es wohl war, in einer anderen Zeit zu leben. Ginsberg – *I can't stand my own mind*. Wie sie mit Worten Welten einrissen und neue errichteten. Er stellt sich die Räume voller unbekannter Zuhörer vor, die ihnen Gehör, vor allem aber ihre Herzen schenkten.

An den Wänden rundum hängen Fotografien von ernsten Gesichtern, die wie alte Götter auf ihn herunterblicken. Auf kleinen weißen Zetteln stehen Sprüche wie Gebote auf Steintafeln: *Setz dich und lies*, *Bilde dich*, *Lies hier 14 Stunden täglich*. 14:30 Uhr.

Er betritt das Untergeschoss voller Bücher. Jeder Raum die Entdeckung einer neuen Welt, einer neuen Dimension. Hier kann man sich ausruhen. Die Terrasse des Gartens. Seine Füße fühlen sich an, als würden sie seine braunen Lederstiefel sprengen, er setzt sich auf den nächstbesten Stuhl. Umgeben von Büchern – von der Geschichte der amerikanischen Ureinwohner bis zum Zweiten Weltkrieg –, fällt sein Blick auf einen Band über Buddhismus, der ihm leuchtend rot aus dem unteren Regal entgegenstrahlt, als hätte er hier nur auf seine Ankunft gewartet. Er schlägt irgendeine Seite auf.

Atme. Alles bist du. Alles kommt zu dir. Es gibt nichts, was du nicht weißt. Nichts, was du nicht schon immer gewusst hast. Du bis nicht der Körper, du bist nicht der

Geist, du bist nichts und alles, ewig und gegenwärtig, nah und fern. Entledige dich aller Bindungen, allen Besitzes, all dessen, was dich festhält, und befreie dich.

17:00 Uhr. Stunden sind vergangen. Die Zeit selbst ist zeitlos geworden, als existierte sie nicht; als wäre sie etwas Esoterisches, Magisches, ein Gemälde von Paul Lewin, auf dem ein Ahne im Traum Gaben bringt.

Michael verlässt den Laden mit zwei neuen Büchern. Links von ihm erhebt sich unter den Stromleitungen ein Gestöber aus Büchern wie ein Vogelschwarm in die Luft. Auf einem Wandgemälde über dem Restaurant dahinter spielt ein melancholisch blickender Mann Klavier, ganz versunken in seine Einsamkeit. San Francisco ist eine Stadt der Dinge.

Er geht höher und höher einen Hügel hinauf. Es wird ruhig. Hier sind nur wenige Leute unterwegs, so wenige, dass man freundliche Grüße austauscht: ein Lächeln, ein Winken, ein Hallo. Er läuft weiter bergauf, der Hügel wird steiler, so extrem steil, dass die diagonal geparkten Autos scheinbar jeden Moment der Schwerkraft nachzugeben und die ganze Straße hinunterzurollen drohen. Er beobachtet kurz die schwerfälligen Einparkversuche eines Mannes. Er geht ein paar Betonstufen hinauf, vorbei an einem von Blättern überrankten Metalltor, hinter dem eine schummrige Lampe leuchtet, als wiese sie den Weg zu einem verwunschenen Ort. Er läuft hinauf auf ein Plateau. Er rastet, wendet den Blick zurück, hinunter in die Ferne.

Die untergehende Sonne bringt den Himmel zum Leuchten. Er scheint durchwirkt von einzelnen Pinselstrichen, glänzendes Gold, flammendes Orange, Burgunderrot. Michael sieht das hohe Raketengebäude, seine Spitze, die den Himmel küsst, das Wasser in der Ferne, das das Lied des Sonnenuntergangs zurückwirft, und eine Brücke, die die Leinwand horizontal durchschneidet. Die Straßen führen nach unten, nach ganz unten, bis sie aus dem Blickfeld verschwinden. Er stellt sich vor, wie es sich wohl anfühlen würde hinunterzurollen. Er schließt die Augen, spürt den Rausch, das Adrenalin, die Freiheit; den Gegenwind, während er laut hinausschreit. Freiheit. Freiheit. Frei.

Zurück in der Wohnung sitzt Michael allein auf dem Sofa und starrt aus dem Fenster in die alles durchdringende, nur vom Mondschein durchbrochene Dunkelheit. Er isst das auf dem Heimweg gekaufte chinesische Takeaway und lauscht der Reibeisenstimme eines sich *en misère* suhlenden bärtigen Mannes an der Gitarre, in Dauerschleife, bis alles verloren ist, bis die Musik verklingt, die Erde sich gedreht hat und die Sonne wieder aufgeht. *Ich fühle eine Ruhe, wie ich sie noch nie zuvor gefühlt habe. Eine allumfassende Zustimmung, ein Gefühl, das an Frieden erinnert.*

$8586

6

Colindale, Nord-London, 18:15 Uhr

Ich klopfte an die Tür. Es war ruhig in der Sackgasse unter den Schatten der herbstkahlen Bäume, die sich reckten wie Spukgestalten. In unregelmäßigen Abständen rauschten Autos vorbei. Ich blickte nach links und nach rechts, kein Licht flackerte, keine Seele rührte sich.

»Yoooooooooooooo!«, sagte Jalil hinter der Tür. Er öffnete sie und breitete die Arme weit aus.

»Yoooooooooooooo!«, antwortete ich, nicht weniger überschwänglich. Das lang gezogene »o« zeigte, wie sehr wir uns freuten, einander zu sehen. Wir umarmten uns ein wenig länger als sonst. Jalil war gerade von einem ausgedehnten Familienbesuch in Afghanistan zurückgekehrt. Seine Aufenthalte dort fielen oft länger aus, weil er freiwillig in einem örtlichen Waisenhaus, einer Schule, einem Krisenzentrum oder einer Hilfsorganisation arbeitete oder ohne Kontakt zur Außenwelt die Wildnis erkundete, um sich selbst zu finden.

»Komm rein, Mann«, forderte er mich auf, als ich eintrat und die Schuhe auszog. Er wohnte in einem zweistöckigen Haus mit Garten und Garage. Er war Einzelkind, und seine Mutter, eine Engländerin, war gestorben, kurz bevor er auf die weiterführende Schule gekommen war. Sein Vater hatte gewartet, bis Jalil die Uni abgeschlossen hatte und sich um sich selbst kümmern konnte, und war dann in sein Heimatdorf zurückgegangen, um wieder zu heiraten, eine kleine Schule zu eröffnen und eine neue Familie zu gründen. Seitdem lebte Jalil alleine hier. Über 1,80 groß, mit pfirsich-oliv-farbener Haut stand er da, in einen langen, wallenden Thawb gehüllt, unter dem zwei Füße mit Schuhgröße siebenundvierzig hervorragten.

»Ich bin letzte Woche wiedergekommen«, sagte Jalil auf dem Weg in die Küche.

»Wie war's?«

»Kannst dir ja vorstellen.« Er sah mich ruhig und ernst an. »Lässt einen die Dinge wieder klarer sehen«, fügte er hinzu, während sein Ton von Dur zu Moll wechselte.

»Aber sag mal, wie geht's dir?«, fragte er gut gelaunt, als das Wasser kochte. Er servierte uns grünen Tee. Er war so ein Mensch, der die Frage, wie es einem ging, ernst meinte, der wirklich von einem erwartete, genau zu sagen, was gerade los war. Das Gute und das Schlechte, das Hässliche und das Schöne. Das machte die Frage nicht unbedingt leichter zu beantworten, zumindest nicht für mich. Denn was sollte ich schon sagen? Gut? Super? Obwohl ich das Gefühl hatte, dass alles auseinanderfiel?

»Alles okay«, antwortete ich, nicht ganz sicher, ob ich ihn oder mich selbst davon überzeugen wollte.

Er sah mich neugierig an, forschend. Ich wandte den Blick ab.

»Du weißt schon, Arbeit, das Übliche«, fügte ich hinzu. Ich wollte ihm von diesem wachsenden Gefühl der Isolation, Verzweiflung und Hoffnungslosigkeit erzählen. Ich war eine Bürde für die Welt, für alle um mich herum. Eine alles verschlingende Trostlosigkeit kroch langsam von den Rändern ins Innerste meines Daseins. Ich wusste nicht, ob sie echt war oder Einbildung, doch ich wusste, dass sie da war.

Jalil und ich gingen ins Wohnzimmer, in dem er schlief, aß und las und das er seine »Höhle« nannte – »Platons Höhle, nicht Batmans Höhle« –, wenn er mit den Überbleibseln seines Philosophie-, Politik- und Wirtschaftsstudiums in Oxford prahlte wie ein Mann vor dem Spiegel des Fitnessstudios mit seinen Muskeln. Manchmal nannte er sie auch »die Höhle, die des Propheten natürlich, Friede sei mit ihm«, je nachdem, ob er gerade seinen Thawb trug oder nicht. Er ließ sich auf das breite Schlafsofa fallen, sodass sein Laptop einen Hüpfer machte, und ich fläzte mich in den Sitzsack auf dem Boden. Der Raum sah aus wie das Museum eines Raritätensammlers: VHS- und Musikkassetten, eine Spielkonsole mit Steckmodulen, in der Ecke ein Plattenspieler, in den Bücherregalen Klassiker in gebundener Erstausgabe, ein Paar Air Jordans und eine Reihe von Gemälden.

»Wo hast du das denn her?«, fragte ich und zeigte mit meiner Teetasse auf das Bild eines schwebenden Planeten vor einem Hintergrund aus Sternbildern, Kometen und einem vorbeifliegenden Raumschiff.

»Das ist meins.«

»Schon klar, aber wo hast du's her?«

»Nein, ich mein, es ist von mir, ich hab's gemalt.«

»Was?« Ich stand auf, um es mir aus der Nähe anzusehen.

»Das sieht ja megarealistisch aus. Wann hast du das gemalt?«

»Vor 'ner Weile. War paarmal im Malkurs.«

»Niemals. Wow. Das ist ja ganz was Neues.«

Er zuckte zur Antwort mit den Schultern und klappte den Laptop auf. Seine Finger flogen schnell über die Tastatur, gefolgt von einem einzelnen lauten Tastengeräusch. Schnelles Tippen, zack, in einem gleichmäßigen Rhythmus, als setzte er immer wieder einen Punkt hinter einen langen Satz.

»Bro, ich werd alt.«

Dieser unvermittelte existenzielle Ausbruch brachte mich zum Lachen. »Wie jetzt?«

»Ich musste mich bei diesem Datingportal anmelden. Schau.« Er drehte kurz den Bildschirm zu mir um, zu kurz, als dass ich wirklich etwas hätte erkennen können. »Ist so eine Website für junge heiratswillige Muslime.«

»Heiratswillig? Mit Hidschab unter die Haube, oder was?«

»Ha, ja, so in der Richtung. Es wird langsam mal Zeit für was Ernstes, ich bin fast dreißig.«

»Bist du sicher, dass das der einzige Grund ist?«

»Das und die Tatsache, dass Baba mir ständig damit in den Ohren liegt. Er sagt, wenn ich nicht bald jemanden finde, arrangiert er was mit einem Mädchen aus seinem Dorf.«

»Wär ja vielleicht gar nicht so schlimm. Vielleicht ist sie ja heiß.«

»Er hat mir Bilder gezeigt …« Ich sah ihn erwartungsvoll an. Er schwieg.

»Schönheit liegt im Auge des Betrachters.«

»Ja, aber wenn eine Schönheit mir nicht liegt, kommt sie auch nicht in Betracht«, antwortete er und stieß ein beklommenes, kurzatmiges Lachen aus.

»Du hast doch bestimmt das ein oder andere schöne Dorfmädchen gesehen, als du dort warst?«

»Bro, am laufenden Band.«

»Dacht ich's mir doch.«

»Nein, ich meine, die waren alle schön. Das ist eine andere Art von Schönheit. Der Blick ändert sich, man sieht mit ganz anderen Augen. Nicht-eurozentrische Schönheitsideale … Dekolonisierung und so weiter.«

»Und warum bist du dann nicht hin und hast welche angesprochen?«

»So funktioniert das nicht.« Jalil lachte über meine Naivität. »Ich kann nicht einfach zu einer hingehen und sagen ›Hey, Baby, was geht?‹ Es gibt kulturelle Traditionen, die man befolgen muss. Ich muss mit meinem Baba sprechen, und dann muss mein Baba mit ihrem Baba sprechen. Und wer will bitte seinen Vater als Wingman?«

»Na ja, aber irgendwas musst du doch machen. Sonst nimmt dein Vater dir die Entscheidung ab.«

»Es ist nur so schwer, jemanden kennenzulernen. Dating ist die Hölle. Man trifft jemanden, und dann muss man all diese netten Sachen machen und irgendwo hingehen, wo keiner von beiden eigentlich hinwill. Wenn man Glück hat, versteht man sich gut, und dann ghosten sie einen einfach.«

»Oder du ghostest sie. Du fürchtest dich davor, dich festzulegen … Bindungsängste.«

»Okay, fahr den Freud mal wieder runter. Ich wurde als Kind genug umarmt. Die einzige Bindung, die mir Angst macht, ist die an die Falsche.« Jalil schwieg für einen Moment, als blickte er in eine Zukunft, die ihn vor Angst erstarren ließ.

»Und deshalb leg ich dieses Profil an«, fuhr er fort. »Das ist der schnellste Weg zum Ziel. Ich weiß nur nicht so genau, was ich schreiben soll. Vielleicht, dass ich ein Motorrad hab?«

»Ich bin sicher, da kann keine Frau widerstehen.«

»Echt?« Er begann wieder, hastig zu tippen.

»Nein!«, antwortete ich und ruderte mit den Armen. »Ich glaube, Frauen auf der Suche nach einem Ehemann geht es eventuell nicht nur darum, ob er ein Motorrad hat oder nicht.«

»Geht's um die Größe des Motors?«

»Nein. Stopp jetzt. Wie wär's, wenn ich das Profil für dich schreibe?«

»*Was*?«, erwiderte er mit einer hohen, panischen Stimme.

»Ist doch logisch. Überleg mal. Ich bin dein bester Freund, ich kenn dich besser als jeder andere, vielleicht sogar besser als du selbst. Also?«

»Du wirst eh nicht lockerlassen, oder?«

»Nie im Leben.«

»Okay, bitte.« Er warf den Laptop zu mir rüber, er schwebte durch die Luft und landete neben mir auf dem Sitzsack. Ich klappte ihn auf und spreizte theatralisch die Finger. Er blickte mich nervös und erwartungsvoll an. Als ich fertig war, klappte ich den Laptop wieder zu und warf ihn zurück. Er fing ihn ungeduldig aus der Luft.

»›Hi, ich bin Jalil, ein bald 30-jähriger Reisender, Abenteurer und Lebenskünstler. Ich brenne für Politik und Philosophie, verschiedene Kulturen, Sprachen (ich kann in fünf Sprachen Essen bestellen und in jeder Sprache der Welt lachen) und Menschen. Ich male gerne und liebe lange Spaziergänge. Jetzt bin ich auf der Suche nach jemandem, der mich auf dem langen Spaziergang des Lebens begleitet.‹ Nicht schlecht, Bro, nicht schlecht … Ah, da ist noch mehr. ›Wenn dich das alles noch nicht überzeugt: Ich hab auch ein ziemlich cooles Motorrad. Mit großem Motor.‹ Ha! Was ist aus der Leier mit ›Frauen auf der Suche nach einem Ehemann erwarten ein bisschen mehr‹ geworden?«

»Ich versuch nur, deine Chancen zu maximieren. Viel hast du ja nicht zu bieten.«

Jalil zog eine Grimasse, die aussah wie aus einem Meme. Es schlug Mitternacht.

»Ich muss los, muss morgen arbeiten«, sagte ich, schon beinahe im Halbschlaf.

Als der Wecker klingelte, wusste ich sofort, dass ich zu spät dran war. Ich rannte ins Badezimmer, putzte mir die Zähne, duschte kurz. Ich verließ türknallend das Haus, fluchtartig, als ginge es um mein Leben. Mit flatterndem Hemd, wehender Krawatte, auf und ab springendem Rucksack. Eine billige Imitation von Clark Kent, der als Superman wieder aus der Telefonzelle kommt, nur ohne die Superkräfte. Wie wär's mit Teacherman? Rettet jeden außer sich selbst. Gott, wie ich meinen Job hasse.

Um 8:00 Uhr schrieb ich Sandra. Ohne ihre Antwort abzuwarten, stürzte ich die Rolltreppen hinunter, meine Füße berührten kaum die Stufen. Kurz versperrte mir jemand den Weg, der auf der linken Seite der Rolltreppe stand – definitiv ein Tourist, ein nerviger 8:00-Uhr-Tourist. Ein nerviger 8:00-Uhr-Tourist, der die Berufsverkehrszeit eigentlich meiden sollte. Ich schlängelte mich vorbei.

Nächster Zug in vier Minuten. »Aaaah«, stöhnte ich, und die Umstehenden erstarrten und schauten schweigend vor sich hin, taten demonstrativ so, als hätten sie mich weder gehört noch gesehen. Der Zug fuhr ein, und ich bahnte mir den Weg durch Mundgeruch, Schweißflecken und unangenehm nah kommende Hüften.

»RUHE!«

Die Klasse wurde sofort still, als ich das Klassenzimmer betrat. Schüler, die auf Pulten gesessen hatten, kehrten zu ihren Plätzen zurück, einer ließ langsam mitten im Wurf den Arm sinken, in der Hand eine Kugel aus zusammengeknülltem Papier. Auf dem Gesicht der Vertretungslehrerin, deren Namen zu merken ich mir nicht die Mühe gemacht hatte, lag ein Ausdruck der Erleichterung.

»Danke, Miss. Ich übernehme wieder.« Sie lächelte. »Aufgekratzte Achtklässler«, flüsterte ich ihr zu, bevor sie dankbar das Klassenzimmer verließ.

»Fällt euch nichts Besseres ein, als eine Vertretungslehrerin zu schikanieren? Das ist unter eurem Niveau. Und außerdem finde ich sowieso alles raus, das wisst ihr genau. Stimmt's? Marlon? Ruby? Jasvinder?«

»Woah, Sir, packen Sie doch hier nicht meinen echten Namen aus. Ich bin immer noch Jazz.«

»Ich finde alles raus, stimmt's … Jasvinder?«, wiederholte ich und sah ihm fest in die Augen.

»'tschuldigung, Sir«, murmelte er kleinlaut.

»Schlagt eure Bücher auf, den Rest der Stunde ist Stillarbeit angesagt.« Die ganze Klasse stöhnte auf.

»Die Betonung liegt auf ›still‹!«

RIP Michael Kabongo. Todeszeitpunkt: 11:35 Uhr.

Todesursache: unbekannt – u. a. vermutlich unhöfliche, schreiende Kinder und Stress.
Grabinschrift: Hier liegt ein Mann, der starb, wie er lebte: müde.

Ha! Sehr witzig. Wo bist du?

Ich sterbe, und du findest das witzig? Wie unsensibel. Wo bist du??

Ich weiß nicht, warum mich das noch überrascht. Ich hätte nie mehr von dir erwarten dürfen. Wo bist du??!!!

In meinem Grab.

Okay, der Witz ist auch langsam gestorben. Wo bist du?

Im Unterricht.

Ah, dann hast du's also doch noch geschafft.

Ja, war spät dran. Hast du meine Nachricht gekriegt?

Nein.

Okay, das ist jetzt unangenehm.

Sehen wir uns in der Pause? Komm ins Lehrerzimmer.

Warum?

Ich bin da.

…

Okay.

Ich bin zu müde. Es grenzt an ein Wunder, wenn ich es überhaupt aus diesem Stuhl rausschaffe, vom Lehrerzimmer ganz zu schweigen. Und ich hab auch noch Aufsicht.

Soll ich für dich einspringen?

OMG, würdest du?

Nein.

Wow.

Ah, die Glocke! Viel Glück!

Das Kreischen und Brüllen aufgeregter Schüler füllte bald die Gänge. 10:50 Uhr. Der Tag hatte noch nicht einmal richtig angefangen, und ich fieberte schon wieder seinem Ende entgegen. Ich rollte meinen Stuhl zur Tür.

»He, elfte Klasse, ihr sollt euch leise anstellen«, übertönte ich sie. Sie bildeten langsam eine Schlange.

»Warum sitzen Sie, Sir?«, fragte Alex das Ass.

»Ich … ich hab mich am Bein verletzt.«

Er sah mich an, als wollte er sagen: »Ja, schon klar« –

ich spürte deutlich, wie er mich verurteilte. Sie setzten sich auf ihre Plätze.

Ist das das Leben?

Irgendwann war die Stunde zu Ende. Die elfte Klasse packte ihre Sachen zusammen und ging in die Mittagspause. Die Tür blieb offen stehen. Ich murmelte missmutig vor mich hin und rollte rüber, um sie zu schließen, als Sandra auftauchte und mich auslachte. Obwohl ich ihr gerne die Tür vor der Nase zugeknallt hätte, ließ ich sie rein.

»Du hast nicht mehr geantwortet.«

Sie legte mir ein Sandwich auf den Schreibtisch.

»Du hast mir was zu essen mitgebracht?«

»So, wie du heute Morgen geklungen hast, und nach deiner letzten Nachricht, hatte ich das Gefühl, du könntest etwas Aufheiterung gebrauchen.«

»Oooh, danke, Arbeitsehefrau. Thunfisch und Mais … meine Leibspeise.«

»Mit Mayo. Ja, deine Leibspeise. Wie geht's dir?«

»Meine Beine fühlen sich an, als wären sie mit tausend kleinen Nadeln malträtiert worden. Ich hab diesen Stuhl seit der ersten Stunde nicht mehr verlassen. Und ich weigere mich auch, heute noch mal aufzustehen.«

Sandra lachte über eine weitere meiner »lächerlichen, überdramatischen Episoden«, die ich ganz und gar nicht für lächerlich oder überdramatisch hielt – weder jetzt noch jemals zuvor. Mir fiel auf, wie sanft ihr Gesicht aussah, wenn sie lachte. Wie ihre Wangenknochen sich hoben, ihr Kinn sich entspannte, wie sich Grübchen bildeten, ihre Lider sich schlossen und kleine Fältchen um die Augenwinkel spielten.

»Warte mal, hast du nicht eigentlich Aufsicht?«

»Ohhhh …«, stöhnte ich und verkniff mir die darauffolgenden Worte. Den Kindern sagte ich immer, Fluchen sei Ausdruck eines begrenzten Wortschatzes, doch manchmal fängt es eine Gefühlslage auch perfekt ein, und im Moment lautete die einzig passende Reaktion eben »Verdammte Scheiße«. Denn nichts anderes fühlte ich. Ich versuchte, mich aus dem Zimmer zu manövrieren, noch immer auf meinem Stuhl, während Sandra hinter mir kicherte.

»Fünfzehn Minuten sind schon rum. Das merkt doch kein Mensch, wenn ich da nicht hingehe?«

Sandra zuckte nur mit den Schultern. Ich rollte meinen Stuhl wieder hinter das Pult.

7

Grace-Heart-Academy-Mittelschule, London, 14:45 Uhr

Die Elftklässler lasen leise vor sich hin. Ich bemühte mich, der Versuchung zu widerstehen, alle zwei Minuten auf die Uhr zu sehen. Ich beobachtete, wie die Zeiger der Wanduhr fünfzehn Minuten, oder zumindest gefühlte fünfzehn Minuten, in derselben Position verharrten wie ein stures Maultier, das sich weigerte weiterzugehen. Ein plötzlicher Hunger brachte meinen Magen zum Knurren, und mein Kopf begann zu pochen, als wäre er der Punchingball eines frisch getrennten Amateurboxers voll unterdrückter Aggression. Ich spürte, wie meine Beine zitterten, und fragte mich, wie lange ich diesen Wahnsinn noch ertragen musste.

Im hinteren Teil des Klassenzimmers lümmelte Duwayne in seinem Stuhl und starrte aus dem Fenster. Eine Hand steckte in der Hose seiner Schuluniform, die so tief auf der Hüfte saß, dass die Jogginghose darunter zum Vorschein kam. Unsere Blicke trafen sich. Er war es so gewohnt, nicht beachtet, geschweige denn angestarrt zu werden, dass er so tun musste, als fühlte er sich nicht ertappt. Ich nickte in Richtung seiner Hand, und er zog sie aus dem Hosenbund. Ich fragte mich, wo solche lächerlichen Trends herkamen und warum die Schüler ihnen folgten, doch dann erinnerte ich mich an meine eigene

Teenagerzeit und daran, wie wir unsere Jogginghosen auf Halbmast getragen hatten, ein Bein hochgekrempelt, das andere lang, und herumgelaufen waren, als würden wir damit die Welt aus den Angeln heben.

»Alles klar bei dir?«, flüsterte ich. Duwayne wiegte leicht seinen Kopf auf und ab, den Blick nicht mehr auf mich, sondern auf den Boden gerichtet.

»Wie weit bist du?«, fragte ich, wohl wissend, dass er kein Wort gelesen hatte. Das Buch lag mit dem Rücken nach oben auf dem Tisch. Ich nahm es in die Hand. *The Lonely Londoners* von Samuel Selvon. »Interessantes Buch«, sagte ich und schlug es auf.

»Mir egal, ist nicht meins«, antwortete er, als ich es wieder auf den Tisch legte.

»Das sollte dir aber nicht egal sein. Es ist wichtig, dass du etwas über die Windrush-Generation lernst und darüber, wie unsere Leute in dieses Land gekommen sind.«

Duwayne zuckte mit den Schultern.

»Bleib nach der Stunde noch einen Moment da. Ich würde gerne kurz mit dir sprechen«, sagte ich. Sein Körper hielt ganz still, doch sein Mut sank noch etwas tiefer in den Stuhl.

Als ich zurück zum Pult ging, läutete die Glocke. Die Schüler packten schnell ihre Sachen, warteten darauf, gehen zu dürfen, und strömten schließlich auf den Flur hinaus. »Komm«, sagte ich zu Duwayne, der regungslos sitzen geblieben war. Er erhob sich mühsam und schlurfte vor zum Pult, sein aktuelles Paar Nike Air Max sah nach einer teuren Spezialanfertigung aus.

»Alles in Ordnung?«

Er nickte.

»Hast du noch ein bisschen was gelesen?«

Er schüttelte den Kopf.

»Warum nicht? Hat's dir nicht gefallen?«

Er schüttelte den Kopf.

»Schau, Duwayne, du bist jetzt in der Elften. Deine Abschlussprüfungen stehen an. Ich weiß, das Jahr hat gerade erst angefangen, aber du musst dich ranhalten. Ich will nicht, dass du durchfällst.«

Er zuckte mit den Schultern.

»Irgendwann musst du was sagen«, fügte ich frustriert hinzu.

»Kann ich jetzt gehen?«, fragte er in einem kurzen, scharfen Stakkato. Deprimiert nickte ich ihm zu. Er schlurfte raus, ohne die Tür hinter sich zu schließen. Ich schnaubte und öffnete mein E-Mail-Postfach.

Von: Verwaltung
Betreff: Mittagsaufsicht

Erklären Sie bitte Ihre Abwesenheit während Ihrer Mittagsaufsicht. Sollten Sie keinen zufriedenstellenden Grund vorbringen können, wird die Fehlzeit von Ihrem Lohn abgezogen.
Viele Grüße
Die Verwaltung

Ich starrte die E-Mail an, als wollte ich sie mit meinem Blick durchbohren. Neben mir auf dem Tisch leuchtete mein Handy auf: eine Nachricht von Sandra.

Na, immer noch tot?

Ich glaube, ich bin auferstanden.

Bitte jetzt keine religiösen Witze.

Hör mal, das würde ich doch niemals machen ... per SMS.

Irgendwann raste ich aus, und du wirst immer noch dämlich genug sein, dich zu fragen, warum.

Es überrascht mich, dass das nicht schon längst passiert ist. Traust dich wohl einfach nicht. #shookones

Das ignoriere ich jetzt einfach (fürs Erste). Wie geht's dir?

Ich bin schon donnerstagmüde, obwohl wir erst Montag haben.

Dann reiß dich besser zusammen, wir haben Konferenz.

WAS? Nein, oder?

Na ja, nicht heute. Morgen. Du bist zweimal an einem Tag reingefallen. Das sieht dir gar nicht ähnlich.
Ich würde einen Haufen Kohle bezahlen, um dein Gesicht gerade zu sehen. Du bist nicht in Form, Junge.

Junge? Also keine Konferenz? Omg. Irgendwann raste ich aus, und ...

… und es wird nichts mit mir zu tun haben!

Ich kicherte und wandte mich wieder meinem E-Mail-Postfach zu. Klick. Gelöscht.

Ich trat in das Stimmengewirr und sah mich nach einem freien Platz um. Obwohl ich versuchte, ihn zu ignorieren, indem ich so tat, als hätte ich ihn nicht gesehen, setzte ich mich schließlich doch neben Mr Barnes, der winkend einen Stuhl für mich heranzog.

»Hey, danke, Mann. Hab Sie erst gar nicht gesehen.«

»Ich hoffe, es ist alles im Lot heute Morgen?«, antwortete er, als ich ihm zunickte, und fuhr fort: »Ich hab mich gefragt …« Bevor er weiterreden konnte, kam Mrs Sundermeyer herein, und es wurde still. Ihre Absätze klapperten auf dem Parkett, als sie in die Mitte des Raums trat.

»Guten Morgen allerseits«, sagte sie in einem festen, selbstbewussten Ton, sich einer Antwort ganz sicher.

»Guten Morgen«, antworteten sie gleichzeitig, ihr Chor übertönte mein Schweigen.

»Das Schuljahr ist erst ein paar Wochen alt, und wir hatten einen guten Start. Jetzt gilt es, die Motivation aufrechtzuerhalten und dranzubleiben, die Vielversprechenden zu Höchstleistungen herauszufordern, diejenigen anzuspornen, die noch einen kleinen Schubs brauchen, sowie Ungehorsam und Fehlverhalten im Keim zu ersticken.« Sie sprach, als stünde sie auf einer Bühne, als hörte ihr ein viel größeres Publikum zu als nur die Leute in diesem Raum. Ich bewunderte ihre Begeisterung und ihre Leidenschaft, doch gleichzeitig waren sie mir zuwider – sie ermüdeten mich. Ich fragte mich, warum mir diese

Begeisterung und diese Leidenschaft fehlten. Neben mir machte sich Mr Barnes Notizen. Ich sah ihm kurz dabei zu und wandte den Blick wieder ab. Nach einigen Wortmeldungen anderer Kollegen, die fast allesamt versuchten, eine Autorität weit jenseits ihrer Reichweite zu beteuern, läutete die Glocke, und die Lehrer kehrten in ihre Klassenzimmer zurück. Ich hatte den Vormittag frei, also lief ich durch die Flure und beobachtete die aufgeregten Schüler auf dem Weg zum Unterricht. Eine heftige Woge der Nostalgie erfasste mich, alles erinnerte mich an ein Früher. Es war, als würde dieselbe Schule, die mich im Stich gelassen hatte, nun diese Kinder im Stich lassen. Auf der Treppe erschien Mr Black. Seine Gestalt füllte fast den ganzen Flur aus und schien breiter zu werden, je näher er kam. Ich musste den Kopf in den Nacken legen, um ihn zu begrüßen. Er war sicher zwei Meter groß und ebenso breit. Er trug ein makelloses weißes Kurzarmhemd, das sich um seinen Bizeps spannte, eine rote Krawatte und eine graue Hose. Ich stellte mir vor, dass sein ganzer Kleiderschrank voll mit dieser Uniform war.

»Morgen, Sir«, sagte Mr Black, und seine Sousaphon-Stimme hallte von den Wänden wider. Er war so ein Mensch, in dessen Anwesenheit man sich in jeder Situation sicher fühlte. Wenn das Gebäude einstürzen würde, würden selbst die Trümmer ihm ausweichen, aus Angst, ihm nahe zu kommen. Wir unterhielten uns über die NBA-Finals des vergangenen Sommers, darüber, ob die Warriors gewonnen hätten, wenn Irving und Love nicht verletzt gewesen wären, über die bevorstehende Saison, das Basketballteam der Schule und die Londoner Schulmeisterschaften, die er unbedingt gewinnen wollte. Alles

Themen, zu denen ich keine besondere Meinung hatte, die aber für ein interessantes Gespräch sorgten. Für einen Moment fühlte es sich an, als wären wir einfach zwei Typen, die nach Feierabend in einer Bar abhingen. Er kam mir immer vor wie ein treuer Ehemann, der sich für andere wünschte, was er bereits hatte – diesen ewigen Frieden, dieses Glück. In vielerlei Hinsicht erinnerte er mich an die Vorstellung, die ich von meinem Vater hatte. Von einem Mann, den ich nie kennengelernt hatte. Oh, wie plötzlich eine Erinnerung einen Anfall von Einsamkeit auslösen konnte.

Mr Black klopfte mir auf die Schulter – der Griff eines Riesen – und riss mich aus meinen Gedanken zurück in die Wirklichkeit. »Na dann, wieder an die Arbeit«, sagte er im Weggehen.

Zurück an meinem Pult, beantwortete ich gerade E-Mails zu klassischer Musik – Vivaldis *Vier Jahreszeiten* –, als ich aus dem Klassenzimmer nebenan gedämpfte Stimmen hörte. Dort unterrichtete eine neue Lehrerin – Mrs Kaptch… Mrs Kap? Ich erinnerte mich nicht genau, nur noch, dass ich sie Mrs K. genannt hatte, eine übermäßige Vertraulichkeit, die sie mit einem Lächeln akzeptiert hatte. Sie unterrichtete irgendein sozialwissenschaftliches Fach, welches, wusste ich nicht mehr.

Die grollenden Stimmen schallten hin und her wie das Bellen zweier Hunde, brodelnd wie kochendes Wasser. Mrs K. schrie irgendetwas Unverständliches, und ich sprang von meinem Stuhl auf und stürzte zum Nebenzimmer. Ich öffnete die Tür und sah sie vorne stehen, erstarrt und mit panisch zitternden Händen. Die Schüler drängten sich in einem Achteck dicht um die beiden rangelnden Körper am Boden, feuerten sie in einem inbrünstigen Chor an – *»Fight! Fight! Fight!«* –, Oooohs und Aaaahs folgten wie ein Echo auf jeden Schlag, jeden Tritt und jeden Schwitzkasten. »AUS DEM WEG!«, schrie ich und bahnte mir den Weg über und um die Stühle.

»Duwayne! Alex!«, rief ich entgeistert, als ich sah, wie Duwayne Alex im Schwitzkasten hielt, wie er wie ein Oktopus seine langen Arme um Hals und Kopf des anderen Jungen und die Beine um seinen Oberkörper schlang. Alex schnappte nach Luft. Ich warf mich zu ihnen auf den Boden und versuchte erfolglos, Alex' Kopf aus Duwaynes Umklammerung zu befreien. Sein Griff hielt fester als das Schloss eines teuren Fahrrads in einer Stadt voller Diebe. Dann rollte sich Alex wie durch eine unsichtbare Kraft mit Duwayne auf seinem Rücken auf den Bauch, zog die Knie an, stieß sich vom Boden ab und warf sich rückwärts auf Duwayne. Duwaynes Kopf schnellte mit dem dumpfen Schlag einer Bass Drum nach hinten, woraufhin er seinen unknackbaren Griff löste, sich an den Hinterkopf fasste und zur Seite rollte. Alex kam über ihm auf die Beine, und bevor er auf die Idee kam, noch etwas zu unternehmen, warf ich mich zwischen die beiden. Da tauchte ein großer Schatten über mir auf, eine dunkle Wolke, die sich vor das trübe Licht schob, das durch die Fenster hereinfiel. Mr Black. Er zog Duwayne mit einer Hand hoch, als wäre er eine Puppe.

»So, junger Mann, du kommst mit mir«, sagte er und stapfte aus dem Zimmer, Duwayne im Schlepptau. Ich stand auf und winkte Alex mit gewollter Autorität hinter mir her.

»Und ihr anderen«, brüllte ich, »setzt euch hin und seid still! Ich will aus diesem Raum keinen Mucks mehr hören.« Hastig schlichen sie zu ihren Plätzen zurück. Mein Ausbruch überraschte sogar mich selbst, aber er hatte seinen Zweck erfüllt.

»Mrs K., ich bin nebenan, falls Sie mich brauchen.« Sie sah mich mit ausdruckslosem Gesicht an, als hätte sie gerade einen Ex-Freund vor sich gesehen, einen verstorbenen Elternteil oder einen zerronnenen Traum. Irgendetwas, das sie heimsuchte.

Ich hielt Alex die Tür zu meinem Klassenzimmer auf. Ich starrte ihn an. Er sah zu Boden, mit hängenden Schultern, krummem Rücken, baumelnden Armen. Er setzte sich in eine der hinteren Reihen ans Fenster und sah nach draußen.

»Alex … Alex, das Ass.« Er schwieg, rührte sich nicht, blinzelte kaum. Ich setzte mich an den Computer und begann wütend zu tippen, schlug so schnell in die Tasten, dass meine Hände sich verkrampften.

»Ich erwarte mehr von dir.« Inmitten einer drückenden Stille saßen wir so da, bis es läutete. Ohne darauf zu warten, dass ich ihn gehen ließ, stand er auf und schleifte beim Rausgehen seine Tasche auf dem Boden hinter sich her.

Der Schultag war zu Ende. Ich saß wieder am Pult und spürte, wie sich eine Leere in mir ausbreitete, als wären alle Energie, Leidenschaft und Enthusiasmus aus mir herausgesickert, als wäre ich angestochen worden und ausgeblutet, zu müde, um die Blutung zu stoppen. Es war Mitte der Woche, und ich hatte keine Ahnung, wie ich es bis an ihr Ende schaffen sollte. Dafür leben wir doch oft: für den Freitag, die Wochenenden, die Aussicht darauf, sich auszuruhen und zu sein, wer man sein will, statt genötigt zu werden, zu sein, wer man sein muss. Doch was, wenn man kaum den nächsten Tag vor sich sehen kann, vom Wochenende ganz zu schweigen? Und dann ist es plötzlich da, diese heftige Gefühl, leicht und doch schwer, wie aus dem Nichts und mit einem Schlag. Ich spürte, wie sich mein Atem verkürzte, meine Brust sich zusammenzog, je mehr ich darüber nachdachte: dass ich hier war, jetzt, auf diesem Stuhl, in diesem Klassenzimmer. Draußen regnete es, und irgendwie schien sich sogar die Konsistenz der Luft zu verändern. Dicker, dunkler, trüb. Ich atmete. Ich merkte, dass ich weg gewesen war und nun die hintere Wand des Klassenzimmers anstarrte. Mr Barnes tauchte auf.

»Hallo, Sir«, sagte er und steckte den Kopf zur Tür herein, wie um auf Erlaubnis zu warten.

»Alles klar? Kommen Sie rein«, antwortete ich, gab ihm zögernd zu verstehen, dass er ruhig eintreten sollte.

»Wie war Ihr Tag?«, fragte er freundlich. Ich wollte ihm sagen, dass er schlecht gewesen war, richtig, richtig schlecht. Wollte sagen, wie müde ich war; dass ich eine Schlägerei hatte beenden müssen, bevor der Unterricht überhaupt begonnen hatte; dass ich in der letzten Stunde so viele Schüler rausgeschickt hatte, dass ich eigentlich mich selbst unterrichtet hatte; dass ich mich zu einer Kugel zusammenrollen und eine Weile schlafen wollte, eine ganze Weile.

»Gut«, antwortete ich. »Und Ihrer?«

»Irgendwie hart.« Er stieß einen tiefen Seufzer aus und

setzte sich auf die Bank vor mir. »Vielleicht lag heute einfach was in der Luft.«

Ich nickte und verharrte in meinem Reich der Stille.

»Ich glaube, ich geh nach Feierabend noch auf ein Glas. Kommen Sie mit?«, fragte er lächelnd, zog die Augenbrauen hoch und legte die Stirn in Falten.

»Ich kann leider nicht … Bei mir wird's heute später. Viel zu tun.« Egal, wie oft ich Nein sagte, er fragte immer wieder, und ein Teil von mir bewunderte das, aber ein anderer hasste es.

»Kein Ding, Kumpel.« Er klang entmutigt, vielleicht sogar ein wenig niedergeschlagen, aber dennoch hoffnungsvoll. »Vielleicht das nächste Mal.«

»Geht's mit dem Fahrrad nach Hause?«, fragte ich in dem Versuch, die Zurückweisung wiedergutzumachen.

»Ja«, antwortete er.

»Seien Sie vorsichtig. Es regnet.«

8

San Francisco, Kalifornien, 21:39 Uhr

Michael starrt tief in sein Glas. Es ist sein vierter Drink. Er wärmt ihm die Knochen und macht ihn locker. Und dennoch kommt er nicht genug aus sich heraus, um mit jemandem zu reden. Der Barmann reicht ihm die Rechnung – $ 50 – und beäugt ihn misstrauisch. In der Bar läuft laute, wummernde Musik, Körper stoßen im Tanz aneinander, und er sitzt inmitten von alldem, im Auge des Sturms, im Kern der Zelle, und versinkt. Immer mehr Leute kommen herein und eilen an ihm vorbei, als wäre er ein Geist. Er überlegt, aufzustehen und zu gehen, doch das wäre schwieriger, als einfach hier zu sitzen und zu warten. Also bleibt er sitzen, still, reglos, und fragt sich, was er hier überhaupt macht. Wie wir gesehen und übersehen werden, wie wir unsichtbar sind auf dieser Welt; und wie wir uns danach sehnen, gesehen zu werden, und dann irgendwann nicht mehr. Wir kämpfen darum, gesehen zu werden, darum, dass die Welt weiß, dass es uns gibt, nur um dann wieder vergessen zu werden und unsichtbar; wir haben es in der Hand, ob wir gesehen werden oder nicht, wir selbst übereignen uns diese Macht. Doch in unserer Abwesenheit dreht die Welt sich weiter. Sie dreht sich immer weiter. *Und sie wird sich auch ohne mich weiterdrehen.*

Michaels Gedanken schweifen ab. Er schaut auf sein Handy, starrt die Bilder an, die er vorhin gemacht hat. Er neben einem Ding nach dem anderen. *Ich habe noch nie einen unglücklichen Touristen gesehen. Wenn man so große Freude daran hat, sein Zuhause zu verlassen, warum bleibt man dann überhaupt?* Er wird langsam besser darin, sich fallen zu lassen und jemand zu sein, der er sonst nicht wäre.

»Hey, coole Fotos.« Er blickt von seinem Handy auf und sieht ein paar grünbraune Augen, springende goldene Locken und ein strahlendes Lächeln. Ihre Schönheit nimmt ihm den Atem, sein Mund steht offen, seine Kehle schnürt sich vor Verlangen zusammen.

»Du bist wohl nicht von hier …« Sie lacht sanft vor sich hin. »Ich bin Sara.« Sie blickt auf den Platz neben ihm und setzt sich einfach.

»Was führt dich in die Bay Area?«, fragt sie gestikulierend.

»Oh.« Er fühlt sich durcheinander, erschrocken, überrumpelt. »Ich bin nur auf Reisen hier.«

»Geschäftlich oder zum Vergnügen?«, bohrt sie neckend nach. Er schweigt.

»Tja, was es auch ist, begeistert scheinst du nicht gerade zu sein.«

Michael sieht sie an. Ihm fehlen die Worte, oder er rückt vielmehr nicht mit ihnen heraus, um sich nicht zu verraten. Im weiteren Gespräch bemerkt sie seinen Akzent, die Art, wie sich seine Wörter anders biegen als ihre, wie sie ein Gewicht tragen. Sie legt ihm sanft die Hand auf die Schulter und macht all die Dinge, die man auf Dates so macht: aufmerksam sein, zuhören, sich öffnen und dem Gegenüber eine Bleibe bieten. Ihm das Gefühl geben, sicher zu sein.

»Das fühlt sich irgendwie an wie ein Date …«, sagt er.

»Echt?«, antwortet sie und lacht nervös wie ein Teenager, aus dessen Tagebuch gerade laut vorgelesen wurde. »Ist das deine Art, um eins zu bitten?«, fügt sie hinzu. Jetzt lacht er. Sie nimmt eine Serviette von der Theke und schreibt ihre Telefonnummer darauf. Er betrachtet die Serviette vorsichtig, forschend. Sie drückt ihm einen Kuss auf die Wange und verschwindet wieder in den dunklen Raum voller aneinanderstoßender Körper und wummernder Bässe. Er faltet die Serviette und steckt sie sich in die Tasche.

Michael sitzt im BART nach Hause: Montgomery, Embarcadero. Er blickt auf den Platz neben sich, wo ein Mann sitzt, der den gleichen Gesichtsausdruck hat wie er: müde, genervt, erschöpft, als wollte er eigentlich gar nicht hier sein. Michael kennt dieses Gefühl nur zu gut. Er sieht ihn an, und da sind dieselben unsichtbaren Tränen in ihren Augen. Nicht in der Lage, sich zu lange im jeweils anderen zu spiegeln, schauen sie schnell weg. West Oakland, 19th Street Oakland, MacArthur.

Er steigt aus und geht zum Shuttlebus, der ihn zurück in die Wohnung bringen soll. An der Haltestelle stehen ein paar Leute, und er hört, über die Musik aus seinen Kopfhörern hinweg, ihren Ärger, ihr Aufstöhnen und leichtes Fluchen, als ihnen klar wird, dass der Shuttlebus nicht mehr fährt. Er läuft weiter, an ihnen vorbei, als hätte er nie vorgehabt, den Bus zu nehmen. Er biegt rechts ab, dann wieder rechts und findet sich in einer unheimlich stillen, schwach beleuchteten Straße wieder. Die Schatten der Straßenlaternen recken sich wie Gliedmaßen, die Vorderseiten der Autos starren ihn an wie Gesichter. 00:00 Uhr. Er macht die Musik aus und beobachtet aufmerksam die Silhouetten, die um ihn herum auf und ab wogen. Als er hinter sich Schritte hört, fängt sein Herz an zu rasen. Die Schritte kommen näher, und er weiß nicht, ob sie es sind oder sein pochendes Herz, was da so unkontrolliert trommelt. Ein Schatten rückt in sein Blickfeld und schleicht sich an ihn heran. Michael wird langsamer und ballt die Fäuste, bereit, die Angst vorbeiziehen zu lassen. *Du oder ich.* Ein junger Mann taucht neben ihm auf, groß wie er, dunkel wie er, den Kopf gebeugt, das Haar unter einem Durag, weites T-Shirt, Cargo-Shorts, Basketballschuhe.

»Was geht, Bruder?«, grüßt ihn der junge Mann.

Warum hatte ich Angst? fragt Michael sich, nachdem er den Gruß erwidert hat. Das war ich, der da vorbeigegangen ist. Er spürt, wie sein Herzschlag ruhiger wird. Sein Schritt verlangsamt sich, der junge Mann geht weiter. Michael bleibt vor einem Schaufenster stehen. Sein Blick fällt auf ein Poster: ein lächelnder Malcolm X. Daneben hängen Poster von Marcus Garvey, Harriet Tubman und vielen weiteren historischen Gestalten, deren Glanz er noch nicht erfasst. Sie wirken weniger wie Plakate als wie Gemälde; zum Leben erweckte Kunst. Er legt seine Hand an die Scheibe, hat das Gefühl, da reinzumüssen. Die Tür ist abgesperrt. Da stehen Reihen um Reihen Bücher: *Nile Valley Contributions to Civilization, Before the Slave Trade, Civilization or Barbarism,* an der Wand esoterische Kunst und Ornamente, Gottheiten vergangener

Zeiten. Er tritt einen Schritt zurück, wirft einen Blick auf den Schriftzug über dem Laden und dreht der Geschichte, die in seinen Knochen weiterlebt, den Rücken zu.

Während er unter einem strahlend blauen Himmel die 40th Street hinunterläuft, greift Michael in die linke hintere Tasche seiner Jeans – dasselbe Paar wie gestern Abend. Die Serviette ist noch da. Nach reiflicher Überlegung zückt er sein Handy und wählt die Nummer. Es klingelt. Gerade als er wieder auflegen will, geht jemand ran.

»Hallo?«

»Hi, ist da Sara?«, fragt er nervös.

»Ja …«

»Hey, wir haben uns gestern in der Bar getroffen, und du hast mir deine …«

»Ich weiß schon, wer du bist. Ich erinnere mich. Außerdem kenne ich sonst keinen Typen mit so einem süßen britischen Akzent.«

Er lacht, legt noch etwas zusätzlichen Bass in seine Stimme.

»Ja, ich hab mich gefragt, ob wir vielleicht mal was unternehmen wollen?«

»Klar, voll gerne«, antwortet sie mit einer Begeisterung, die er nicht gewohnt ist. »Was schwebt dir vor?«

»Ich dachte, wir könnten vielleicht was essen gehen und uns 'ne Show reinziehen …«

»Klingt gut.«

»In LA?«

»*Waas?*«, quietscht sie. »LA? Also, du meinst …«

»Ja, die Stadt der Engel.«

»Los Angeles.«

»Ja.«

»Aber ich muss zur Uni … und zur Arbeit.«

»Dann bist du eben paar Tage krank. Na und?«

»Es ist ständig Stau, und man fährt echt lange, und ich hab auch nicht genug Kohle, um …«

»Wieso fahren? In der Luft gibt es keinen Stau. Und mach dir wegen dem Geld keinen Kopf, das übernehme ich.«

Sie hüstelt ein wenig. »Ich glaub, du hast recht. Da geht was um.« Noch ein Huster. »Ich glaub, ich werde krank.«

»Super! Ich ruf dich noch mal an, wenn ich wieder in meiner Wohnung bin, dann können wir alles planen.« Er legt auf, springt mit Anlauf in die Luft und ballt die Faust wie Michael Jordan nach dem alles entscheidenden Korb. Die Passanten um ihn herum starren ihn neugierig an, einige feuern ihn jauchzend an. »Hau rein, Junge!«

»Ich kann nicht glauben, dass wir in LA sind.«

»Ähhhm, müsste *ich* das nicht sagen? Ich bin das erste Mal hier, du lebst schon in Kalifornien.«

»Ich weiß, aber ich meine, ich kann nicht glauben, dass wir *jetzt* in LA sind«, lacht sie. Sie kneift die Augen zusammen, ihre Mundwinkel heben sich leicht und bringen eine Reihe gerader Zähne zum Vorschein. »Ich sollte jetzt eigentlich an meinem Schreibtisch sitzen, E-Mails beantworten, telefonieren – ›Guten Tag, Bright Versicherungen, wie kann ich Ihnen helfen?‹ – und die Annäherungsversuche meines gruseligen Chefs abwehren.«

»Und das alles an einem ganz normalen Arbeitstag?«

»Ja, ob du's glaubst oder nicht.«

»Du hasst deinen Job also nicht?«

»Kein bisschen.«

»Kommt mir bekannt vor.«

Sie unterbrechen ihr Gespräch, um sich auf ihr Mittagessen zu stürzen. Es ist heiß, beschwingte Musik erfüllt den Raum, auf dem großen Bildschirm an der Wand läuft ein Spiel der Lakers.

»Danke fürs Mitkommen.«

»Sollte nicht ich mich für die Einladung bedanken? Du hast den Flug gezahlt, und dieses winzige, bisschen seltsame Apartment …«

»Seltsam ja, aber auch exzentrisch und einzigartig?«

»Dusche und Küche sind im selben Raum.«

»Trotzdem einzigartig. Man kann den Planeten retten, indem man sein Duschwasser als Kochwasser …«

»Bah. Nein, nein, nein. Du hättest einfach mich buchen lassen sollen. Ich kenne LA besser als du.«

»Was ist aus ›Ich kann nicht glauben, dass wir in LA sind‹ geworden?«

»Was ist aus ›Ich rede nicht viel, ich höre lieber zu‹ geworden?«

»*Touché.*«

»Ich hab diese kleine Auszeit gebraucht. Mir wurde in letzter Zeit alles zu viel. Ich weiß, wir kennen uns eigentlich nicht … korrigiere … wir kennen uns nicht«, sie lächelt, »aber ich vertraue dir. Irgendwie fühl ich mich mit dir sicher. Das ist schön.« Das Lächeln wandert von ihrem Mund zu ihren Augen.

Der Kellner kommt an den Tisch, ein großer, schlanker Mann, gebräunt, dunkelhaarig mit einem dichten Schnurrbart.

»Schmeckt das Essen?«, fragt er mit einem breiten mexikanischen Akzent. Beide nicken.

»Es ist auch gut«, fährt Sara fort, »dass wir vorher ein paar Tage miteinander verbracht haben und ich mir deine ganzen Freunde, Bilder und Statusmeldungen auf Facebook anschauen konnte. Überraschend philosophisch. Du wirkst gar nicht wie der Warum-sind-wir-hier-und-was-ist-der-Sinn-von-alldem-Typ. Ziemlich cool.«

Ich sollte all meine Profile löschen.

»Nicht so cool wie der Status hier.« Er blickt von seinem Handy auf und zeigt ihr das Display.

»›*Touched down in LA-Town.*‹ Ernsthaft?«

»Ja, wie Chi-Town ... LA-Town.«

»Das sagt kein Mensch.« Sie versucht, nach dem Handy zu greifen. »Gib her. Du musst das löschen, bevor du dich lächerlich machst.«

Er zieht es weg und legt es mit dem Bildschirm nach unten auf den Tisch, droht mit dem Finger.

Er ruft nach der Rechnung, und als sie kommt, legt er vierzig Dollar hin. Es folgt eine kurze Diskussion über die Notwendigkeit von Trinkgeld, die er verliert, und er legt noch fünf Dollar drauf, woraufhin sie weitere fünf hinzufügt und sagt: »Ich sorge nur dafür, dass du ein bisschen besser dastehst. Danke für das Essen.«

Sara streicht ihm mit ihrer glatten Handfläche über den Unterarm, alle Härchen stellen sich auf. Sie legt ihre Hand auf seine. Ihre Berührungen lassen einen Ruck durch seinen Körper gehen, als würde er wieder zum Leben erweckt.

Sie sitzen in einem Mietwagen und fahren durch einen

Teil von LA, den keiner von beiden besonders gut oder überhaupt kennt.

»Okay, wow. Mr Formel Eins, oder was?«, kommentiert sie die Geschwindigkeit, beide lachen. Wieder legt sie ihre Hand zärtlich auf seine, lässt sie weiter den Arm hinaufgleiten, fährt ihm sanft durchs Haar. Michael fällt es schwer, sich auf die Straße zu konzentrieren.

Venice Beach, Hollywood, Walk of Fame, Beverly Hills. Sie haben heute alles gesehen, bis auf ein Spiel der Lakers im Staples Center, der Rücksitz ist voller Einkaufstüten, der Vordersitz voller Verlangen, und doch ist Michael unzufrieden. *Ich will das LA sehen, das aussieht wie ich, das läuft, wie ich laufe, und redet, wie ich reden würde, wenn ich aus dieser Stadt käme.*

Es ist spät. Hinter langsam vorbeiziehenden Wolken lugt scheu der Mond hervor. Sie kommen im dichten Verkehr auf einer Brücke zum Stehen, die Skyline im Rücken. Eine Stimme aus dem Radio unterbricht die Musik mit den aktuellen Verkehrsmeldungen.

»Stau!«, sagt Sara, lässt sich im Sitz zurückfallen und dreht das Radio ab. »Man sagt ja, wenn man nicht im Stau gestanden hat, war man auch nicht in LA.«

»Wer sagt das?«

»Wie jetzt?«

»Ich meine, wer? Du sagst ›man‹? Wer ist ›man‹?«

»›Man‹ ist niemand Bestimmtes. Man sagt das halt so.«

»Wenn ›man‹ niemand ist, sagt das also niemand?«

»›Man‹ ist keine Person, die irgendwo rumsitzt und sich überlegt, was sie als Nächstes sagen könnte. Also echt jetzt, Michael.«

Sie stöhnt und schlägt genervt auf den Sitz. »Also, cruisen stell ich mir irgendwie anders vor.« Vor ihnen taucht eine Ausfahrt auf; als sie sie erreichen, biegt Michael ab.

»Weißt du überhaupt, wo's hingeht?«

»Kann ja nicht so schwer sein, nach Hause zu finden. Fahren ist besser als im Stau stehen … sagt man.«

Sara lächelt schief über Michaels süffisanten Blick. Sie fahren durch eine lange, schwach beleuchtete Straße, über die sich Bäume neigen wie Spukgestalten.

»Ich kann's kaum erwarten, nach Hause zu kommen und die ganzen Klamotten anzuprobieren, die wir gekauft haben. Und sie dann vielleicht auch auszuziehen.« Sara sieht Michael an und lächelt. Sie betrachtet das Schmetterling-Tattoo an ihrem Handgelenk.

»Willst du mir jetzt nicht mal dein Tattoo zeigen?«

»Nein.«

»Wie fies. Das war deine Idee. Ich hab dir meins auch gezeigt.«

Sie halten an einer roten Ampel. Der Motor brummt leise vor sich hin.

»Deins ist ein Schmetterling. Das bedeutet nichts.«

»Mir bedeutet es aber was.«

»Okay. Was denn?«

»Als ich klein war …«

Etwas kracht laut von hinten gegen das Auto, es macht einen Satz. Michael federt den Stoß mit dem Lenkrad in der Hand ab, Sara wird mit dem Oberkörper nach vorne geschleudert. Sie hält sich schmerzerfüllt den Nacken.

»Was war das?« Michaels Herz rast vor Angst. Mit dem unverkennbaren Geräusch von Metall auf Glas klopft etwas gegen das Fenster.

9

Los Angeles,
Kalifornien, 00:23 Uhr

Raus aus dem scheiß Auto.« Von der anderen Seite der Scheibe ertönt eine gedämpfte Stimme, das Gesicht unter einem Bandana und einem Kapuzenpulli versteckt. Jemand öffnet die Tür, und Michael wird herausgezerrt. Dann Sara auf der anderen Seite. Sie werden gezwungen, sich auf den Gehsteig zu setzen. Der Motor läuft. Da sind zwei Männer, eigentlich eher Jungs, die seinen ehemaligen Schülern ähneln. Michael denkt an sie, denkt an Duwayne. Am Hosenbund des einen glitzert etwas Dunkles, Metallisches, aber er kann nicht genau erkennen, was es ist.

»Gib mir alles, was du hast, Motherfucker. Mach schon.«

Michael sieht die Angst in Saras Gesicht. Sieht, wie sich die Tränen in ihren Unterlidern aufstauen wie zwei Seen. Er zögert.

»Bist du taub, oder was?«, brüllt der junge Mann. Widerwillig leert Michael seine Taschen: Brieftasche, Handy, Geld. Die Hunderter. Verdammte Scheiße. Der Mann hebt die Sachen vom Boden auf und zählt die Scheine. Die Typen nicken sich zu. Mission erfüllt. Der eine stürzt zurück zu ihrem Auto, sein Partner steigt in Michaels Wagen.

»Ist das alles?«, ruft Michael. Der Mann bleibt stehen, sieht ihn an, dann Sara, dann wieder ihn. Sogar Sara verzieht das Gesicht über seinen Ausbruch.

»Was hast du gesagt?«

»Du hast mich schon gehört, du kleines Arschloch. Ich hab gesagt, ist das alles?«

»Was zum Teufel willst du?«

»Ja, was willst du? Halt die Klappe«, sagt Sara, die jetzt nicht mehr weint. Sie schlägt Michael auf den Arm, wie um ihn zur Vernunft zu bringen. Der Mann mit dem glänzenden Metallding am Hosenbund steigt wieder aus dem Auto. Michael sieht jetzt, was es ist. Der Mann kommt rüber zu Michael, tritt ihm mit voller Wucht mit der Fußsohle ins Gesicht und stößt ihn zu Boden. Sara unterdrückt einen Schrei.

»Bist du irre?«, fragt der Typ.

Michael setzt sich auf und prüft, ob sein Gesicht blutet. Er stößt einen tiefen Seufzer aus, als wäre ihm eine Unannehmlichkeit widerfahren, als hätte sich jemand in einer Schlange vor ihn gedrängelt oder wäre ihm auf der Straße auf den Fuß getreten.

»Hör zu, ich versuch nur, dir zu helfen«, sagt er, als wäre er im Unterricht. »Wenn du die Kreditkarten benutzt, sind sie längst gesperrt. Das Geld hast du bald für Rechnungen und deine hässliche Frisur ausgegeben – Nennst du das etwa einen Fade Cut? –, und ehe du dich's versiehst, lungerst du wieder nachts im Dunkeln auf der Straße herum und überfällst das nächste Auto. Das ist doch Zeitverschwendung. Da geht doch mehr.«

»Machst du jetzt hier einen auf Coach? Mitten auf der Straße?« Der Typ lacht. »Sei froh, dass du noch lebst. Ich könnte dich auch umbringen«, fügt er hinzu und greift sich an den Hosenbund.

»Dann mach doch!«, brüllt Michael. Er steht auf und

streckt die Arme aus, richtet sich auf, wie um ein leichteres Ziel abzugeben.

»Mach doch! Ist mir scheißegal. Erlöse mich von meinem Leid.« Michael schnaubt ungeduldig. Er jagt dem Typen Angst ein, als wäre er der mit der Waffe.

»Man kann niemanden töten, der schon längst tot ist«, flüstert Michael. »Hör zu ...«, fährt er fort und greift in seine Socke. »Hier sind fünfhundert Dollar. Nimm sie und gib mir den Geldbeutel zurück. Mit den Karten kannst du sowieso nichts anfangen, er ist völlig wertlos für dich. Aber ich brauch diesen Geldbeutel.«

Der Mann öffnet den Geldbeutel und kann nichts Wertvolles darin finden.

»Du Psycho. Da ist nur Kleingeld drin.«

In der Ferne nähern sich Geräusche. Der Mann wirft Michael den Geldbeutel hin und reißt ihm das Geld aus der Hand. Er rennt zum Auto, steigt ein und lässt den Motor aufheulen, bevor er mit quietschenden Reifen die Flucht ergreift und sie in der Dunkelheit und Kälte der Nacht zurücklässt. Sara starrt Michael ungläubig an.

Michael liegt im Dunkeln und starrt an die Decke. Es sind Stunden vergangen, seit sie endlich zu Hause angekommen sind. Doch eine Rastlosigkeit ist ihm unter die Haut gefahren, steckt ihm in den Knochen und hält ihn wach. Sara schläft auf der Couch im Wohnzimmer. Sie hat kein Wort mit Michael geredet, ihn kaum eines Blickes gewürdigt. Als sie heimgekommen sind, hat sie sich hingelegt und ist sofort eingeschlafen. Michael hat sie eine Weile angesehen und überlegt, was sie wohl denkt, bevor er ins Schlafzimmer gegangen ist. Hier ist es friedlich. In der

Ferne hört er Züge und fragt sich, ob sie kommen oder wegfahren. Schlaflos liegt er da, Gedanken stürzen auf ihn ein.

Gibt es denn keinen Ausweg? Keinen Ausweg aus dem Bewusstsein? Aus diesem Gefängnis, dieser Hölle, diesem Fegefeuer – dieser Ödnis des Nichts? Wo nichts lebt, nichts atmet. Diese Vorstellung, dass der einzige Ausweg aus dem Bewusstsein der Ausweg aus dem Körper ist. Und ich, Körper und Geist, schrecke nicht mehr vor der Vernichtung zurück. Schrecke nicht mehr vor dem Tod zurück. Ich gehe auf ihn zu, renne sogar. Ich will in die Auslöschung meines Seins gehen, in die Auflösung meiner Existenz aus dieser Welt. Wie Staub, der vom Wind in die Luft gewirbelt und zu einem Tornado wird, einem Hurricane, einem Sturm. Hör mir zu. Ich will sterben, und doch spreche ich nicht wie jemand, der sterben will, sondern wie jemand, der leben will – Sterben ist nur der einzige Weg zum Leben, den ich kenne.

Knarzende Schritte auf den Dielen reißen Michael aus seinen Gedanken. Vor seinen Augen ist es dunkel, egal ob er sie offen oder geschlossen hält. Das Geräusch kommt näher. Die Tür geht langsam auf und wieder zu. Alle Bewegungen sind ganz ruhig, wie in einer Bibliothek oder einem Tempel. Sara. Ihr Gewicht auf dem Bett.

Sie bewegt sich ohne jedes Zögern. Er spürt ihre Haut an seiner, als sie sich neben ihn legt. Ihre Wärme strahlt auf ihn aus. Er zittert. Eine Weile liegen sie schweigend da.

»Schläfst du?«, flüstert sie. Michael schüttelt den Kopf. Sie blickt im Dunkeln zu ihm hoch, versucht, sein Gesicht ausfindig zu machen.

»Michael, was ist los mit dir? Was war das vorhin?«

Michael stößt ein erschöpftes Seufzen aus.

»Du musst das nicht machen, weißt du?«

»Was machen?«

»Den Helden spielen.«

»Hab ich nicht.«

»Was war das dann?«

»Was?«

»Du hättest uns beinahe umgebracht.«

»Ich hätte *mich* beinahe umgebracht.«

»Aber warum, Michael? Warum machst du das? Das ist kein Spiel.«

»Weil ich will.«

»Du willst …«

»Ja, ich will sterben. Mein Leben ist mir egal, die Welt ist mir egal.«

»Oh, Michael«, sagte sie mit brechender Stimme.

»Es wäre besser, wenn ich weg wäre.«

Sie rückt näher an ihn heran, umarmt ihn fester. Als könnte sie ihm etwas von ihrem Leben einhauchen. Michael bleibt regungslos liegen.

»Ich sag dir das nur, weil ich dich eigentlich nicht kenne. Und nach alldem hier werde ich dich auch nicht mehr kennen«, sagt er.

»Aber wir könnten …«

»Nein. Darum geht es hier nicht.«

»Worum geht es denn dann?«

»Ich weiß nicht. Ich versuche nur zu leben. Die letzten Momente einzusaugen, bevor ich …« Michael hält inne, ein weiterer erschöpfter Atemzug entfährt ihm.

Sara küsst ihn. Ihre Lippen berühren zärtlich seine

Wange. Sie beginnt, ihn zu streicheln, sich weiter nach unten zu tasten. Er hält sie zurück.

»Ich kann nicht ... schon länger nicht mehr. Hör zu, ich hab immer alle auf Abstand gehalten, immer eine Armlänge entfernt, hab mich nie geöffnet, nie jemanden an mich ran gelassen. Nicht weil ich Angst vor Gefühlen hätte oder davor, verletzt zu werden, sondern weil ich tief in meinem Inneren immer wusste, dass ich sterben will. Es war meine Art, den anderen den Schmerz und die Qual zu ersparen, die sie erleiden würden, wenn es passiert.«

Sara ist still, doch Michael merkt, dass sie weint. Sie liegen wach und einander zärtlich in den Armen, in der Dunkelheit, bis die Dämmerung anbricht und der Morgen graut. *Ich hab einen Fehler gemacht. Ich darf niemanden so nah an mich ranlassen. Ich darf es niemandem verraten. Das macht nur den Schmerz noch größer, und ich fühle ihren Schmerz, als wäre es mein eigener. Wie sehr ich mich auch nach Intimität sehne, danach sehne, berührt und umarmt zu werden, ich werde in dieser Welt bleiben, wie ich sie auch verlasse: allein.*

Morgen werden sie ihre Rückreise antreten, in aller Stille – wie in Trauer. Werden nur das Nötigste sprechen – hast du fertig gepackt, das Taxi ist da, hast du Hunger, darf ich am Fenster sitzen. Sie werden in die Normalität ihrer Leben zurückkehren, zurück in ihre jeweilige Finsternis. Nach der Landung werden sie sich am Flughafen umarmen, sich zum Abschied zuwinken und wieder die Fremden sein, die sie vorher waren.

$ 6621

10

Grace-Heart-Academy-Mittelschule, London, 10:23 Uhr

Hast du je geliebt, im Wissen, dass es zu Ende gehen würde, und trotzdem dein ganzes Herz daran gehängt?

Christelle kam zu mir wie die Welle eines Flusses, eine letzte Rettung, eine Lebensspenderin – sie hauchte mir Leben ein. Als ich ihr Gesicht zum ersten Mal sah, wusste ich, dass es das war, was meine Augen sehen wollten, bis ich tot oder blind wäre – was auch immer zuerst eintreten würde. Ihr Gesicht war herausgehoben, erhaben wie ein kostbares Ausstellungsstück. Ein Kunstwerk oder ein heiliger Schrein. Wie so oft begann es damit, dass wir uns Nachrichten schrieben. Ich versuchte, mit geistreichen Bemerkungen zu glänzen, sie bot mir Paroli, keiner ließ den anderen warten. Dann fingen wir an zu telefonieren. Mir fiel ihr Akzent auf. Er barg die verschiedenen Teile der Welt in sich, die sie Zuhause genannt hatte. Ich wollte alles über ihre Reise erfahren, wollte wissen, ob sie schon angekommen war und ob ich sie begleiten konnte. Wir redeten stundenlang, oft bis unser Gespräch nur noch ruhiges Atmen war.

Bei unserem ersten Date trafen wir uns am Fluss. Ich kam dreißig Minuten zu früh, um meine Nerven zu beruhigen. Es funktionierte bis zu dem Moment, als sie auftauchte und meine Nerven explodierten, als hätte jemand überall in meinen Venen ein Feuerwerk entzündet. Wir wandelten unsichtbar inmitten eines Menschenschwarms – in unserer neu entdeckten Welt gab es nur uns. Wir gingen in eine Buchhandlung und machten sie zu unserem neuen Zufluchtsort. Sie liebte Bücher auf andere Weise als ich. Sie brachten sie zurück in die Welt, mir halfen sie entkommen. Ich beobachtete, wie ihr Blick sich aufhellte und ihre Augenwinkel zu glitzern begannen, wenn sie von ihrem Lieblingsbuch sprach, *Der kleine Prinz*. Ich kannte das Buch nicht, doch ich liebte es bereits, denn wenn es sie so zum Leuchten brachte, hatte dieses Buch es verdient, geliebt zu werden. Ich wollte dieses Buch sein. Ich wollte ihr dieses Leuchten entlocken.

Beim Abendessen saß ich ihr gegenüber und starrte in die Galaxie ihrer Augen, sie saß vor mir wie eine sich entfaltende Blume. Wir sprachen über alles, über Kunst, Kultur, Musik und Traditionen, über die Zukunft und unseren Platz darin. Das Restaurant verwandelte sich vom dröhnenden Gelächter der anderen Gäste in einen Ozean unserer Stille, in dem nur wir beide dahintrieben. Im schummrigen Laternenlicht schlenderten wir am Fluss entlang, und ein Straßenmusiker spielte unseren Herzen ein Lied. Zweimal berührten sich unsere Hände, Seite an Seite, einmal aus Versehen, wobei sich ein Funken entzündete, das zweite Mal mit Absicht, sich ineinander verflechtend. Die Zeit ist aufgehoben, alles um uns herum läuft in Zeitlupe ab, wir bewegen uns mit Lichtgeschwindigkeit. Ich sage ihr, ich will sie küssen. Sie wundert sich, worauf ich gewartet habe. Als sich unsere Lippen berühren, sich die Form unserer Münder genau ineinanderfügt, katapultiert es uns in eine andere Dimension. Unsere Körper sind schwerelos, wir schweben durch den Raum.

Mit ihr war das Leben ein erfülltes Versprechen. Stundenlang lagen wir einander in den Armen, ganz still in unserer gemeinsamen Einsamkeit. In einer Welt, die wir geschaffen und in die wir einander eingelassen hatten. Ich erinnere mich daran, wie ich sie zum erstem Mal weinen sah. Nicht vor Trauer, Leid oder Kummer. Sondern weil ich genau die Worte sprach, nach denen ihr Herz verlangt hatte. Als wir im Dunkeln saßen, im Licht des Vollmonds, legte sie die Arme um mich, und in diesem Moment wusste ich, dass ich angekommen war. Sie war es. Sie hatte einen Krampf in meinen Schultern gelöst, die gespannt gewesen waren wie eine Feder. Mit ihren Berührungen verließ ein schweres Gewicht meinen Körper. Sie war es. Ich wusste es. Ihre Arme, ihre Hände, ihre Haut, ihr flacher Atem, wenn sie schlief, das linke Auge leicht geöffnet, als beobachtete sie mich, ihr »Warum kommst du so spät?«; ihr »Ich hab dich einfach vermisst«; ihre Ängste und ihre wildesten Träume, die ich auf meinem Rücken trug wie ein Kreuz oder ein Paar Flügel. Das also ist Liebe. Man trägt eine Bürde und ist doch schwerelos, ist gebunden und doch frei.

Nach und nach erfuhren meine Freunde von uns, vom Grund für meine Heimlichtuerei und Unverfügbarkeit, dafür, dass meine Zeit nicht mehr nur mir gehörte, und ich freute mich darüber. Schmuggelte ihren Namen in jedes Gespräch. Ich wurde einer der Menschen, die ich verachtete: die Romantiker, die Überverliebten, Pathetischen, Besessenen. Wenn die Liebe ein Feld ist, ist Romantik der Regen, der die Blumen gedeihen lässt.

Ich dachte über den Tag nach, an dem ich sie Mami vorstellen würde. Sie würde die Erste sein, die ich ihr vorstellte – die Einzige. Mami sagte immer: Bring ein gutes Mädchen aus deinem Land mit nach Hause, mit dem du irgendwann dorthin zurückkehren kannst. Doch wie soll ich ihr, meiner Mutter, sagen, dass ich gar kein Land habe? Dass ich ein Mann ohne Grenzen bin, mich weder gut genug daran erinnere, woher ich komme, noch weiß, wohin ich gehe. Denn ich bin die Straße, der Weg, die Reise, ohne Ort, ohne Heimat. Ich gehöre nirgends hin, und ich gehöre überallhin. Doch irgendwie bändigte sie all das. Die Füße werden müde, die Seele wird matt. Sie schenkte mir Ruhe. Als sie sich kennenlernten, spürte Mutter das an ihr. Sie sah die Veränderung in mir, und sie gefiel ihr. Es stand fest, das war unser Weg, unsere Reise – doch es hielt nicht an.

Das Entscheidende an allen Tragödien besteht darin, dass man sie nicht kommen sieht. Die Tragödie schleicht sich an, lauert in der unnachgiebigen Dunkelheit, der alles verschlingenden Nacht, wie der Tod. Was uns auseinanderriss, war letztlich dasselbe wie das, was uns zusammengebracht hatte: Glaube. Meiner an sie, ihrer an etwas Höheres. Mein Glaube an sie grenzte an Anbetung. Ich kniete nieder, die Hände gefaltet, die Augen geschlossen, und betete zu einem Gott mit ihrem Gesicht, sie möge mich nie verlassen. Ich dachte, meine Gebete wären erhört worden, und der Tag, an dem sie ging, zog auf wie ein Sommersturm. Wir aßen zu Abend. Das rätselhafte Geheimnis ihrer Anwesenheit war so gegenwärtig wie eh und je, die Luft durchdrungen von Magie. Doch am Schluss sagte sie in einem Ton profaner Normalität, als spräche sie über das Wetter oder fragte nach der Uhrzeit, sie würde mich verlassen. Es war ein freier Fall, ein sauberer Schnitt, den ich nicht hatte kommen sehen.

Ich bettelte und flehte. Weder Stolz noch Würde hielten mich davon ab, auf die Knie zu fallen. Doch was nützt es, zu einem Gott zu beten, der einen nicht erhört? Ich dachte daran, wie sie schon länger gewusst haben musste, dass sie gehen würde, dass sie es sogar schon gewusst hatte, als wir uns das letzte Mal geküsst, an den Händen gehalten oder miteinander geschlafen hatten. Am Ende gehen alle – sogar uns selbst verlassen wir. In ein Feld der Ewigkeit säte sie das Korn der Vergänglichkeit. Die Sache mit dem Verlust der Liebe ist die, dass er einem das Gefühl gibt, nie wieder lieben zu können, der Liebe nicht würdig zu sein.

Als ich später an diesem Abend nach Hause kam, legte ich mich hin und versank in Dunkelheit. Ich weinte. Ich dachte über den Tod nach. Ich dachte darüber nach, wie es wäre, nicht mehr zu existieren, zu sterben, aber ohne das Sterben. Ohne Trauer, ohne Totenwache, ohne Begräbnis und Prozession, ohne Trauerfeier. Eine solche Tat bereitet sich in der Stille des Herzens vor. Ich wünschte, mich in Luft aufzulösen, aus dem ewigen Gedächtnis der Erde ausgelöscht zu werden, mein Platz ersetzt durch ein Nichts, eine Leere. Abwesend sein wie die Liebe, die ich verloren hatte, das wollte ich, danach sehnte und verzehrte ich mich. Dieses Gefühl, von dem ich gedacht hatte, es wäre verschwunden, war wieder da – in Wirklichkeit war es immer da gewesen, schlummernd, lauernd. Mir wurde klar, dass es nicht das erste Mal war, dass ich dieses Gefühl hatte. Es war seit meiner Kindheit gewachsen: Staub in einer Zimmerecke, feuchte Wände in einem schönen Haus, tausend winzige Spinnen, die einem über die nackte Haut krabbeln. Ich starb in dieser Nacht, wie in all den Nächten, in denen ich zuvor gestorben war und in denen ich noch sterben werde. Ich war eine zur Einsamkeit neigende Seele. Nicht jeder strebt nach Liebe, manche streben auch nach Stille, nach Frieden. Ich distanzierte mich langsam von denen um mich herum und kehrte zurück in die Stille, aus der ich kam. In der ich sein wollte.

Ich erwachte aus meinem Tagtraum, mein Blick richtete sich wieder auf die Schüler vor mir, die mit gesenkten Köpfen in ihre Hefte schrieben. Ich fragte mich, wie lange ich weg gewesen war, versunken in meinem Tagtraum. Es fühlte sich von Mal zu Mal länger an. Einzelne Schüler versuchten, die Köpfe zu heben, begegneten aber meinem starren Blick in das Nichts um sie herum und machten sich wieder an die Arbeit. Besonders Jasvinder konnte nicht länger als dreißig Sekunden still sitzen. Er hatte es sich in der Rolle des Klassenclowns gemütlich gemacht. Im Gespräch sah man ihm an, wie es in seinem kleinen Gehirn ratterte, immer auf der Suche nach der nächsten Pointe. Ich bewunderte seine chamäleonartigen, gestaltwandlerischen Fähigkeiten. Gleichzeitig Rüpel und Geek zu sein war ein ausgeklügelter dualistischer Akt. Das war ihm natürlich überhaupt nicht bewusst. Er wusste vielmehr weder ein noch aus zwischen konformistischem Gruppenzwang und den Erwartungen seiner Eltern. Er trug seine Hosen tief, zog sie aber wieder hoch, lange bevor er zu Hause war. Ich sah Jasvinder manchmal mit seiner Mutter im Supermarkt. Sie war eine winzige Frau, die er bereits so hoch überragte, dass er älter wirkte, als er war. Er sah mich mit ausdruckslosem Gesicht an, versuchte, die Überraschung in seinem Blick zu verbergen. Er trug, wie seine Mutter, ein traditionelles Gewand. Ich wusste nicht, ob sie kamen oder gingen, aber Jasvinder machte deutlich, dass ich eine Seite an ihm gesehen hatte, die er der Welt noch nicht zu zeigen bereit war. Es war, als wäre ein Teil von ihm offengelegt, seine geheime Identität aufgedeckt worden, von der er noch nicht ganz sicher war, ob es sich dabei um eine Superkraft oder ein schmutziges Geheimnis handelte. Ich lächelte und setzte meinen Einkauf fort. Seitdem hatte er im Unterricht den Bogen nicht mehr überspannt. Er blickte wieder auf, von seinen Aufgaben abgelenkt, und ich blickte ihn mit hochgezogenen Augenbrauen an. Schnell sah er wieder in sein Heft.

Die Glocke läutete, ich entließ die Schüler. Obwohl Monatsende war, hatte ich ein mulmiges Gefühl. Ich bekam etwas weniger Lohn als sonst, nachdem sich meine ursprünglich aus Erschöpfung entstandene Möchtegernrebellion gegen die Pausenaufsicht aus Unzufriedenheit fortgesetzt hatte, oder wie ich es ausdrückte, wenn Sandra mich der Faulheit bezichtigte: »effiziente Einteilung von Energieressourcen«. Es machte mir deutlich, wie sehr sich alles verändert hatte. Als ich gerade hier angefangen hatte, war ich überenthusiastisch gewesen, immer pünktlich. Bei Lehrerkonferenzen saß ich mit gezücktem Notizbuch in der ersten Reihe, die Aufmerksamkeit nach vorne gerichtet wie eine der Sonne zugewandte Blume. Doch mit der Zeit welkte ich dahin, kam erst ein wenig zu spät, dann noch ein wenig später und noch ein wenig, beantwortete nur noch dringende E-Mails, tauchte nicht mehr zu Aufsichten und Konferenzen auf. Wenn man allem nachkommt, was von einem verlangt wird, wird das nicht belohnt oder gewürdigt, doch wenn man zu straucheln beginnt, stellen sich die Konsequenzen ein – die anderen schätzen einen nur, solange man tut, wofür sie einen brauchen. Sobald man tut, was man selbst braucht, verschwinden sie wie Schatten in der Dunkelheit.

Lehrerkonferenz – Löschen.

Feierabenddrinks – Löschen.

Fußball nach der Arbeit – Löschen.

Zielgespräch – Werde ich wohl lesen müssen.

Neue Zielvereinbarungen – Löschen.

Suspendierung eines Schülers: DHB – auch die hätte ich beinahe gelöscht, hielt aber inne und öffnete sie.

Hiermit informieren wir Sie, dass Duwayne Harvey Brown, 11S, für drei Tage vom Unterricht suspendiert ist. Schicken Sie eventuelle Schulaufgaben bitte an …

Ich schnaubte und sackte in mich zusammen. Ich war nicht überrascht. Enttäuscht, aber nicht überrascht. Enttäuscht vor allem von mir und meinen Erwartungen, davon, dass ich mir mehr für Duwayne erhoffte als er selbst. Aber besteht das Leben nicht genau darin? Ich fragte mich, wie viele Menschen ihn wohl aufgegeben hatten, weil er nicht ihren Erwartungen entsprach.

Sind wir nicht die Summe derer, die uns nicht aufgeben? Ich war fest entschlossen, ihn nicht nur einen weiteren Jungen sein zu lassen, der scheiterte.

11

Peckriver Estate, London, 7:23 Uhr

Ich wurde von dröhnender Gospelmusik und Lobgesängen geweckt. Mami spielte diese Musik, als könnte ihr Klang durch die Wände zu verlorenen Seelen dringen und ihnen Erlösung bringen. Ich hörte das laute Scheppern von Töpfen. Auch das war Routine. Mami stampfte durch das Haus, ihre Schritte lauter und schneller als sonst, klapperte und schepperte, schlug Türen und Schubladen zu, putzte wie von Sinnen, räumte, rumpelte und rauschte vor sich hin, als wäre die Zeit gegen sie. Und wenn ich zu lange schlief, schaltete sie den Staubsauger ein, machte ihn lauter und lauter, kam immer näher an meine Zimmertür, als wäre dort soeben ein Staubvulkan ausgebrochen, dessen Spuren sie beseitigen musste. Sie schaltete den Staubsauger aus und klopfte an meine Tür.

»*Lamuka! Lamuka! Lelo mukolo ya yenga.*«

»Ja, ich weiß, was für ein Tag heute ist«, brummte ich.

Der Sonntag war ein Tag wie alle anderen auch, zumindest für mich, doch trotz meiner 1,85 und 95 Kilo (in einer guten Woche), brachte ich nicht den Mut auf, das meiner knapp 1,60 großen Mutter zu sagen.

»*Olali?*«

»Nein, ich bin wach.«

»*Kasi, bima te.*«

»Ich komme gleich.«

Ich stand auf wie geheißen, sammelte mich und ging in die Küche, wo Mami jetzt telefonierte und der Person am anderen Ende versicherte, sie höre zu und alles werde gut. Ich machte mir eine Schale Cornflakes und wollte mich ins Wohnzimmer vor den Fernseher setzen. Sie kam hinterher, immer noch am Telefon, hielt inne und fragte, ob ich mit in die Kirche käme.

»Nein, heute nicht. Ich hab viel zu tun …« Sie schnaubte. »Arbeit«, fügte ich hinzu, wie um meinen Gründen Gewicht zu verleihen.

»*Mais, comment chaque fois c'est* ›Viel zu tun, viel zu tun‹, *hein!*« Sie brach in eine schrille Tirade aus: »*Il faut que tu viens! Pastor Baptiste te cherche tout le temps, qu'est ce que je vais dire?*«

»Mir doch egal, ob der Pastor mit mir sprechen will.«

»*Alors*«, rief sie, die Hand über dem Telefonhörer.

»Ich hab zu tun. Ich komm nicht mit«, antwortete ich in dem Versuch, etwas Autorität aufzubringen. Eigentlich wollte ich schreien, brüllen, wie ich es meinen Schülern gegenüber tat, wollte sie in Angst und Schrecken versetzen. Aber ich konnte nicht, brachte nur knapp eine Antwort hervor.

»Manchmal bist du wirklich ein dummer Junge!«, sagte Mami und verpasste mir einen Klaps auf den Hinterkopf – gerade kräftig genug, um mir zu demonstrieren, dass sie das noch immer machen konnte –, und ich verschüttete die Milch und die Cornflakes auf dem Löffel, den ich gerade zum offenen Mund führte.

Mami machte einfach weiter wie vorher, wuselte mit dem Hörer am Ohr um mich herum und an mir vorbei, als wäre ich Luft. Mein Herz klopfte wie ein von zwei riesigen Fäusten malträtierter Boxsack. Ich verließ das Wohnzimmer, ging mit bleiernen Schritten zurück in mein Zimmer und knallte die Tür hinter mir zu – nicht zu fest, aber fest genug, um sie wissen zu lassen, dass ich sie zugeknallt hatte.

Nach einiger Zeit ohrenbetäubender Gospelmusik und kakophoner Geräusche im ganzen Haus wurde es still, dann hörte ich, wie die Haustür aufging und ins Schloss geworfen wurde. Ich lag auf dem Bett, starrte an die Decke und fragte mich, ob es meinen Freunden genauso ging. Vermutlich nicht. Die meisten lebten nicht mehr bei ihren Müttern. Zu sparen und auszuziehen erschien mir zunehmend aussichtslos, besonders in dieser Stadt. Vielleicht würde ich es mir in ein paar Jahren leisten können, die Kaution für irgendeine Absteige zu bezahlen und mit jemandem zusammenzuziehen, dem es nichts ausmachte, im Stehen zu schlafen. Es war nicht immer so gewesen: dieser Druck, diese Belastung. Als Vater noch da gewesen war, hatte es sich anders angefühlt, aber das war Jahrzehnte her – obwohl er noch immer anwesend war, in gerahmten Fotos und Gesprächen. Eigentlich war er gar nicht weggegangen, doch das ging leichter über die Lippen, als dass er gestorben war, denn der Tod macht etwas, führt uns vor Augen, dass es ein Ende gibt. Dass alles eines Tages endet. Wenn ich sagte, dass er weggegangen sei, hatte ich das Gefühl, als wäre er noch irgendwo in der Welt, als lebendiger Mann, egal wie rechtschaffen oder fehlerhaft. Er war auf jeden Fall ein beliebter Mann gewesen. Das hatten mir andere erzählt, auch wenn Mami nicht viel von ihm sprach. Andere hatten gesagt: »Dein Vater war so ein großer Mann, und breit – er war wie ein Bär, aber sanft und ruhig«, »Dein Vater hat so viel für mich getan, dass ich mich unmöglich dafür revanchieren kann«, »Wenn ich dein Gesicht sehe, sehe ich ihn«. Sie sprachen über diese mir unbekannte Hälfte meines Gesichts. Ich vergaß manchmal, dass ich die Hälfte des Gesichts eines anderen trug. Dass ich für andere nicht einmal nur ich selbst war.

Vielleicht sollte ich auch von hier weggehen, aber ich machte mir Sorgen um Mami und darum, was passieren würde, wenn ich sie allein ließe. Vielleicht bedeutete jedes Weggehen letztlich dasselbe, egal ob man nun starb oder sich davonstahl. Alle gingen weg. Und was war denn diese Rettung, nach der wir uns so sehnten? Was war Glaube, wenn nicht die Überzeugung, dass es da draußen jemanden gibt, der uns nie verlassen wird? Was heißt es, gerettet zu werden, und vor wem werden wir denn gerettet, wenn nicht vor uns selbst? Vor unseren Dämonen und Ängsten, die nur wir selbst sind? Ungeheuer, in uns und aus uns, in den Schatten lauernde gesichtslose Gestalten. Wir blicken in Spiegel und fliehen vor dem, was wir sehen, aber die Ungeheuer folgen uns bei jedem Schritt, denn sie hausen tief in unserem Inneren.

Die Nacht brach herein. Ich ging spazieren. Es war kalt. Der Wind wehte mir scharf ins Gesicht – eine einzelne Träne rann mir die Wange hinunter. Ich hatte das Gefühl, als könnte ich zu weinen beginnen, genau hier, auf der Straße, vor all den Leuten, die durch ihre stumpfsinnige, unbeschwerte Welt vor sich hin strauchelten. So eine Traurigkeit kommt von einem mir unbekannten Ort, wie der Wind.

Ich lief durch die Hauptstraße voller Läden, alle geschlossen, bis auf die Pubs und Bars dazwischen, und nahm einen Schleichweg über die Brücke zum Kanal. Dort war der Wind noch schärfer, doch er fühlte sich eigenartig tröstlich an. Wenn man sonst nichts hat, kann einem auch ein gewohnter Schmerz Trost spenden. Letztlich hält einen das, was man kennt, ob Trauer oder Freude. Es erinnert einen daran, dass man noch fühlt.

Das Wasser im Kanal sah trüb und schmutzig aus, wie etwas Dahinsiechendes. Die erleuchteten Häuser darüber verliehen der Wasseroberfläche einen matten Schein. Ich hatte in letzter Zeit zunehmend über den Tod und das Sterben nachgedacht. Nicht den tatsächlichen physischen Akt, sondern den Akt des Nicht-mehr-Existierens: keinen Körper mehr zu bewohnen, keinen Namen und keine Identität mehr zu besitzen; zu existieren, aber irgendwo im Verborgenen, Vergessenen. Was würde es bedeuten, ein Körper am Grund des Kanals zu sein? Ein Körper, der in etwas Sterbendem dahintreibt. Nur ein Körper, oder noch weniger.

Als Kinder hatte man uns davor gewarnt, zum Kanal zu gehen. Ich erinnere mich an die Geschichten der Lehrer, Eltern und anderen Kinder von im Wasser treibenden Gliedmaßen, Entführungen und Überfällen, doch als ich älter wurde, wurde dieser Ort zu einem Ort des Alleinseins, zu einer Zuflucht, wo ich Trost suchen konnte und andere treffen, die dasselbe taten. Ich blickte mich um und sah düstere Schatten in den Ecken lauern – ein Obdachloser und seine Gesellschaft –, doch sie machten mir keine Angst. Ich fürchtete mich mehr vor den Stockbesoffenen, die auf der Hauptstraße umhertorkelten, denn unsere

Welten waren sich viel näher, als es uns erschien. Beide vorübergehend und flüchtig, beide in Unbeständigkeit verharrend, für immer versunken im Jetzt.

Ich ging zurück in Richtung Hauptstraße und sah vor mir auf der Brücke Schatten lauern, eine Gruppe in Jogginganzügen und Kapuzen, über ihren Köpfen waberte Rauch. Ich ging auf sie zu, die Brücke war der einzige Weg nach Hause. Ich spürte, wie mein Herz schneller schlug. War es Angst? Als ich näher kam, nahmen ihre Gesichter Form an, manche sichtbar, manche im Dunkeln, manche noch immer verborgen. Ich näherte mich zögernd. All die Was-wenn-Szenarien schossen mir durch den Kopf. Was, wenn sie ein Messer haben? Wenn sie mich nicht vorbeilassen? Wenn sie eine Schlägerei anfangen? Wenn sie mich ausrauben? Ich kannte diese Ecke. Ich kannte sie gut. Ich wusste, was es bedeutete, hier zu sein, so spätabends. Das war keine Versammlung zum Gebet, kein Treffen mit alten Freunden. Sie verkauften Drogen. Auf dieser Brücke waren schon immer Drogen verkauft worden, schon seit Jahren, schon seit meiner Kindheit in diesen Straßen. Was sich allerdings verändert hatte, waren die Händler. Alle zwei oder drei Jahre schien sich der Kreis zu erneuern – und ich fragte mich, was wohl mit den anderen passiert war: Waren sie im Gefängnis oder tot? Nach meiner Schulzeit hatte ich sie gekannt, hatte mich angezogen wie sie, Kapuze hoch, Jeans tief, war stehen geblieben, um mich mit ihnen zu unterhalten, doch jetzt waren mir ihre Gesichter fremd, und ich sah für sie fremd aus, wie ich versuchte, an ihnen vorbeizukommen, in Chinos, Brogues und Trenchcoat. Ich lebte in einer anderen Welt, wenn auch in derselben Stadt.

»Was sagst du, *Big Man*?«, hörte ich, als ich mich entschuldigte und durch die Gruppe steuerte. *Nach unten schauen. Weitergehen. Nicht antworten. Kein Augenkontakt.* Doch ich sollte keine Angst haben. Ich war von hier. Ich blickte hoch und nach links, nahm Augenkontakt auf. Ich sah ein Gesicht, das ich kannte oder zumindest zu kennen glaubte, dasselbe mutlose Gesicht, das schon so oft zu mir auf- und wieder weggeblickt hatte. Seine Augen waren rot und verschleiert, aus seinem Mund blies er Rauch. Duwayne. Ich starrte ihn an, schwieg, senkte den Kopf wieder und ging weiter.

Nach einem begeisterten Austausch von Yooos zur Begrüßung setzten wir uns zu einer Tasse frisch gebrühtem Minztee, den Jalil von einer seiner Abenteuerreisen mitgebracht hatte. Jalil saß an seinem Laptop und tippte fieberhaft vor sich hin, als schriebe er auf den letzten Drücker ein morgen fälliges Essay, ich lehnte mich im Sitzsack zurück und sah ihm zu. Das machte ich immer öfter in letzter Zeit. Ich bewunderte ihn dafür, dass er sich so leidenschaftlich in seiner eigenen Welt verlieren und dabei alles um ihn herum vergessen konnte.

Wir schauten ein Video über eine Philosophin mit einem französisch klingenden Namen, die über Liebe und die Tücken des modernen Datings sprach und darüber, warum wir dazu verdammt sind, in einer Beziehung mit der falschen Person zu enden. Jalil liebte solche Videos. Immer wenn er etwas Neues lernte, versuchte er, es in die Praxis umzusetzen. Manchmal dokumentierte er sogar sein Vorgehen und das jeweilige Resultat. Es war ein Wunder, dass er kein Korrelationsdiagramm zeichnete.

»Das hab ich letztens entdeckt. Schon verrückt, oder?«, sagte er. An der Art, wie er meine Reaktion beobachtete, wurde seine Begeisterung deutlich, und ich, dem das Video egal war – der einfach nur froh war, hier zu sein –, versuchte, genauso enthusiastisch zu wirken. In Wirklichkeit scherte ich mich nicht um Liebe oder darum, mit wem ich enden würde, oder um überhaupt irgendetwas – so war es irgendwie geworden. Doch ihm bedeutete es etwas, und er bedeutete mir etwas, also heuchelte ich weiter Interesse.

»Und? Wie läuft's mit dem Datingportal?« Er erwiderte meine Frage mit einem Grinsen. »Hast du schon jemanden kennengelernt?«, hakte ich nach, weil mir klar war, dass sein Grinsen etwas verhieß.

»Erstens ist es kein Datingportal, sondern eine …«

»Eine was?«

»Eine Plattform für Heiratspläne.«

»Also ein Datingportal?«

»Na ja, also …«

»Ist doch okay. Du kannst es ruhig Datingportal nennen, das ist doch inzwischen kein Ding mehr, macht doch jeder.«

»Oder?«, antwortete er mit hoher Stimme, erleichtert und beruhigt. »Ja, schon, aber es fühlt sich irgendwie komisch an.«

»Warum?«

»Bei anderen Leuten ist das schon okay … Ich hätte nur nie gedacht, dass ich mal einer dieser anderen Leute sein würde. Jetzt lach nicht, du weißt doch, was ich meine«, fuhr er fort.

»Nee, eigentlich nicht.«

»Ich hätte einfach nie gedacht, dass ich so was mal brauchen würde.«

»Schau, jetzt hast du's ausgesprochen, nicht so schlimm, oder?«

»Ich schätze, ich hab das immer mit so verzweifelten Nerdtypen mit Brille in Verbindung gebracht, die in ihrem schmuddeligen Zimmer oder Keller sitzen und irgendeinem Mädchen lange E-Mails schreiben und sie für die Liebe ihres Lebens halten, obwohl sie nur ein einziges Foto von ihr gesehen haben.«

»Also … so wie du.«

Er sah mich mit unterschwelligem Ärger an, ich versicherte ihm lachend, dass das ein Witz gewesen war.

»Du hast früher einfach viel zu viele Neunziger-Romcoms geschaut«, fügte ich hinzu.

»Hab ich gar nicht.«

»Du hast mir schon mindestens fünf verschiedene Filme nacherzählt.«

»Stimmt. Die waren aber auch echt gut.« Wir lachten wieder, beide entspannt.

»Und überhaupt benutzen wir immer schon Datingportale.«

»Wie jetzt?«, wollte er wissen.

»Diese Chatrooms früher waren doch im Prinzip auch nichts anderes … und weißt du noch, MSN? Ein einziges großes Datingportal.«

»Der MSN Messenger? Nein …«

»Nein? Willst du mir erzählen, dass du den damals wegen der faszinierenden Gespräche benutzt hast oder um dich über das Weltgeschehen auf dem Laufenden zu halten?«

Ich beobachtete, wie Jalils Pupillen zu einer Seite wanderten, während er ferne Erinnerungen heraufbeschwor.

»Genau«, unterbrach ich seine Nostalgie. »Wir waren notgeile Teenager, die Mädchen dazu bringen wollten, ihre Webcams einzuschalten.«

»Einfachere Zeiten.«

»Also, wer ist sie?«

Sein schiefes Lächeln wurde zu einem breiten Grinsen.

»Sie heißt Aminah. Sie ist so schön. Willst du ein Bild sehen?«

Er griff nach seinem Laptop, aber ich unterbrach ihn schnell: »Nein, erzähl mir einfach von ihr.« Für ihn war Schönheit immer etwas sehr Greifbares, immer hatte er ein Bild dazu parat.

»Also, ihre Familie stammt aus Pakistan, sie ist gemäßigt und sucht eine feste Beziehung, um dann vielleicht zu heiraten.« Während er erzählte, begann sein Gesicht zu leuchten, als säßen unter seinen Wangenknochen Glühwürmchen, oder wie bei einem Kind, das sich auf die Frage, was es einmal werden will, seine Zukunft ausmalt, dem alles möglich erscheint.

»Wir reden seit ein paar Wochen, und sie ist so cool. Ihre Stimme ist so sexy, wenn ich sie höre, kriege ich echt einen Stei…«

»Woooow! Okay!«

»Was denn?«, lachte er.

»Zu viel Information«, antwortete ich, da lachte er wieder, und ich lachte auch und sah zu, wie er vor Freude fast platzte.

Teil II
Das Absurde

12

Oakland,
Kalifornien, 10:04 Uhr

Michael läuft die 64th Street hinauf. Es ist ein ruhiger, friedlicher Sonntagmorgen. Bis auf die kühle Brise, die ihn umweht, ist er allein. Unter seinen Füßen knistert das Herbstlaub. Seine hellbraunen Stiefel harmonieren mit den am Boden liegenden Blättern der Bäume, die die ganze Straße auf beiden Seiten säumen. Die Häuser stehen in Reih und Glied und sind in verschiedenen Farben gestrichen: grau und blau, rot, ganz weiß. Er fühlt sich fehl am Platz – fehl in seinem Körper. Er geht an einem Haus nach dem anderen vorbei, sie wirken voller Erinnerung.

Er sieht eine ältere Frau auf sich zukommen. Ihr Hund – süß, klein, schwarz, die Rasse erkennt er nicht – wackelt an der Leine vor ihr her. Er bereitet ein Lächeln vor, um sie zu grüßen.

Auf der linken Straßenseite fällt Michael ein Haus auf, das sich von den anderen unterscheidet. Es ist heruntergekommen, ramponiert. Die Holztäfelung ist verblichen, die Farbe blättert ab wie rissige Haut. Ein hellgrüner Busch wuchert bis auf den Gehsteig und die Fassade empor. Er bedeckt das Garagentor und verschlingt das Auto, bildet einen Kontrast zu dessen rostiger hellblauer Lackierung. Der erste Stock hat zwei Fenster, eines ist mit Brettern verbarrikadiert, das andere gesprungen, das Glas hängt im Rahmen. Beide sind mit einem schwarzen Metallgitter versehen, daneben führt eine kleine Treppe zu einer zugenagelten Haustür.

Dieses Haus ist müde, lebensmüde. Dieses Haus sieht aus, wie ich mich fühle.

Michael setzt sich auf die Stufen vor dem Eingang. Die ältere Frau taucht auf, ihr Hund läuft schwanzwedelnd voran. Seine Anwesenheit erschreckt sie nicht, obwohl er das erwartet hat. Sie grüßen einander. Der Hund steuert aufgeregt auf ihn zu. »Sie mag Sie«, sagt sie. »Sie mag nicht viele Menschen.«

»Mir ist beim Vorbeigehen das Haus aufgefallen«, sagt Michael und zeigt darauf. »Wissen Sie, was damit passiert ist?«

»Oh«, antwortet sie. »Es gab einen schweren Brand.« Sie hält kurz inne. »Etwa zwei Jahre ist das jetzt her.« Sie erzählt, die Besitzerin habe immer wieder angekündigt, es wiederherzurichten, es dann aber nie getan. Michael lauscht schweigend der Geschichte. Nach einer kurzen Pause verabschiedet sich die Frau und geht mit ihrem Hund weiter. Michael setzt seinen Weg die Straße hinauf fort und denkt über das Haus nach, das einmal ein Zuhause war. Über die Erinnerungen, die noch in allen Zimmern hängen; das Lachen, das Weinen, die Gerüche – nach Essen oder Parfüm, dann nach Feuer, Feuer, Feuer. Vielleicht gleichen Häuser Menschen insofern, als man sich auch um sie richtig kümmern und auch in uns etwas leben muss, damit wir leben können. Am Ende kehren wir trotz allem zur Natur zurück, zum Tod, dem Willen der Erde unterworfen. In unseren ehrlichsten Momenten sind wir vielleicht alle nur Häuser, brennende Häuser, und das rettende Wasser ist die Liebe. Und diese Liebe begegnet uns vielleicht in Form eines Menschen, der bei all unserer schadhaften Ausgebranntheit noch die Schönheit in uns sieht – die Geschichten und Erinnerungen in unserem Inneren – und uns wieder aufbaut und zu einem Zuhause macht.

Michael erreicht das Ende der Straße und geht nach links. Dort taucht eine Kirche auf, über deren Eingang ein großes Kreuz hängt. Auf dem Rasen davor stecken noch mehr Kreuze im Boden, Dutzende, leuchtend weiß gestrichen, mit Namen und Daten versehen. Als Michael sie betrachtet, hört er hinter sich eine Stimme, tief und heiser vom Whiskey, mit ihrer Vibration alles durchdringend: »Die Kreuze stehen für die Menschen, die dieses Jahr in der Stadt erschossen wurden.« Michael sieht den Mann an, er ist groß, die breiten Schultern in einer Lederjacke, schwarz getönte Sonnenbrille, dünne Strähnen seidig schwarzen Haars umrahmen sein olivfarbenes, stoppeliges Gesicht. »Die Leute von der Kirche haben sie aufgestellt. Sie leisten viel gute Arbeit hier in der Gemeinde. Sie verstehen, wie wichtig es ist, sich an Menschen zu erinnern. Manche Kreuze hier stehen für erwachsene Männer, manche für Kinder …« Er zeigt auf ein Kreuz. »Das ist für meine Tochter …« Seine Stimme versagt.

»Tut mir leid«, sagt Michael nach einem Moment sprachlosen Schweigens. Der Mann nickt ihm zu.

»So ein tragischer Verlust eines Lebens. Sie sollten reinkommen«, sagt der Mann und zeigt auf die großen offen stehenden Holztüren am Eingang der Kirche.

Michael zögert, stottert wie ein kaputter Motor. »Ich bin nicht so der Kirchentyp …«

»Keine Sorge«, unterbricht ihn der Mann. »Ich auch nicht.« Auf seinem Gesicht breitet sich ein ansteckendes Lächeln aus, das auch Michael erfasst.

Er folgt dem Mann in die Kirche. Hoch oben, am Ende des Mittelgangs zwischen den Bankreihen, hängt ein glänzender Schwarzer Jesus am Kreuz und schimmert im Licht, das durch die Buntglasfenster fällt. Michael folgt dem Mann zur rechten Bankreihe, vorbei an freundlichen Gesichtern. Heiligenbilder zieren die Wände, doch als er genauer hinsieht, bemerkt er, dass sie Aktivisten und historische Figuren zeigen: Martin Luther King, Cesar Chavez, Mutter Teresa, dargestellt als Heilige, gekrönt mit strahlenden Heiligenscheinen. Michael stellt sich den Himmel vor, den sie bevölkern, einen Himmel der Gerechtigkeit, wo ewiger Friede herrscht. Als sie sich eilig auf ihren Plätzen niederlassen, bemerkt er an der Wand eine Tafel mit der Aufschrift *memento mori*.

Der Pastor wendet sich an die Gemeinde. Sein Akzent klingt, als hätte er Kontinente und Ozeane überquert und viele Orte Zuhause genannt. Seine Stimme strahlt eine solche Sicherheit aus, als kämen die Worte gar nicht aus seinem eigenen Mund. Michael lauscht, nicht den Worten, sondern der Vibration – eine beruhigende Harmonie, eine Meditation, ein Gebet, das sich von denen unterscheidet, die er bisher gehört hat.

Er ist zum ersten Mal wieder in einer Kirche, seit er in Mamis gewesen ist, und dorthin würde er nicht einmal anlässlich der Wiederkehr des Herrn zurückgehen. Er kann sowieso nicht dorthin zurück. Es gibt kein Zurück.

Die Grenze ist längst überschritten. Doch hier fühlt Michael sich anders. Hier hat er das Gefühl, zur Ruhe kommen zu können, und sei es nur für eine Weile.

Der Pastor sagt, es sei Zeit zu beten, und alle schließen gleichzeitig die Augen, senken die Köpfe und fassen einander an den Händen. Michael spürt die weiche Berührung der Frau neben sich, als sie nach seiner Hand greift und sie fest drückt. Auch der Mann, mit dem er hereingekommen ist, hält seine Hand. Sie ist warm und zart, passt gar nicht zu seiner kräftigen Erscheinung. Michael fühlt sich wohl dabei, die Hand eines Fremden zu halten, was er sonst nie tun würde. Inbrünstig ruft die Menge ihre Gebete heraus. Herr, ich bete für meine Mutter, die gegen den Krebs kämpft; ich bete für die Obdachlosen und die Hungernden; ich bete für alle, die in den Konflikten der Welt gefangen sind oder vor ihnen fliehen, in Syrien, im Kongo, in Somalia, in West-Neuguinea, im Sudan. Michael schließt die Augen und zieht sich in sich zurück.

In meinem Inneren ist ein Mann, der in einer verlassenen Stadt lebt. Er ist auf der Suche nach Gesellschaft. Ein anderes Leben, eine andere Seele, jemand, den er berühren, festhalten kann. Die Stadt ist endlos, sie hat keine Grenzen, es ist nicht erkennbar, wo sie endet oder beginnt. Jeden Tag steht dieser Mann auf und geht. Er geht, bis seine Füße schwarz sind und brennen wie Kohle, bis seine Glieder in sich selbst zusammenfallen und er nicht mehr laufen kann. Dann fällt er hin und legt sich an Ort und Stelle zur Rast – dieser Mann hat kein Zuhause. Am nächsten Tag wacht er auf und geht weiter und weiter und weiter und weiter und weiter. Doch jeden Tag geht er ein bisschen weniger als am Tag zuvor, und jeden Tag wird er ein bisschen müder. Dieser Mann weiß, spürt, dass es nur eine Frage der Zeit ist, bis er nicht mehr laufen kann, und er sehnt sich nur danach, sich einfach hinzulegen, wo er gerade ist, und für immer zu schlafen. Er spürt, wie sein Körper sich diesem Willen ergibt, wie er immer schwerer wird, als rollte er einen Felsbrocken einen Berg hinauf, nur dass der Berg die Straße ist und der Felsen sein eigener Körper. Dieser Mann will für immer und ewig schlafen, er weiß, er kann nicht mehr weiterlaufen. Dieser Mann bin ich. Ein Mann ohne Gebet, ohne Hoffnung, ein Mann ohne Zuhause.

Michael öffnet die Augen, als er spürt, wie die aus der Menge in die Luft geschleuderten Gebete ihn überströmen und reinigen, wie die See, die wogende, wie eine heilige Welle. Der Pastor spricht ein letztes Gebet, und alle sagen gemeinsam »Amen«. Die Gemeinde löst sich auf und beginnt einander innig und voller Zuneigung zu begrüßen, während Michael sich unbemerkt davonstielt, indem er unauffällig am Seitenschiff entlanggeht. Auf dem Weg nach draußen fällt ihm wieder die Inschrift auf: *memento mori: Bedenke, dass du sterblich bist.*

Nachdem er mehrere Meilen gelaufen ist, kommt Michael zu Hause an. Seine Füße schmerzen. Mit einer Tasse, die seine Hände wärmt, setzt er sich an den Tisch und blickt aus dem Fenster, hinaus auf die hellen Lichter der Stadt, die sich von der schönen dunklen Haut des Himmels abheben. Mutter. Er kann nur an Mami denken. Ihre Worte, ihre Kraft, wie sie einfach immer und immer weitermacht. Irgendetwas zwingt ihn – ein Schieben und Ziehen zweier Kräfte in seinem Bauch –, ihr zu schreiben.

Sie hat nichts von ihm gehört. Genau das wollte er, langsam verschwinden. Doch dieses Gefühl ist stärker als sein Wille, dagegen anzukämpfen. Also greift er nach Stift und Papier und beginnt zu schreiben.

Mami,
ich hoffe, Du bist ausgeruht und unbeschwert, wenn Dich diese Zeilen erreichen. Möge die Sonne an Deinem Himmel niemals untergehen, mögen die Vögel nie zu singen aufhören, mögen die Blumen für immer blühen, möge alles, was Du auf der Welt schön findest, sich vermehren. Erinnerst Du Dich? Als ich klein war, haben wir uns Briefe geschrieben, egal ob wir gerade zusammen oder weit auseinander waren. Ich habe Dir Gedichte geschrieben:

Wie der Vogel da weit oben wie die Wolke
da im Himmel wie die Blätter da am Baum
fühl ich mich durch dich ganz frei

Doch irgendwann hörten die Briefe auf. Da waren keine Worte mehr. Ich hielt sie in mir gefangen. Ich ließ sie mir nehmen, ließ sie von Wut und Zorn wegfegen. Ich habe zu jung gelernt, was Schmerz ist. Welche Hoffnung gibt es für ein Kind, dem die Welt ihr grausames Gesicht zuwendet? Wir wurden auseinandergerissen, Grenzen trennten uns. Ich fragte nicht: »Wo ist Mami?«, ich fragte: »Ist Mami tot?« Und die Leere in den Gesichtern der Fremden, die mich großzogen, sagte mehr als ihr Schweigen. Erinnerst Du Dich? Als wir uns wiedersahen, war ich zu groß geworden, und Du konn-

test mich nicht mehr hochheben und auf der Hüfte tragen wie früher. An diesem Tag habe ich Dich umarmt und versprochen, Dich nie zu verlassen. Dass nichts uns je trennen würde. Keine Grenzen, kein Krieg, nichts. Aber Versprechen sind wie Märchen. Sie sind erfundene Geschichten für Kinder. Und ich kann keine Versprechen mehr halten, wenn mir nichts versprochen ist.
In Liebe,
Dein Sohn Michael

$6512

13

Grace-Heart-Academy-Mittelschule, London, 17:30 Uhr

Montag: Es regnete heftig aus gewittrigen Wolken. Graue Finsternis hing in der Luft wie ein verkehrt am Himmel wandelnder Schatten. Ich stand im Eingangsbereich der Schule, blickte durch die hohen Glasscheiben und wartete auf den richtigen Moment, um zu gehen. Schließlich fand ich mich damit ab, dass ich klatschnass werden würde, und trat hinaus, die Tasche über dem Kopf. Bereits nachdem ich die ersten paar Schritte auf Zehenspitzen gelaufen war, war ich völlig durchnässt, also gab ich mich geschlagen und verlangsamte mein Tempo. Ich hörte ein Lachen, keines von der gemeinen oder niederträchtigen Sorte, sondern ein sehr vertrautes. Das Lachen von Freunden, ob nun über oder mit einem. Ich drehte mich um und sah Sandra trocken unter einem großen Regenschirm hervorkichern. Und sie hatte auch allen Grund dazu: Sie bot ein behagliches Bild, wie ein im Ofen aufgehendes Brot, während ich aussah, als hätte ich mich in Arbeitskleidung unter die Dusche gestellt. Sie hob den Regenschirm an und ließ mich darunterschlüpfen. Wir gingen zur Haltestelle.

»Wie war dein Tag?«, fragte sie beschwingt, immer noch lachend. Ich schwieg. Ich wusste, dass sie keine Antwort auf die Frage erwartete. Während wir gingen, senkte sie immer weiter ihren Arm, und mein Kopf stieß ständig gegen den Schirm.

»Wir müssen das irgendwie anders machen. Lass mich ihn tragen.« Ich nahm ihr den Schirm aus der Hand und hielt ihn so hoch, dass wir beide darunterpassten. »Siehst du? Viel besser.« Sie lächelte. Wir gingen weiter, und sie legte den Arm um mich, umfasste den weichen Teil über meiner Hüfte und lächelte immer noch, während wir nun im Gleichschritt nebeneinander herliefen. Es fühlte sich seltsam an, aber gut. Ich bemerkte ihren Geruch – ein Blumenstrauß oder Erdbeeren –, und die Finsternis lichtete sich.

»Wie war dein Tag?«, fragte ich zurück.

»Ach, gut. Aber ich hab schon so viel zu korrigieren. Diese Kinder treiben mich noch in den Wahnsinn. Und ich bin ziemlich sicher, dass Sundermeyer mich auf dem Kieker hat. Kennst du das, wenn sie so zufällig ins Klassenzimmer kommt und einem von hinten beim Unterrichten zusieht? Das hat sie jetzt zwei Mal bei mir gemacht. In zwei Tagen!«

»Bei mir hat sie das noch nie gemacht. Sie scheint's wirklich auf dich abgesehen zu haben.« Sandra bedachte mich mit einem genervten Blick, den ich mit einem Lachen wegwischte.

Wir kamen an die Hauptstraße, wo uns der Mann mit der durchdringenden Stimme empfing, der den Passanten »Alles Gute! Alles Gute! Alles Gute!« zurief. Wir erreichten den U-Bahn-Eingang, und ich ließ den Schirm sinken, um ihn Sandra zurückzugeben. Sie setzte ein siegreiches, selbstgefälliges Lächeln auf. Ein Auto fuhr durch eine große Pfütze vorbei und spritzte mich über und über mit schmutzigem Regenwasser voll. Sandra lachte erneut – ihre Stimme war Musik –, als ich noch nasser dastand als zuvor.

»Haha, von wegen alles Gute! Schau dich mal an. Ich liebe dich«, sagte sie und lachte weiter.

»Was?«, fragte ich.

»Was?«, wiederholte sie, immer noch kichernd, holte Taschentücher aus ihrer Tasche und begann, meine Stirn damit trocken zu wischen.

»Ich glaube kaum, dass das noch einen Unterschied macht.«

»Ach, nimm gleich die ganze Packung mit. Für den Weg.«

Ich schnaubte, und wir umarmten uns zum Abschied. Sie hielt mich ein bisschen länger fest als sonst, und ich tat es ihr nach, gewöhnte mich an ihre Wärme an diesem kalten, nassen Herbstabend und wünschte mir für einen Moment, sie würde nicht loslassen.

Dienstag: Heute regnete es nicht, es war nur wolkig. Und obwohl die graue Finsternis anhielt, fühlte sich die Abwesenheit des Regens beinahe so erleichternd an wie Sonnenschein. Ich beschloss, Mr Barnes in seinem Klassenzimmer zu besuchen. Ich wusste nicht mehr, wann ich das zuletzt getan hatte oder ob das überhaupt schon einmal vorgekommen war. Doch ich spekulierte darauf, dass mein Besuch ihn von meinem Klassenzimmer fernhalten würde, und ich wollte die Freundlichkeit, die mir erwiesen wurde, an jemand anderen weitergeben, der sie nicht erwartete.

Ich öffnete die Tür, zögerte einen Moment und fragte

mich, ob ich lieber hätte klopfen sollen, trat dann jedoch ein. Mr Barnes kramte gerade unter seinem Pult herum, räumte irgendetwas weg. Als er mich rufen hörte – »Sir?« –, sprang er erschrocken auf und knallte mit dem Kopf gegen die Tischkante. Er tauchte wieder auf, hielt sich eine Kopfseite mit beiden Händen und rieb sie sich fest mit den Fingerspitzen. Sein Gesicht lief knallrot an, und ich ließ ihm einen Moment Zeit, sich vom zweitschlimmsten Schmerz zu erholen, den es gibt – der schlimmste ist der, wenn man sich den kleinen Zeh an einem Tischbein oder Türrahmen stößt.

»Alles in Ordnung, Sir?«

Mr Barnes nickte energisch.

»Soll ich später wiederkommen?«

»Nein, nein, nein«, beharrte er. »Kommen Sie ruhig rein.« Er stopfte einen Beutel unter das Pult.

»Wie geht's, alter Knabe? Was verschafft mir die Ehre dieses erfreulichen Besuchs?« Mr Barnes schien wieder ganz der Alte, und für einen Moment fragte ich mich, warum ich eigentlich hier war. Doch irgendetwas war noch immer anders an ihm. Er wirkte gereizt und fahrig, ganz und gar nicht wie der Notizen machende Mr Barnes, den ich aus den morgendlichen Lehrerkonferenzen kannte.

»Ich dachte, ich schau mal kurz vorbei, bevor ich gehe. Wir sollten bei Gelegenheit mal was trinken gehen oder so.« Ein strahlendes Lächeln breitete sich auf seinem Gesicht aus.

Was hab ich nur getan?, fragte ich mich. »Alles klar. Na dann, man sieht sich.«

Mittwoch: letzte Stunde. Meine Zehntklässler waren dabei, Fragen zu den Kapiteln unserer aktuellen Lektüre zu beantworten. Es meldeten sich immer dieselben Schüler zum Vorlesen, bis das Kapitel an der Reihe war, von dem sie wussten, dass darin geflucht wurde, und plötzlich alle Hände in die Luft schossen. Ich verdarb ihnen den Spaß, indem ich die Absätze selbst vorlas, die obszönen Stellen beiläufig übersprang und sie dabei vielsagend ansah, bevor ich wieder theatralisch weiterlas.

Aus dem Augenwinkel sah ich Mrs Sundermeyer hereinschleichen und in den hinteren Teil des Klassenzimmers gehen. Wie eine Statue stand sie dort, versuchte, unbemerkt zu bleiben, und ließ gleichzeitig ihre Präsenz wirken. Ich erstarrte. Mein Mund war staubtrocken. Kurz darauf verließ sie den Raum ebenso unauffällig, wie sie gekommen war. Dann läutete die Glocke – was für eine Erlösung!

Donnerstag: Mittagspause. In einem Besprechungszimmer, in das das Kreischen der Kinder auf dem Schulhof nur gedämpft drang, saßen Mr McCormack und ich während unserer einzigen gemeinsamen Freistunde an einem vollen Unterrichtstag für ein Zielgespräch zusammen. Er war neu. Ich wusste nicht viel über ihn – während der Arbeit blieb er für sich. Ich bewunderte ihn für sein Auftreten. Er trug immer ein ähnliches kariertes kurzärmliges Hemd – auch im Winter –, dunkle Hosen und hatte einen mächtigen, struppigen grau melierten Bart, der seinen Mund verdeckte und sich beim Sprechen bewegte.

»Entschuldigen Sie die Eile, aber der Ablauf ist ja bekannt ...«, sagte er, sein schottischer Akzent noch breiter als sein Bart. »Wir unterhalten uns erst kurz allgemein und legen dann ein paar Zielvereinbarungen für Sie fest.« Ich nickte zu jedem seiner Worte und heftete meinen Blick fest auf den Mund unter seinem Bart.

Er fragte nach meinen Zielen für das Schuljahr, und was ich mir von dem Job eigentlich erwartete. Ich gab eine vage Antwort, die das Ausmaß meiner Apathie verbarg: dass ich mir nämlich überhaupt nichts von meinem Job erwartete – genauso wenig wie von meinem Leben.

Nach einem kurzen Geplänkel über die Arbeit und gekünsteltem Lachen – vor allem von meiner Seite, um ihn nicht misstrauisch zu machen – fragte er mich, ob ich glücklich sei. Das Wort traf mich, als würden unter meiner Schädeldecke zwei Becken gegeneinandergeschlagen.

»Glücklich?«, antwortete ich.

»Ja, glücklich. Mit Ihrem Job.«

Mich befiel eine Kurzatmigkeit, als wäre meine Luftröhre plötzlich eng wie ein Strohhalm. Glücklich.

Ich war nicht sicher, was er meinte oder warum er das fragte. Was sollte ich denn sagen? *Ich bin glücklicher, wenn ich nicht hier bin, aber meistens bin ich hier. Ich muss hier sein. Ich bin wohl glücklich genug mit dem, was mich hier bekanntermaßen erwartet, um nach wie vor herzukommen. Vielleicht gleichen wir darin Geistern, die das heimsuchen, was sie kennen. Oder sind wir die Heimgesuchten? Das Leben ist eine Heimsuchung. Glücklich? Ich bin nicht glücklich. Ich weiß nicht, was das heißt.* Ich beobachtete seine Augen, während er geduldig auf die Antwort wartete, die er hören wollte.

»Ja«, sagte ich, ein Wort, verkümmert und unvollständig. Sein dünnes Lächeln verschwand in seinem Bart, als er aufstand und ging. Die Glocke läutete.

Freitag: Nach einem langen Tag – eigentlich einer langen Woche – voller durch Flure trampelnder Füße, schreiender Kinder, knallender Türen und kurzer Nickerchen zwischen banalen Besprechungen verließ ich mein Klassenzimmer und machte mich auf den Weg zur Sporthalle. Ich schlüpfte unauffällig hinein. Das dachte ich zumindest, doch Mr Black hatte mich längst bemerkt, auch ohne hinzuschauen. Er hatte die besondere Fähigkeit, sich komplett auf etwas zu konzentrieren und doch alles um sich herum wahrzunehmen. Freitags nach dem Unterricht trainierte er die Basketballmannschaft. Ich beobachtete, wie er mit seiner dröhnenden Stimme Anweisungen gab und die Kinder sie unmittelbar befolgten. Er hatte eine unendliche Präsenz, eine Respekt einflößende Ausstrahlung.

»Baseline!«, donnerte er, und die Spieler griffen nach den Bällen und sprinteten ans Spielfeldende. Es versetzte mich in Erstaunen zu sehen, wie die Kinder seine Befehle ausführten wie Profis. Manchmal kam ich herein und sah sie auf dem Hallenboden sitzen und lesen oder Hausaufgaben machen, was mich noch mehr erstaunte, wenn man bedachte, wie schwer ihnen das im Unterricht fiel. Ich sah ehrfürchtig zu. Einen derartigen Gehorsam sah man bei Schülern selten, besonders an dieser Schule. Die gefürchtetsten und aggressivsten Schüler fügten sich wie Fußsoldaten ihrem General – sogar Kieron! Er sah mich genau in dem Moment an, als hätte ich seinen Namen laut ausgesprochen. Wir nahmen Augenkontakt auf, gaben dem jeweils anderen zu verstehen, dass er entdeckt worden war. Früher war Kieron in der Schule nur seinen eigenen Regeln gefolgt, war immer wieder für eine Weile in irgendeine Maßnahme gesteckt worden, war während des Unterrichts durch die Gänge gestreunt, hatte geflucht, gestört, geprügelt. Doch hier war er irgendwie ruhig, wie verwandelt, und diese Verwandlung machte sich auch im Unterricht bemerkbar. Obwohl wir uns nicht begegnet waren, hatten wir einander hier gesehen. Das war genug. Er und Duwayne waren Freunde. Früher war Duwayne mit Kieron zum Basketballtraining gekommen, aber mit den Jahren wurde es ein Zermürbungskrieg; und Duwayne hatte diesen Krieg verloren.

Ich blieb noch ein bisschen. Als ich wieder aufbrach, sah Mr Black mich an und zwinkerte mir zu, bedeutete mir, dass er mich gesehen hatte. So klein die Geste auch war, sie fühlte sich gewichtig an, und ich wusste sie sehr zu schätzen. Gesehen zu werden. Als ich ging, musste ich lächeln.

14

Peckriver Estate, London, 20:17 Uhr

Ich lief durch die spärlich beleuchteten Straßen voll parkender Autos und lauernder Bäume. Nach Hause. Es war seltsam, wie es sich mit den Jahren immer weniger wie zu Hause anfühlte, obwohl es doch das einzige Zuhause war, das ich kannte.

Ich blickte an dem großen Gebäude empor – ein mattgrau in den Himmel ragender Hochhausblock. Er trotzte seinem Hintergrund, den blinkenden Lichtern der Stadt, dem Überfluss und den Monumenten in der Ferne. So weit entfernt, dass es schon eine andere Welt war. Wir hatten hier alles erlebt, alles gesehen. Stromausfälle, das Zimmer voller Kerzen; keine Heizung, den Mantel drinnen anlassen; ein teppichloser Boden, verwitterte Dielen, die einem in die Füße schneiden. Wir hatten hier alles erlebt: Drogendealer, das Rauchen und Sniffen am Fuß der Treppe, Polizeieinsätze um vier Uhr morgens, kläffende Hunde und Verfolgungsjagden, zerbrochene Scheiben, Kälteeinbruch, Diebstahl und Raub, ab einer bestimmten Uhrzeit draußen nicht mehr sicher zu sein, wenn man nicht jemanden kannte, der jemanden kannte, der jemanden kannte, jemand, der aus dem vierten Stock sprang, um sich das Leben zu nehmen, sich aber nur die Beine brach. Wir sahen ihn an, wie er dalag, flach auf dem Boden, die

Knie verdreht wie bei einem Vogel; er hatte nur fliegen wollen, von hier wegfliegen. Und bis zum Himmel lodernde Feuer – ein rasender verschmähter Geliebter.

Doch wir hatten auch gesehen, wie man sich Brot, Zucker und Milch borgte und mit Fremden zum Essen zusammensaß, bis auch sie zur Familie gehörten; wie Kinder jeden Tag gemeinsam zur Schule gingen, bis auch sie zur Familie gehörten. Plaudereien am Eingang des Hochhauses, den Austausch von Lebensgeschichten in den fünfzehn Sekunden dauernden Aufzugfahrten nach oben; wenn man stecken blieb, manchmal länger. Wir hatten auch Partys gesehen; die Musik so laut, dass die Party auch im eigenen Wohnzimmer stieg, mitgebrachtes Essen, das irgendwer übrig hatte; Weihnachten, an denen man niemanden alleine ließ; Halloween und so heftige Süßes-oder-Saures-Touren, dass sie sich über Tage hinzogen. Das war der Ort, den wir alle kannten, unser einziges Zuhause.

Ich erreichte den Eingang des Gebäudes und trat ein, als gerade jemand herauskam. »Alles klar?«, grüßten wir gleichzeitig. Ich kannte seinen Namen nicht, aber ich erkannte ihn und wusste, dass er ein Paar Stockwerke über uns wohnte. An der Treppe im Erdgeschoss standen ein paar junge Typen in Jogginghosen und mit Kapuzen, über ihnen hing Rauch wie eine Wolke an einem Berggipfel, pflanzlicher Geruch waberte durch die Luft. Ich sah einen nach dem anderen an, und sie blickten zurück, keiner von uns wandte den Blick ab. Dieser Trotz, dieser Battle, in dem wir uns wiederfanden, wütend auf alles um uns herum, auch auf uns selbst.

Ich saß in der Mittagspause an meinem Pult, die neue Woche brachte nichts als eine neue Schwere. Ich hörte die Kinder auf dem Hof brüllen und kreischen, blendete sie aus, indem ich meine Kopfhörer aufsetzte und mir *In the Heart of the Moon* von Ali Farka Touré & Toumani Diabaté anhörte. Ich schloss die Augen und stellte mir vor, ich säße in dem Hotelzimmer, in dem sie das Album aufgenommen hatten, ganz versunken in die esoterische Magie der Kora-Klänge. Ich öffnete die Augen, und so schnell, wie ich sie geschlossen hatte, saß auch schon meine elfte Klasse vor mir und steckte die Köpfe in die Bücher. So verflog neuerdings die Zeit, blitzartig, die Momente kamen und gingen mit einem Wimpernschlag.

Alex das Ass saß in der linken Ecke der ersten Reihe, ganz nah an meinem Pult, blickte hin und wieder auf und kämpfte vergebens um Aufmerksamkeit. Duwayne hingegen hing in der hinteren rechten Ecke, so weit wie nur möglich vom Pult entfernt, auf seinem Stuhl, starrte in die Ferne und verlangte ignoriert zu werden. Er war nach seiner Suspendierung wie ein Held empfangen worden. Man verehrte ihn für seinen Widerstand gegen alle außer Mr Black, wobei auch keiner von ihm erwartete, sich gegen Mr Black aufzulehnen. Es war, als wäre er der eigentliche Direktor, die Autorität an der Schule. Allen Lehrern wurde ein Leitfaden ausgehändigt, der vorschrieb, wie sie mit Duwayne umzugehen und worauf sie hinzuarbeiten hätten. Das schuf eine beklemmende Atmosphäre um ihn herum, als wäre er ein Sprengsatz, der jeden Moment in die Luft gehen konnte.

Als ich Duwayne eine Sekunde zu lange ansah, schoss mir die Erinnerung durch den Kopf, wie ich ihn auf dieser Brücke gesehen hatte, seine Augen unter der Kapuze. Er sah mich an, und ich fragte mich, ob er sich erinnerte, ob er mich überhaupt erkannt hatte. Nichts an seinem Blick – distanziert und mutlos – beantwortete mir die Frage, also kehrte ich zur Normalität zurück: Klassenzimmer, Lehrer, Schüler. Als die Stunde zu Ende war, bat ich Duwayne, noch zu bleiben, um »kurz zu reden«. Er war das schon gewohnt. Er rührte sich nicht von seinem Platz und änderte auch nichts an seiner lässigen Haltung. Die Hose seiner Schuluniform hing so tief, dass die graue Jogginghose darunter zum Vorschein kam. Er antwortete auf keine meiner einleitenden Fragen: »Wie geht's dir?« – »Ist alles okay?« – »Hast du was aus deinen Fehlern gelernt?« Stattdessen saß er da und blickte weiter in die Ferne, bis ich »Basketball« erwähnte, woraufhin er mit einem Kopfzucken reagierte und die Schultern hochzog wie ein lauernder Wolf oder wie ein wachsamer Soldat.

»Was wissen Sie denn über Basketball?«

»Ich hab einen ziemlich heftigen Crossover drauf«, sagte ich und nickte dabei energisch, mehr um mich selbst zu überzeugen als ihn. Er schmunzelte, schien kurz davor, ein richtiges Lächeln aufblitzen zu lassen, das jedoch wieder verschwand, ehe es wirklich zu sehen gewesen war.

In Wirklichkeit hatte ich seit Jahren – oder eher Jahrzehnten, sicher zwanzig Jahren – keinen Ball mehr in der Hand gehabt, seit damals die London Towers in meine Schule gekommen waren und ich aufgrund eines vorpubertären Wachstumsschubs für einen Freiwurf ausgewählt wurde, den ich völlig vergeigte. Das Trikot, das ich bekam, tröstete mich über die Blamage hinweg. Ich trug es das restliche Schuljahr jeden Tag. Ich fragte mich, wo es jetzt war. Ich fragte mich, wo all meine alten Klamotten waren.

»Wer ist Ihr Lieblingsspieler?«, fragte er. Er saß jetzt aufrecht da und sah mich mit wachen Augen an.

»LeBron James.«

»King James?«

»Ja.«

»Sie kennen LeBron James?«

»Nicht persönlich … also, nicht mehr. Haben uns verkracht«, sagte ich mit solchem Nachdruck, dass Duwayne mich verwirrt ansah, unsicher, ob ich es ernst meinte.

»Ja, ich hab ihn ziemlich abgezogen, als wir damals One-on-one gespielt haben, seitdem reden wir nicht mehr miteinander.«

Duwayne lachte nicht, zog nur kurz die Augenbrauen hoch. Ich stellte mir vor, dass es in irgendeinem Paralleluniversum wirklich so war. Dort war vielleicht ich der Basketballstar und LeBron der Lehrer. G. O. A. T. – *the greatest of all teachers*.

»Und wer ist dein Lieblingsspieler?«, fragte ich ihn.

»Ich hab eigentlich keinen.«

»Nicht?«, erwiderte ich überrascht.

Er zuckte mit den Schultern.

»Nicht mal mich?«

Er schnaufte leicht verächtlich.

»Ich mach dir einen Vorschlag«, fuhr ich fort. »Wir spielen gegeneinander. Wenn du gewinnst, brauchst du keine Hausaufgaben zu machen …?«

»Die mach ich eh nie.« Er schnalzte abfällig mit der Zunge und wandte den Blick ab. »Halten Sie mich für blöd?«

»Okay, schon gut. Wenn du gewinnst, kriegst du, was du am liebsten magst … ein neues Paar Nike Air Max. Aber wenn ich gewinne …« Er sah mich wieder an, saß aufrecht und gespannt vor Aufmerksamkeit da. »Wenn ich gewinne, gehst du zu Mr Black ins Training … die ganze Saison.«

»*Damn*«, stöhnte er, legte die Hand ans Kinn und über den Mund und sah für einen Moment aus wie Rodins Denker. Ich sah zu, wie es in seinem Kopf ratterte.

»Also Trainers, wenn ich gewinne, Training, wenn ich verliere …«

»Ja. Die *ganze Saison*. Du darfst kein einziges Mal fehlen.«

»Ich geh hin, aber nur, wenn Sie beim ersten Mal mitkommen.«

»Okay, abgemacht.« Er stand auf, und wir bekräftigten es mit einem Handschlag.

»Wann spielen wir?«, fragte er, schon an der Tür auf dem Weg nach draußen.

»Nächste Woche. Ich lass dir bisschen Zeit zum Trainieren«, sagte ich mit einem selbstsicheren Lächeln. Er nickte und deutete beim Rausgehen einen Dunk am Türrahmen an.

Ich sah Jalil in letzter Zeit nicht mehr so häufig, aber wenn ich ihm begegnete, zeigte er eine ganze kleine Veränderung, die man nur bemerkte, wenn man genau aufpasste. Es war, als beobachtete man, wie sich eine Blume in einem dunklen Raum langsam einem neu einfallenden Lichtstrahl zuneigt. Nur dass Aminah nicht bloß ein kleiner Lichtstrahl für ihn war, sondern die Morgensonne. Jalil hatte uns zum Abendessen bei sich zu Hause eingeladen. Er hatte mir gesagt, seine anderen Freunde würden auch da sein, und wir – die wichtigsten Menschen in seinem Leben – hätten so Gelegenheit, Aminah kennenzulernen. Aber natürlich ging es noch um etwas anderes. Es bot Jalil die Möglichkeit, strategisch zu beurteilen, wie Aminah sich in Anwesenheit seiner engsten Freunde verhielt, und herauszufinden, was wir über sie dachten.

Ich kam an seiner Haustür an und sammelte mich. Ein langer Arbeitstag kann einen erschöpfen. Wenn dann noch ein Abend mit anderen Leuten dazukommt, kann es einen ins Koma versetzen. Zumindest auf mich wirkte die Gesellschaft anderer Menschen körperlich und mental auslaugend, manchmal mit verheerenden Konsequenzen. Ich erinnerte mich an ganze Tage, an denen ich mit niemandem sprach, einfach weil mein Gehirn sich wieder regenerieren musste. Ich war schon immer so gewesen, hatte mich in meinem Zimmer verschanzt, war mitten in der Nacht aufgewacht, um der Stille zu lauschen.

Als ich die Hand hob, um zu klopfen, ging die Tür auf, und ich wurde mit einem strahlenden Lächeln und einem überschwänglich flötenden »Hi« begrüßt. Ich war sicher, dass es Aminah war, wollte aber nicht vorgreifen. Sie trug einen Schal über dem Haar, ein langärmliges Blumenkleid und Jeans – hatte sich auf lässige Art schick gemacht.

»Komm rein. Ich hab Geräusche gehört und dachte, ich mach auf … ich hoffe, ich hab dich nicht erschreckt«, sagte sie. Sie klang ganz selbstbewusst und bat mich in das Haus, das ich so gut kannte.

»Nein, gar nicht«, antwortete ich höflich und trat lächelnd ein. Ich zog die Schuhe aus und überreichte ihr das alkoholfreie Getränk, das ich auf dem Weg besorgt hatte, und etwas Baklava von Woody Grill. Aus dem Wohnzimmer hörte ich Stimmen und hin und wieder eine Lachsalve.

Sie nahm meine Mitbringsel entgegen, und gerade als sie ansetzte – »Ich hab schon so viel von dir gehört …« –, wurde sie von einem quer durch den Raum gerufenen »Yooooooooooooo!« unterbrochen. Jalil stürzte auf mich zu. Wir umarmten uns innig und klopften einander auf den Rücken.

»Das ist Michael«, sagte er zu Aminah, was sie mit einem Lächeln erwiderte.

»Und das ist Aminah.« Jalil nickte vor sich hin und sah mich mit hochgezogenen Augenbrauen an. Ich stimmte bestätigend in sein Nicken mit ein.

»Hab ich mir schon gedacht. Schön, dich endlich offiziell kennenzulernen.«

»Ich freu mich auch, dich kennenzulernen«, antwortete Aminah und blickte zwischen mir und Jalil hin und her.

»Du musst mir alles über ihn erzählen«, sagte sie, schlang einen Arm um Jalil und legte ihm eine Hand auf den Bauch. Ich war sicher, dass er schnell seine Bauchmuskeln anspannte, um sie zu beeindrucken. Der Gedanke brachte mich zum Schmunzeln.

»Tja«, antwortete ich. »Was soll ich sagen? Er ist ein toller Typ.« Das klang eintönig, sogar irgendwie einstudiert, und entlockte weder Jalil noch Aminah irgendeine Reaktion. Ich fuhr fort: »Er malt, er spielt Klavier, er liest, er ist unheimlich klug, wahnsinnig gutherzig … und er hat eine Maschine mit einem großen Motor.« Jalil und ich tauschten ein Grinsen.

»Oh nein, ermutige ihn bloß nicht, was dieses Motorrad angeht. Ich überlege schon die ganze Zeit, wie ich es ihm ausreden soll.«

Als wir das Wohnzimmer betraten, waren dort weniger Leute, als ich angenommen hatte, und ich fühlte mich sofort wohler. Vielleicht hatte ich mir wegen des schallenden Gelächters einen Raum voller Menschen vorgestellt, in dem alle gespannt darauf warteten, wer als Nächstes reinkam. Das zumindest hatte ich von Jalil erwartet, doch vielleicht war diese kleinere, ausgewählte Runde Aminahs Einfluss zu verdanken. Sie stellten mich den drei anderen Gästen vor, und wir nahmen am Esstisch Platz. Ich saß Jalil und Aminah genau gegenüber und beobachtete, wie sie ihre frische Verliebtheit zur Schau stellten. Nach einer Weile stand Jalil abrupt auf, löste sich von Aminah und stürmte aus dem Zimmer.

15

Dallas, Texas, 22:09 Uhr

Das Flugzeug landet. Michael bahnt sich seinen Weg aus dem Flughafen, der für einen Samstagabend zu ruhig scheint. Als er auf eine Infotafel schaut, steht direkt darunter eine Frau und starrt ihn an. Hinter ihrem kalten Blick verbirgt sich etwas, eine Wut, ein Feuer, aber kein leidenschaftliches. Kein wärmendes Feuer, sondern eins, das einen verbrennt. Er wendet den Blick ab und geht sein Gepäck holen, sie beobachtet argwöhnisch jede seiner Bewegungen. Michael wartet draußen im Abholbereich unter dem großen Schild. Immer wieder sieht er auf sein Handy, das nicht mehr viel Akku hat, und wartet auf einen Anruf oder eine Nachricht von Rodrique, der, obwohl er versprochen hatte, um 22:00 Uhr – oder vorsichtshalber noch etwas früher – am Flughafen zu sein, um Michael abzuholen, noch nicht da ist.

Langsam bekommt er Panik, fragt sich, ob er am falschen Ort wartet und hier feststecken wird, sobald sein Akku leer ist.

Bin gelandet. Wo bist du? Ich warte am Parkplatz.

Er schickt die Nachricht an Rodrique, ohne jeden Hinweis, ob sie angekommen ist. Mehrere Autos fahren vorbei und zerschlagen seine Hoffnung auf Rodriques Ankunft. Michael stellt den schwer auf seinen Schultern lastenden Rucksack ab und setzt sich. Es ist jetzt 22:45 Uhr. Er denkt darüber nach, sich eine andere Unterkunft zu suchen, doch die Erschöpfung, der Hunger und der Schlafentzug – im Flugzeug hat er neben einem Mann gesessen, der mehr als seinen eigenen Sitz in Beschlag genommen und den ganzen Weg über geschnarcht hat – haben ihn völlig durcheinandergebracht.

Ein burgunderrotes Auto mit metallgrauen Radkappen, verschlissenen Reifen und einer hellbraunen Staubschicht kommt vor ihm zum Stehen. Er blickt auf und merkt, dass es Rodrique ist, der da auf der Fahrerseite aussteigt, einmal um das Auto, das er weit überragt, herumgeht und auf ihn zukommt. Rodrique nimmt beim Gehen Raum ein, das ist nicht zu übersehen. *Es heißt ja immer, in Texas sei alles doppelt so groß. Mir war nicht klar, dass das auch für Menschen gilt.* Rodrique sieht genauso aus wie auf seinen Instagram-Bildern: Fade Cut, leichte Bartstoppeln auf dem markanten Kiefer, Twists auf dem Oberkopf und ein schiefes, schmales Lächeln.

»Hey, Mann.« Rodrique kommt lachend auf ihn zu. Es ist ein weiches, verwundbares Lachen, wie eine unausgesprochene Entschuldigung für die Verspätung. Sie begrüßen sich mit Handschlag, der in eine Umarmung übergeht. Rodrique wirkt in natura genau wie in der digitalen Welt: gesellig, freundlich und entspannt – ein Spiegelbild all der Fotos, die er in den sozialen Medien postet. Sie haben sich vor ein paar Jahren kennengelernt, nachdem sie zufällig auf denselben alten Schnappschüssen getaggt worden waren und sich herausgestellt hatte, dass sie verwandt waren,

Cousins, unklar, welchen Grades, eine lange, komplizierte Geschichte, die keiner von beiden ganz durchschaute. Anfangs hatten sie darüber gelacht, wie man in afrikanischen Familien jedes Jahr ein Familienmitglied hinzugewinnt: einen Cousin, einen Onkel, eine Tante und ab und zu auch mal auch einen Elternteil. Rodrique, der DJ ist, schien der Mittelpunkt jeder Party zu sein – und nicht zuletzt um herauszufinden, wie sich so ein Leben anfühlt, ist Michael hier. Er hat ihn angerufen und sich angekündigt, und Rodrique war sofort einverstanden.

Nachdem sie sich durch den Verkehr gekämpft haben, fahren sie einen Highway entlang. Rodrique redet viel. Michael bemerkt seinen gedehnten Akzent, er klingt anders als der kalifornische – langsamer, entspannter. Rodriques Art macht Michael gute Laune. Sie kommen zu einem Haus in einem schwach beleuchteten Wohnviertel. Sie parken und gehen rein. Dort sitzt eine Gruppe Typen bei lauter Musik in einem kahlen Wohnzimmer. Ihre Kleidung wirkt fast wie eine Uniform: Durag, weißes Trikot, Basketballshorts, Socken in Sportschlappen oder Air Jordans. Sie spielen NBA 2K auf einem Großbildschirm. Rodrique stellt ihn als »mein Junge aus YOU-KAY« vor.

»Aus England? *Bet.* Wie kommt ihr da eigentlich von A nach B?«

»Da gibt's sicher Uber-Kutschen.«

Tosendes Gelächter erfüllt den Raum. Michael stimmt ein, sein Lachen ist aufgesetzt. Er hätte eigentlich auf die unreifen Witze gefasst sein müssen unter College-Studenten.

Trotzdem genießt er den Moment. Als er sich hinsetzt, bemerkt er in der Zimmerecke einen Friseurstuhl samt

Spiegel und einem ganzen Set Trimmern. Ein Friseursalon in der Wohnung. Clever. In der halben Stunde, die sie dort sitzen, kommen mehrere Leute für einen Haarschnitt vorbei. Bluu, der Friseur – sein Haar ist sorgfältig getrimmt und perfekt gefaded, die beste Werbung für seine Dienstleistung –, schneidet breit grinsend Haare und hängt dabei am Handy.

»Was für Mädchen habt ihr so in England, Mann?« Eine seltsame Frage. Michael weiß nicht recht, was er darauf antworten soll. Doch egal was er sagt, Bluu kommentiert es mit »*Bet*«, und Michael tut so, als wüsste er, was das heißt.

Bluu fährt fort: »Ich muss dich das einfach fragen, *Bruh*. Wo gibt's die besseren Hoes, in London oder in Dallas?«

»Keine Ahnung, Mann. Das ist nich' so mein Ding«, antwortet Michael verschämt und kurz angebunden.

»*What's the mooooove?*« Rodrique taucht gerade rechtzeitig wieder auf, um ihn aus dem unangenehmen Gespräch zu erlösen.

Sie sind wieder unterwegs, fahren durch die Straßen. Michael weiß nicht genau, wo sie sind, erkennt weder Schilder noch Straßen wieder, doch diese Anonymität der Orte versetzt ihn in eine angenehme Stimmung. Die Geschäfte sind geschlossen, die Häuser dunkel, alles deutet auf eine schlafende, vollkommen friedliche Stadt hin. Rodrique ist ganz entgegen seiner extrovertierten Persönlichkeit ein vorsichtiger und gewissenhafter Fahrer. Michael ist erschöpft, aber die frische Luft durch das offene Fenster hält ihn wach.

»Hörst du Trap?«, fragt Rodrique, worauf Michael mit

einem Nicken und einem nonchalanten Schulterzucken antwortet, als täte er es. Rodrique dreht das Radio lauter, bis der Bass so laut wummert, dass es ihn aus dem Rücksitz hebt. Michael erkennt die Musik, könnte aber einen Track nicht vom anderen unterscheiden. Viele davon hat er durch seine Schüler kennengelernt – die Sehnsucht, seine Jugend zu verlängern und relevant zu bleiben. Eine Welle von Erinnerungen an die Schule und den Pausenhof überkommt ihn, bricht mit fröhlichen Rufen, Geschrei und Tumult, knallenden Türen und hallenden Fluren in seinen Tagtraum hinein. Er schüttelt die Erinnerungen ab.

Sie halten in einer pittoresken Wohngegend mit saftig grünem Rasen in den Vorgärten. Sie steigen aus und nähern sich einem Haus, aus dem die tiefe Vibration eines Basses und angeregte Stimmen dringen. Vor der Tür steht ein großer, breitschultriger junger Mann.

»Nur ein kleines Get-together«, sagt Rodrique, als sie auf das Haus zugehen. Er checkt mit dem jungen Mann an der Tür ein, und der lässt sie mit einem misstrauischen Blick auf Michael durch.

Michael gibt sich gelassen, als wäre er schon etliche Male hier gewesen und mit der Routine vertraut. Er grüßt mit dem universellen Kopfnicken Schwarzer Männer, das der junge Mann erwidert. Der Raum ist bis zur Decke mit Rauch erfüllt, leicht und luftig wie ein Winternebel. Ein pflanzlicher Geruch liegt in der Luft, und Michael spürt, wie seine Augenlider zu jucken anfangen und sich röten, als er den Rauch einatmet. Sie durchqueren das Haus, nähern sich der wummernden Musik, die die Wände zum Vibrieren bringt.

Alle hier drin rauchen. Michael hat schon so viele Angebote abgelehnt, dass die Leute ihn langsam für einen Zivilpolizisten halten müssen. Schließlich zieht er an einem Blunt, der Rauch steigt aus seinem Mund auf wie eine Kumuluswolke. Rodrique ist wieder verschwunden. Michael steht in der Ecke, nippt an seinem Bier und lauscht schalen Gesprächen über Sex, Geld und Drogen. *Ich gehöre nicht hierher. Ich gehöre nirgendwohin.*

Miranda hat eine angenehme Stimme, eine Stimme, die einen sanft in den Schlaf lullt. Sie sitzen allein in einer Ecke, und sie redet über nichts Besonderes. Er hört aufmerksam zu, nicht weil es ihn interessiert, sondern weil sein Körper nach ihrem verlangt – und ihrer nach seinem. Eine instinktive Regung wie bei einem hormongebeuteltem Teenager, ein Gefühl, dem er normalerweise nicht nachgeben würde, doch in diesem Moment lautet die einzige Frage, die er sich stellt: *Warum nicht?* Jedes Mal, wenn sie lacht, fährt sie ihm über den Arm, sie sagt »Du bist witzig« und schnipst sich eine Haarsträhne zurück. Sie rauchen zusammen. Sie hat ein strahlendes Lächeln, perlweiße Zähne, und ihre Augen flammen wie das Licht eines Leuchtturms, das ihm den Weg zum Festland weist.

»Wie lange bist du noch in der Stadt? Ich hoffe, wir können uns noch ein bisschen weiterunterhalten«, sagt Miranda und fährt mit dem Finger über seinen Unterarm. Michael erwidert ihr Lächeln. Seine Lippen zittern bei dem Gedanken, sie zu küssen, doch er hält sich zurück. *Niemandem zu nahe kommen.*

»Yo, wo warst du? Komm her.« Eine tiefe Stimme unterbricht Michaels Phantasie. Er öffnet die Augen, entspannt seine geschürzten Lippen.

»Das ist mein Freund, Jamal«, stellt Miranda zögernd vor. Jamal mustert Michael von oben bis unten und sagt: »Was geht?«, ohne ihm wirklich Beachtung zu schenken. Dann packt er Miranda am Arm, seine Fingernägel bohren sich in ihre Haut.

»Lass uns verschwinden«, flüstert er ihr ins Ohr, leise, und doch laut.

»Nein, ich hab noch gar nicht ausgetrunken«, antwortet sie. Jamal nimmt ihr das Glas aus der Hand und leert es in einem Zug.

»Jetzt schon«, sagt er, gräbt seine Fingerspitzen noch tiefer in ihren Arm und zieht sie mit nach draußen. Miranda sieht sich noch einmal nach Michael um.

Gefühlte Stunden später kommt Rodrique zurück und bedeutet Michael, dass es Zeit ist zu gehen. Sie sitzen erneut im Auto und fahren durch eine andere Gegend, die Michael nicht bekannt vorkommt, doch inzwischen ist ihm alles egal. Es ist spät, er ist müde und will schlafen, rückt schweigend, aber demonstrativ im Sitz hin und her. Sie parken irgendwo, und Rodrique murmelt etwas Unverständliches und steigt aus. Fünfzehn Minuten später ist er zurück.

»Hey, du siehst todmüde aus, Mann.« Rodrique lacht. »Ich setz dich zu Hause ab, okay?«

»Cool«, antwortet Michael. Sein Ton ist bestimmt, hart an der Grenze zu genervt.

Michael betritt das jetzt leere Haus und macht sich nicht einmal die Mühe, das Licht anzuschalten. Durch einen Spalt im Vorhang an der Tür zum Garten kriecht das Mondlicht herein. Michael legt sich auf das Sofa, auf dem die Typen noch vor ein paar Stunden Videospiele gespielt und geraucht haben. Doch seine Erschöpfung ist so überwältigend, dass ihn das nicht stört.

Ein grelles Licht weckt Michael, doch er hält die Augen geschlossen und stellt sich schlafend. Das Licht taucht die Innenseite seiner Lider in ein leuchtendes Orange. Er hört schwere, hinkende Schritte um sich herum. Jemand stupst ihn an, versucht, seinen Namen zu flüstern, doch die Stimme hat so viel Bass, dass es dröhnt. Rodrique. Michael fährt hoch.

»Yo, lass uns was zu essen besorgen«, sagt Rodrique. 11:00 Uhr.

»Cool«, antwortet Michael, als hätte er eine Wahl.

Er blickt in die Zimmerecke, der Friseurstuhl ist leer. Keiner der anderen Typen ist hier, doch sie haben überall ihre Spuren hinterlassen. Immer noch in den Kleidern von gestern, schlüpft er beim Rausgehen in seine Sneakers.

Sie sind wieder unterwegs, machen mehrere Zwischenstopps. Jede Fahrt hier ist voller Unterbrechungen. Nichts liegt nah beieinander, sogar gegenüberliegende Straßenseiten fühlen sich an wie unterschiedliche Städte. Sie halten an einer roten Ampel.

»Gehen wir irgendwo Tee trinken oder frühstücken?«, fragt Michael.

»Tee?«, antwortet Rodrique und bricht in schallendes Gelächter aus. »Der Typ will Tee«, murmelt er vor sich hin.

»Wir besorgen dir was Ordentliches zu essen«, sagt er. Sie legen eine weitere Weltreise zurück und kommen bei einem Fastfood-Restaurant an.

$ 5981

16

Dallas,
Texas, 12:15 Uhr

Als sie aus dem Auto steigen, spürt Michael, wie die Sonne ihn in die Knie zwingt. »Das ist die kühlere Jahreszeit«, sagt Rodrique lachend. Michael kann sich kaum vorstellen, was für ein Inferno der Sommer hier sein muss. Als sie ins Haus zurückkommen, warten dort wieder die Typen vom Abend zuvor: Bluu, der im halb offiziellen Friseursalon in der Ecke Haare schneidet, und die anderen, deren Namen Michael sich nicht gemerkt hat. Er hat auch nicht den Wunsch danach.

»Aay, London!«, begrüßt Bluu Michael enthusiastisch mit seinem neuen Spitznamen, mit dem er sich wohl oder übel abfinden muss. Es könnte schlimmer sein. Sehr viel besser als Bezeichnungen wie »Baumwollpflücker« oder »Freshie«, mit denen sie ihn zu Schulzeiten aufgezogen haben. Michael grüßt mit aufgesetzter Begeisterung zurück und sucht sich einen Platz. Sie packen das Essen aus, das sie bei Whataburger geholt haben. Michael versteht jetzt, warum Rodrique ihm gesagt hat, er solle bis zu Hause mit dem Essen warten. Er hat das Gefühl, an einem uralten Ritual teilzunehmen, als würde er in etwas eingeweiht, dessen Größe er nicht einmal ansatzweise verstehen kann. Michael wickelt den Burger aus der Verpackung. Er ist so groß, dass er beide Hände braucht, um ihn zusammenzuhalten. Der Rest des Essens wird verteilt, und als Michael gerade den ersten Bissen nehmen will, merkt er, wie alle Blicke auf ihn gerichtet sind.

»London muss als Erster essen. Mal schauen, was er sagt«, spricht Bluu das aus, worauf alle anderen warten. Michael spürt, wie der Druck auf ihn wächst, als wäre er Tausende von Kilometern gereist, um den kulinarischen Zeremonien einer unerforschten Kultur beizuwohnen – seine einzige Chance, von ihren Mitgliedern akzeptiert zu werden. Er nimmt einen ersten großen Bissen von seinem Burger. Er schmeckt nach Gummi, Sand, Öl und noch ein paar anderen Sachen, die nicht für den Verzehr bestimmt sind.

»Und?«, fragt Rodrique.

»Hammer, *mate*«, antwortet Michael.

»*Mate*«, imitiert Bluu ihn lachend. Dann fängt er an, jedem seiner Sätze das Wort *mate* anzuhängen.

»Als Nächstes lassen wir dich ein paar echte Dallas Hoes knallen, bevor du wieder abhaust … *mate*.«

»Morgen Abend ist auch Semesterabschlussparty. Da musst du mit«, fügt Rodrique hinzu.

Heute ist der College-Abschlussball. Sie fahren durch die Innenstadt von Dallas. Zum ersten Mal sieht Michael die Stadt zum Leben erwachen, und doch scheint sie noch ein wehmütiges Geheimnis zu hüten. Rodrique und Bluu sitzen vorne, Michael auf der Rückbank. Das Auto füllt sich langsam mit nebelähnlichem Rauch von dem Blunt, den sie herumreichen.

Michael ist in Gedanken vertieft.

»Leute, sagt mal. Was glaubt ihr, was passiert, wenn man stirbt?«

»Was?«, antwortet Bluu mit einer vor Überraschung hohen Stimme.

»Bist du schon so high? Wir haben doch noch kaum was geraucht«, sagt Rodrique lachend.

»Nein, Mann, ich bin nicht high. Ich frag nur. Was denkt ihr, was passiert? Also, gibt's einen Himmel und eine Hölle? Ist da einfach nichts? Wird man als Vogel wiedergeboren?«

»Keine Ahnung, Mann«, antwortet Bluu nachdenklich. »Meine Mom hat immer gesagt, es gibt einen Himmel.«

»*Hat* gesagt?«

»Ja. Sie ist jeden Sonntag mit uns in die Kirche. Bis sie gestorben ist. Danach bin ich nicht mehr hin.« Bluu macht eine lange Pause, nimmt den Blunt von Michael, zieht einmal daran und stößt eine weiche Rauchwolke aus. »Ich weiß nur, dass ich jetzt am Leben bin und Kohle verdienen muss.« Er streckt lachend die Faust aus, Rodrique checkt ein. »Ich weiß genau, was du meinst, Mann«, sagt er.

»In meiner Kultur«, fährt er fort, »wird man zum Ahnen, wenn man stirbt. In der spirituellen Welt wird man mit seinen Ahnen wiedervereint und lebt in Frieden mit ihnen.« Er sieht Michael an. »Weißt du, was ich meine?«

Michael nickt energisch, als wüsste er, wovon Rodrique spricht. Er weiß es nicht. Doch es weckt sein Interesse.

»Seid ihr nie neugierig drauf? Aufs Sterben?«, fragt er.

»Hä? Warum? Man kann ja nicht einfach sterben und wiederkommen«, antwortet Bluu geringschätzig.

»Wer hat was von Wiederkommen gesagt?«, fragt Michael, nachdem er noch einmal am Blunt gezogen und Rauch ausgestoßen hat.

»Du trippst doch, Mann. Du brauchst eindeutig ’ne Pussy.« Sie brechen alle in Gelächter aus. Michael muss an Miranda denken. Ihre Haut, ihre Lippen, ihren Körper. Sein Verlangen ist noch stärker geworden. Er will einfach nur ficken, will fühlen, will, dass eine tobende Lust seinen Körper erfasst. Gestern Abend haben sich Michael und Miranda im Garten unterhalten, während die Jungs Videospiele spielten und rauchten. Sie hatte ihn entdeckt, wie er draußen in die Sterne geblickt hatte, und ihm Gesellschaft geleistet. Michael weiß, dass er sie nicht an sich heranlassen darf. Er ruft sich sein Gelübde in Erinnerung. Dass niemand diese Bürde mit ihm teilen soll. Weil es das ist, was er will. *Doch was ich will, bewegt sich jenseits von Wollen. Ich will nichts mehr wollen, was mich dazu gebracht hat zu wollen, was ich jetzt will – und das ist sterben.*

Sie fahren weiter durch die Stadt, passieren eine Ampel. Rote und blaue Blinklichter erfüllen plötzlich das Auto.

»Fuck«, ruft Bluu.

»Chill, Bro«, ruft Rodrique.

»Das sind die Bullen, Mann. Fuck«, sagt Bluu, während das rot-blaue Licht weiterblinkt. Eine Sirene ertönt.

Michaels Herz beginnt vor Panik zu rasen. Seine Kehle wird ganz eng, als würde irgendetwas durch seinen Mund entkommen wollen. Er beginnt zu röcheln und zu husten, vielleicht vom Rauch, vielleicht vor Angst. Rodrique greift ins Handschuhfach und versprüht Lufterfrischer im Auto, fährt die Fenster runter, um die alte Luft raus- und frische reinzulassen. Es ist plötzlich still im Auto.

Michaels Hände zittern. Er tastet sich ab, sucht sein Handy. Er beginnt zu keuchen, mit offenem Mund wie ein Hund. Rodrique findet eine Lücke und fährt rechts ran. Aus der Dunkelheit taucht der Schatten eines Mannes auf und ist schließlich als Polizist zu erkennen. Er ist bleich, glatt rasiert, die tiefe Krempe seiner Mütze verdeckt seine Augen.

»Guten Abend«, sagt der Polizist und richtet seine Taschenlampe ins Auto, leuchtet erst Rodrique an, der im Gegensatz zu Bluu unerschütterlich ruhig bleibt, dann Michael auf dem Rücksitz. Die Pistole des Polizisten schimmert im ledernen Holster an seinem Gürtel im Mondlicht, seine Hand ruht über der Waffe, die Fingerkuppe seines Zeigefingers in Habachtstellung.

»Guten Abend, Sir«, stottert Bluu schwitzend, sichtbar nervös.

»Führerschein und Fahrzeugpapiere.« Rodrique greift langsam nach seinem Führerschein. Der Polizist nimmt ihn entgegen und geht zurück zu seinem Wagen. Knisternde Stimmen tönen aus dem Funkgerät. Die Stimmung im Auto ist angespannt, als atmeten sie alle dieselbe Luft. Michael spürt, wie sein Bein zu zittern beginnt, als hätte er Entzugserscheinungen, oder wie ein Hund, den man bei Regenwetter ausgesetzt hat. Während sie warten, herrscht Totenstille im Auto. Nicht nur Totenstille – diese Stille gleicht der eines Genozids.

»Wo geht's denn noch hin heute Abend?«, fragt der Polizist in markantem Südstaatensingsang, als er Rodrique den Führerschein zurückgibt.

»Auf die Studentenparty in der Innenstadt«, antwortet Rodrique stotternd und leicht missmutig.

»Dacht ich mir, dass ihr Studenten seid. Hab heute Abend schon ein paar angehalten. Ihr seht zwar gar nicht aus wie Studenten, aber ich dacht's mir schon.«

Sie lachen gezwungen über seine dubiose Aussage. Der Polizist hält inne und blickt ein letztes Mal im Auto herum.

»Na dann schönen Abend. Und tut nichts, was ich nicht auch tun würde.«

»Ja, Sir.«

Der Polizist geht zu seinem Auto zurück, seine Stiefel stampfen über den Asphalt. Er steigt ein und fährt langsam davon. Die Geräusche der Stadt erwachen wieder zum Leben wie ein reanimierter Körper.

»Fuck!!!«, stößt Bluu plötzlich hervor und atmet tief durch, keine Spur mehr von seinem sonst so coolen, gefassten Auftreten.

»Chill«, antwortet Rodrique, bringt mit einem Wort die Ruhe zurück.

Sie parken und steigen aus. Andere Studenten kommen vorbei, gut angezogen, mit demselben Ziel wie sie. Michael sieht sich um. Eine harte, unheimliche Stimmung liegt in der Luft. Am Ende des Parkplatzes ragt in trauriger Einsamkeit ein einzelner Baum empor. Als ein lautes Geräusch ertönt, flattert ein Schwarm Vögel daraus auf und lässt sich wieder nieder. Vögel? Oder Fledermäuse: pechschwarz, mit spitz zulaufenden Flügeln, mit dem Kopf nach unten hängend. *Ich habe noch nie einen Fledermausschwarm gesehen, doch hier und jetzt würde er Sinn ergeben. Diese Stadt erinnert mich an Gotham.* Michael blickt in den Nachthimmel und stellt sich das Bat-Signal darauf vor. *Aber warum sollte jemand kom-*

men und uns retten? Mich retten? Ich bin nicht mehr zu retten. Rodrique ruft Michael. Er folgt ihnen.

Sie betreten den Club. Alle sind jung und hübsch, mit reiner Haut und sorgfältig frisiertem Haar, auch die Männer – vor allem die Männer. Michael vermeidet es zu sprechen, um nicht preiszugeben, dass er ein Outsider ist, ein Hochstapler, der versucht, nicht aufzufallen. Er hängt sich schweigend an Rodrique und Bluu, die durch den Raum steuern und alle begrüßen, als gehörte er zur Entourage von Celebrities. Es ist dunkel. Er erkennt kaum die Gesichter der Leute direkt vor ihm, ganz zu schweigen von den weiter entfernten. Er will Miranda finden. Sein Körper verlangt nach ihr. Die Hitze in seinem Inneren ist größer als die Hitze draußen. *Wenn wir unsere Impulse unterdrücken, unterdrücken wir, was uns menschlich macht.*

Er geht von Raum zu Raum, sucht alles ab. Er entdeckt Bluu, tanzend inmitten einer großen Gruppe, in der Hand eine Flasche, die er durch die Luft schwenkt.

Michael löst sich von der Entourage und geht zur Bar.

In seinem Kopf klingt Bluus Stimme nach, sein Gerede über »Dallas Hoes«, und in Gedanken an seine bevorstehende Reise beschließt er, ein wenig zu leben. An der Bar stehen ein paar Mädchen, die zwei direkt neben ihm beschweren sich gerade über ihre unzuverlässigen Freunde. Michael lehnt sich lächelnd zu ihnen rüber, zieht ihre Aufmerksamkeit auf sich. Sie blicken ihn fragend an.

»Kann ich euch einen Drink ausgeben?«, fragt Michael. Die eine schweigt, die andere hebt demonstrativ ihr volles Glas und sieht weg. Als Michael sich noch näher beugt, um das Gespräch fortzusetzen, spürt er eine starke Handfläche auf der Brust.

»Wir kommen hier allein klar, Bro«, hört er eine kräftige tiefe Stimme, bevor er zur Seite geschoben wird. Er blickt auf und sieht eine Gestalt vom Typ athletischer Basketballer, der er etwa bis zur Schulter reicht.

»Ich wollte keinen Stress …«, beginnt Michael, und als er dem Mann auf die Schulter klopfen will, schlägt er ihm versehentlich den Drink aus der Hand.

»Was ist dein Problem, Mann?« Der Typ blickt auf ihn runter.

»Das … das … wollte ich nicht …«, stottert Michael und spürt, wie sein Herz zu hämmern beginnt. »Ich kauf dir ’nen neuen.« Michael ruft den Barkeeper zu sich. »Einmal, was der Mann hier trinkt.«

»Henny.«

»Du hattest keinen Henny«, sagt das eine Mädchen.

»Hennessy«, verlangt Michael. »Mach ’ne ganze Flasche draus.«

Der Barkeeper dreht sich um, um den Drink zu holen. Die Mädchen sehen Michael fassungslos an, der Mann auch.

»Ach, weißt du was. Sagen wir, zwei Flaschen, oder gleich drei. Sorg dafür, dass jeder an der Bar ein Glas abbekommt. Scheiß drauf, man lebt nur einmal, oder? Ich hab was zu feiern …«

In kürzester Zeit ist Michael von einem Schwarm Mädchen und Typen umgeben, die ihn wohl für eine Art Promi halten. Michael ist gleichermaßen berauscht von der Aufmerksamkeit wie vom Alkohol.

»EIN TOAST …«, ruft er mit erhobenem Glas. »Auf

Neuanfänge!« Er trinkt, und die Menge jubelt begeistert. »Und auf das unvermeidliche Ende«, murmelt er leise vor sich hin.

Er dreht sich zur Bar um, um weitere Drinks zu bestellen, als er zwei zarte Hände auf den Schultern spürt und seine Anspannung sich löst. Er dreht sich um und sieht Miranda, anmutig, schwebend, beschwipst. Schwerelos wie eine Wolke legt sie den Kopf an seine Brust, als sie ihn umarmt.

»Ich hab dich gesucht«, sagt sie. »Ich hab dich vermisst.« Sein Herz schlägt etwas schneller, seine Beine beben, geraten aus dem Takt, als sie die Arme um ihn schlingt.

»Ich lass dich nicht gehen, bevor du mit mir getanzt hast«, sagt sie.

Sie zieht ihn auf die Tanzfläche, dreht sich um und drückt sich gegen ihn, spürt seine Härte, im Einklang mit ihrer Weichheit, Seite an Seite, Hüfte an Hüfte. Michael senkt den Kopf näher zu ihr und atmet in ihren Nacken, riecht ihre Haut, der Duft nach Jasmin, einer Blüte, einem ganzen Feld. Spürt die Locken ihres Haars, weich wie ein Kissen.

»Und was ist mit deinem Freund? Jamal?«, fragt Michael, während er seinen Körper gegen ihren presst.

»Was soll mit ihm sein?«, antwortet sie.

Sie tanzen Körper an Körper, der Rest des Clubs verschwindet, es gibt nur noch sie.

Miranda lässt ihre Hand tiefer gleiten, von der Brust zu seinem Bauch und zwischen seine Schenkel, tastend.

»Lass uns von hier verschwinden«, sagt sie, nimmt ihn an der Hand, und sie durchqueren die Menge und verlassen den Club. Sie treten an die frische Luft. Sie schlendern durch die schwach beleuchteten Straßen, der perfekte Schauplatz für eine düstere Liebesgeschichte. Miranda küsst ihn, drückt ihn gegen eine Wand. Michael erwidert ihren Kuss, tastet suchend ihren Körper ab. Sie löst seinen Gürtel, öffnet seinen Reißverschluss.

»Ich kann das nicht«, sagt Michael verzweifelt und macht einen Schritt zurück.

»Was?«

»Ich kann das nicht. Es tut mir leid.«

»Was? Warum zum Teufel nicht?«

»Ich kann nicht. Ich kann einfach nicht.«

Michael reißt sich von ihr los und geht davon.

»Was zur Hölle stimmt denn mit dir nicht?« Er hört sie schreien und fluchen, bis ihre Stimme ihn nicht mehr erreicht. Er geht weg, immer schneller, bis er rennt, rennt, rennt – weg von ihr, weg von sich selbst, weg von allem.

$ 3711

17

Colindale, Nord-London, 19:15 Uhr

Ich folgte Jalil in die Küche. Aminah hatte seinen Ausbruch nicht bemerkt. Das wunderte mich nicht. Zu lernen, was jemand mit seinem Körper sagt, ist, wie eine neue Sprache zu lernen. Sie beherrschte sie noch nicht fließend. Und obwohl auch ich sie noch nicht fließend beherrschte, kannte ich ihn lang genug, um zumindest ein paar einzelne Worte zu verstehen. Ich öffnete die Küchentür und fand Jalil, wie er auf und ab lief und mit den Fingern knackte.

»Alles okay bei dir?«, als wüsste ich nicht längst, dass nicht alles okay war. Was ich meinte, war »Erzähl mir, was los ist«, aber Jalil mochte es nicht, wenn man Vorannahmen über ihn traf, vor allem wenn sie ihn schwach wirken ließen oder als hätte er die Kontrolle verloren. Er knurrte und lief weiter hin und her. Ich ging auf ihn zu, legte ihm die Hände auf die Schultern und zwang ihn, einen Moment stehen zu bleiben und mir in die Augen zu sehen.

»Ist es wegen Aminah?« Er schüttelte den Kopf.

»Was ist es dann?«

»Er kommt«, sagte Jalil, eine unterdrückte Panik in den Augen.

»Wer?«

»Baba.«

»Oh«, antwortete ich verwirrt. Mir war nicht klar, dass

das ein Grund zur Panik war. Ich war außerdem neidisch auf die Tatsache, dass ich nie sagen konnte, dass mein Vater nach Hause kommen würde. Was für ein seltsamer Grund, jemanden zu beneiden.

»Ist das schlecht?«

»Ja … also, nein. Es ist nicht schlecht, aber zu früh. Er hat nicht gesagt, warum er kommt. Ich bin noch nicht bereit.«

»Wann? Und wofür bis du nicht bereit?«

»Er kommt nächste Woche. Und ich bin nicht bereit für ihn. Für das, was er tun und sagen wird.«

»Was denn? Er wird sich einfach freuen, dich zu sehen.«

»Er wird genau dasselbe sagen wie am Telefon, von wegen heiraten und mir einen richtigen Job suchen und all das …«

»Aber jetzt hast du ja Aminah. Das macht die Sache doch sicher einfacher.«

»Ich hab ihm noch nicht von ihr erzählt.«

»Warum nicht?«

»Was soll ich ihm denn sagen? ›Yo, Dad, ich date da dieses Mädchen, sie ist echt süß. Noch nichts Ernstes. Ach ja, vielleicht kennst du ihren Vater, er hat ein Restaurant in der Edgware Road.‹?«

»Warum hast du dann das Abendessen organisiert?«

»Das war sie. Sie wollte meine Freunde kennenlernen. Ich glaube, sie wurde langsam misstrauisch wegen meiner Heimlichtuerei und weil ich keine gemeinsamen Fotos posten wollte. Und sie meinte, sie will nicht hierherkommen, wenn wir nur zu zweit sind. Von wegen zu viel Versuchung.«

»Aber du magst sie?«

»Ja, natürlich. Ich hab ja Augen im Kopf.«

»Weißt du was, ich glaub, du machst dir zu viele Gedanken. Du bist einfach nur nervös. Das wird schon.«

Ich zog ihn an mich und umarmte ihn. Seine Wärme umhüllte mich. Der Duft der ätherischen Öle, die er von den Brüdern vor der U-Bahn-Station Brixton kaufte, lullte mich in eine wohlige Vertrautheit. Ich atmete ihn ein und hielt ihn fester, wollte ihn nicht loslassen.

»Ich hab mich gefragt, wohin ihr zwei verschwunden seid«, sagte Aminah, als sie in die Küche platzte. Wir traten schnell auseinander.

»Wir haben uns nur unterhalten«, antwortete ich und lächelte so breit, dass es für uns beide reichte. Wir gingen zurück zu den Gästen.

Beim Anblick von Jalils und Aminahs beginnender Beziehung musste ich an meine eigene denken.

»Das Problem des Westens ist doch, dass er sich ein Anderes konstruiert und einen dann dafür verachtet, ein Teil davon zu sein. Dass sie Vorurteile gegen einen hegen, für etwas, was ihrer eigenen Vorstellung entspringt.«

»Die sind wirklich davon überzeugt, sie hätten die Zivilisation erfunden, und stellen sich ständig ins Zentrum aller …«

»Nein, ich glaube gar nicht, dass sie unbedingt davon überzeugt sind, aber sie profitieren nun mal von ihren Privilegien und müssen deshalb daran festhalten.«

»Das stimmt. Sie hatten kein Problem damit, sich von Afrikanern oder Muslimen Mathematik und Wissenschaften erklären zu lassen, und damit, dass unsere Zivilisationen die kulturellen und intellektuellen Zentren des Mittelalters und des vorkolonialen Zeitalters waren, als alle in den Nahen und Mittleren Osten und nach Afrika kamen, um zu lernen und sich zu bilden.«

»Aber sie haben ein Problem damit, dass du dein Haar bedeckst.«

»Oder damit, dass wir Bärte haben und Rucksäcke tragen.«

»Es sei denn natürlich, man läuft in Shoreditch in Skinny Jeans und New-Balance-Sneakers rum.«

»He, das ist jetzt aber nicht nett ... Ich trage auch Skinny Jeans und New-Balance-Sneakers.«

»Zu Schulzeiten waren die nicht angesagt. Ich hatte welche und wurde dafür gemobbt. Das New-Balance-Symbol war hässlich.«

»Jedes Symbol, das nicht der Nike-Swoosh war, war damals hässlich.«

»Was man halt so von seinen Geschwistern auftragen musste.«

»Ich find's immer noch hässlich.«

»Heute mach ich mir nichts mehr aus Marken ... Ich kauf nur noch Secondhand.«

»Ziemlich hipster.«

»Hipster? Unsere Onkel und Tanten kaufen schon ›Secondhand‹, seit sie in dieses Land gekommen sind. Das hieß damals nur anders.«

»Ja, es hieß Armut. Und man hat sich dafür über uns lustig gemacht.«

»Jetzt ist es ›in‹.«

»Aber das ist doch der Punkt, oder? Alles kehrt wieder, Dinge kommen und gehen.«

»Darf ich vielleicht ganz bescheiden anmerken«, warf Jalil ein, »dass wir bisher ein ziemlich wichtiges Detail ignoriert haben? Und zwar, dass diese … Verachtung für das Andere schon immer existiert hat und sie nur nicht die Macht hatten, Konsequenzen daraus zu ziehen.« Es wurde still am Tisch.

»Rassismus und Vorurteile beruhen auf Furcht. Und die Wurzel jeder Furcht ist Ehrfurcht. Sie fürchten, was sie bewundern. Sie wollen etwas sein, ohne es wirklich zu sein. Denkt daran, dass alle großen Reiche auch wieder untergegangen sind, nur das Seine ist ewig, Alhamdulillah. Und bis auch dieses Reich untergeht, lasst uns darauf trinken …« Alle im Raum hoben ihre Teegläser. »Denn wir haben Luft in unseren Lungen, Blut in unseren Adern und Liebe im Herzen.« Er schloss seine Rede mit erhobenem Glas und sah Aminah an, während ich ihn ansah.

Ich wusste nicht, warum ich beschlossen hatte, heute zur Kirche zu gehen, doch irgendetwas zog mich dorthin, etwas, was stärker war als meine Erschöpfung und meine Sehnsucht nach Schlaf. Mir wurde nicht die überschwängliche Begrüßung wie den ganz Neuen zuteil. Meine sporadische Anwesenheit brandmarkte mich als notorisch unverbindlich. Ich kam noch rechtzeitig zum letzten Teil von Pastor Baptistes Predigt.

Ich entdeckte Mami in der ersten Reihe, die Hände gefaltet, nach vorne gelehnt, als zöge jedes einzelne von Pastor Baptistes Worten sie näher und näher zu ihm. Ich blendete seine und alle Geräusche komplett aus und beobachtete einfach, wie er auf der Bühne mit den Armen ruderte und auf und ab lief, aufgeregt und gleichzeitig ruhig und gefasst. Hinsichtlich der Reaktion seiner Gemeinde wirkte er eher wie ein Entertainer als wie ein Pastor.

Nach der Predigt ging ich zu Mami. Diesmal war sie weniger überrascht, mich zu sehen, und begrüßte mich mit einem einfachen Kuss auf die Wange, als hätten wir uns zufällig im Supermarkt oder an der Bushaltestelle getroffen. Sie wollte keine Überraschungsbesuche mehr, sie stellten sie nicht zufrieden. Sie wollte Verbindlichkeit.

»Pastor, Sie kennen meinen Sohn, Michael.«

Pastor Baptiste begrüßte mich trotzdem begeistert, den Mund weit aufgerissen vor Freude. Ich lächelte nur verhalten. Er drückte fest meine Hand und hielt den Bick etwas länger als normal. Diesmal blieb er nicht, um vom Regen als Segen, Gebet oder abstraktem Symbol zu sprechen. Ich forderte Mami zum Gehen auf, und sie bat mich, noch einen Moment zu warten. Sie folgte dem Pastor, und ich sah sie mit ihm sprechen. Sie wirkte verändert, nervös, wie ein Fan auf einem Konzert oder ein verknalltes Schulmädchen. Pastor Baptiste legte ihr beide Hände auf die Schultern und sah ihr fest in die Augen. Was sie sagten, hörte ich nicht. Er küsste sie auf die Wange, und nach einer Umarmung trennten sie sich. Ihre Verbindung schien über das Körperliche hinauszugehen. Ich spürte eine Hitze in mir aufwallen, als hätte ich etwas beobachtet, das sich nicht gehörte.

»Ich hab überlegt, ihn zum Abendessen einzuladen«, sagte Mami auf dem Nachhauseweg.

»Wozu?«, fragte ich so direkt, dass es mich selbst überraschte. Mami warf mir ›den Blick‹ zu, den nur strenge Eltern beherrschen und gegen den ich auch in meinem Alter noch keine wirksame Abwehr entwickelt hatte. Ich nahm mich zusammen und fragte noch einmal, diesmal im richtigen Ton.

»Weil er unser Pastor ist und ich ihm gerne mit einem Essen für seine Arbeit danken würde« – das bewusst formulierte »unser« in ihrer Antwort entging mir nicht, sie war kalkuliert und hartnäckig, vielleicht die einzige Eigenschaft, die wir gemeinsam hatten – »und ich glaube, es wäre gut, wenn ihr euch einmal begegnet und, na ja, redet. Euch kennenlernt.« Wenn die Maske fällt, zeigt sich die Wahrheit. Reden. Allein das Wort ist eine geladene Waffe, aus allen Richtungen auf einen gerichtet.

»Hat er denn keine anderen Pläne? Eine Familie? Eine Frau und Kinder, mit denen er essen muss?«

»Nein. Er lebt für seine Arbeit, seine Berufung.«

Darauf hatte ich nichts zu erwidern. Ich schwieg, in mich gekehrt. Ich wusste, dass Mami mir nicht von dem Abendessen erzählt hatte, um meine Einwilligung einzuholen, sondern einfach um mich zu informieren, dass ich daran teilzunehmen hatte.

In der Woche darauf kam ich nach Hause, und das Abendessen war schon fertig, der Tisch sorgfältig gedeckt. Mami hatte das Silberbesteck für drei Gänge herausgeholt und die blauen Porzellanteller mit dem weißen Muster, das die Hügel und Täler eines unbekannten Ortes darstellte. Diese Teller hatte sie nicht mehr benutzt, seit … Ich konnte mich nicht erinnern, wir hatten in letzter Zeit nicht mehr viel Besuch. Aber ich erinnerte mich an unsere Abendessen mit Vater. Wie sie sich zum Beten an den Händen gehalten hatten und ich zwischen ihnen gesessen und zu ihrer Festung der Liebe aufgeblickt hatte. Vater, an den ich im Laufe der Jahre immer öfter gedacht hatte. Eine Wunde, die nie heilt.

»Es tut mir leid, dass ich zu spät bin, Pastor«, sagte ich, nachdem ich Mami begrüßt und Platz genommen hatte. »Ich hatte massenweise zu korrigieren, und dann sind noch ein paar Meetings dazwischengekommen.« Diese Meetings hatten darin bestanden, dass Sandra und ich in meinem Klassenzimmer die Malteser Challenge ausprobiert hatten, bei der man sich auf den Tisch legt, einen Malteser durch Pusten so lange wie möglich in der Luft hält und anschließend mit dem Mund fängt und aufisst – mein Rekord lag bei acht Sekunden.

»Oh, kein Grund, sich zu entschuldigen. Sie leisten wichtige Arbeit«, antwortete Pastor Baptiste gnädig.

»Was ist das? Es ist köstlich!«, fragte er begeistert und bekleckerte die Serviette, die er im Kragen stecken hatte. Ich musterte ihn unbeeindruckt. Ich blickte Mami an und sah, wie sie ihren natürlichen Impuls unterdrückte, ihn aufzufordern, sich »sauber zu machen«, wie sie es bei mir gemacht hätte.

»*Pondu*«, antwortete sie.

»*Pon-du*«, wiederholte er. Ich konnte es nicht ausstehen, wie er »*Pondu*« sagte. Zum ersten Mal fiel mir sein zerrissener Akzent von den Inseln auf.

Dieses Gericht war etwas Besonderes. Es war Vaters Lieblingsessen gewesen. Später hatte Mami es immer nur gekocht, wenn ich von der Uni nach Hause gekommen war. Es war selten, aufregend. Doch seit ich wieder eingezogen war, kochte sie es kaum mehr. Wer hätte gedacht, dass es so lange dauern würde, bis ich wieder auszog? Es frustrierte mich, dass ich im Leben so hinterherhinkte. Dass ich niemanden an meiner Seite hatte, keine Wohnung, keine Kinder. Wohin sollte das alles führen?

»Woher kommen Sie, Pastor?«, hakte ich gleichzeitig hartnäckig und widerwillig nach. Ich wollte es wissen, hatte aber keine Lust, ihn reden zu hören.

»Na ja …«, gluckste er und wischte sich den Mund an der Serviette ab. »Man könnte sagen, ich komme von überallher«, fuhr er fort und hielt sich offenbar für sehr geistreich.

»Und wenn man *Sie* fragt?«

»Ich bin hier geboren.«

»Und Ihre Eltern? Sind Sie verheiratet? Haben Sie studiert?«

»Michael, das reicht jetzt. Der Pastor ist nicht hier, um sich ausfragen zu lassen.«

»Das ist schon in Ordnung«, antwortete er und lachte nervös. »Ich bin hier geboren, aber meine Familie kommt aus der Karibik, über Jamaika, wenn man so will. Ich habe den größten Teil meiner Kindheit dort verbracht, bei meinen Großeltern, und bin dann als Teenager wieder hierhergekommen. Daher auch der leichte Akzent, den Sie sicher bemerkt haben – meine Mutter konnte ihn mir nie ganz austreiben, wie oft sie mich auch aufforderte, ›ordentlich‹ zu sprechen.« Er kicherte, um die gespannte Stimmung aufzulockern. Michael sah ihn an, in der Erwartung, dass er seine Lebensgeschichte weitererzählte.

»Und …?«, hakte er ungeduldig nach.

»Nachdem ich zurück war, verlief meine Teenagerzeit etwas holprig. Aber ich hatte das Glück, studieren zu dürfen und einen Abschluss zu machen. Ich hatte alle möglichen Jobs, Putzen, Supermarktregale sortieren, dann Security und schließlich Lehrer. Das habe ich sehr gerne gemacht. Aber ich musste weiter. Sagen wir einfach, ich hatte mir ein paar Dinge eingebrockt, um die ich mich kümmern musste. Und dann habe ich meine Berufung gefunden.«

»Und zwar …?«

»Und zwar das, was ich jetzt tue.«

»Okay, Michael, vielleicht lässt du den Pastor mal aufessen?« Mamis Stimme klang wie eine Frage, doch der Blick in ihren Augen war eine Drohung.

»Michael ist jederzeit in der Kirche willkommen, wenn er noch mehr wissen will«, sagte Pastor Baptiste einladend. Nachdem er seinen Teller geleert und sich vorsichtig den Mund an der Serviette in seinem Kragen abgewischt hatte, räumte Mami den Tisch ab und brachte Tee.

»Da ist etwas, worüber wir mit dir sprechen wollten. Es gibt einen Grund für dieses Essen«, sagte Mami nach ein paar Momenten Stille und Schmatzen, vor allem von Seiten des Pastors.

»Wir wollten dir etwas sagen«, fuhr sie fort. Ihr Ton hatte plötzlich etwas Versöhnliches.

»Pastor Baptiste und ich sind … wir sind …«, stotterte sie. »Wir haben vor, zu heiraten. Das wollten wir dir sagen – damit du uns deinen Segen gibst.«

Sie griffen über den Tisch und nahmen sich bei der Hand, als hätten sie diesen Moment geprobt. Ich war schockiert. Mein Gesicht war regungslos, erstarrt, meine abweisende Miene wie aus Alabaster gemeißelt. Ich schwieg.

»Der Typ ist komplett irre«, sagte ich aufgebracht zu Sandra.

»Mr Barnes?«, fragte sie, nicht sonderlich überzeugt.

»Ja, Mr Barnes.«

»Der Mr Barnes, der den ›Walkürenritt‹ vor sich hin summt, wenn er in der Lehrerküche auf die Mikrowelle wartet? Der so ein Klapprad fährt und dabei Helm und Signaljacke trägt? Der Mann, der ständig allen anbietet, Tee zu kochen, und der übers Wochenende alleine in verschiedene Täler von England fährt und dann Selfies mit hochgestrecktem Daumen auf Instagram postet?«

»Ja. Bisschen seltsam, dass du ihn so gut kennst, aber ja, genau der Typ.«

»Okay. Also, was ist passiert?«

»Erst mal hast du mich im Stich gelassen. Ich bin sicher, dass du das schon vorher wusstest, aber dazu kommen wir später. Ich dachte, ich wäre zuerst da, aber er hat schon auf mich gewartet, ist plötzlich wie aus dem Nichts aufgetaucht. Wir wussten nicht so recht, was wir machen sollten, weil wir beide darauf eingestellt waren, dass du die Führung übernimmst, nachdem es ja deine brillante Idee war, was zusammen zu unternehmen, also sind wir los, um was zu essen, und haben dann ein Pub gefunden, wo das Spiel lief. Da sind wir dann rein. Ich dachte, das ist keine schlechte Idee, müssen wir wenigstens nicht viel reden. Ich hab zwar kein Fußball mehr geschaut seit … egal, das würde dir wahrscheinlich sowieso nichts sagen.«

»Warum nicht?«

»Schaust du Fußball?«

»Nein.«

»Na also.«

»Aber das heißt nicht, dass es mir nichts sagen würde.«

»Aah. Bleiben wir einfach bei der Geschichte. Wir setzen uns also zusammen hin und schauen das Spiel. Zu dem Zeitpunkt weiß ich noch nicht mal, wer eigentlich spielt, aber ich feuere dasselbe Team an wie die anderen im Pub – weil das einfach das Klügste ist. Wir sind komplett von denen umzingelt, und sie stimmen Sprechchöre an, das volle Programm. Barnes reagiert auf jede verpasste Chance und jede knappe Situation für DAS ANDERE TEAM. Ich schau ihn an, so *Was zur Hölle machst du da?*, aber er hört einfach nicht auf. Ich war eigentlich davon ausgegangen, dass er für keine der Mannschaften ist, weil er noch was erzählt hatte von wegen ›Wenn Barnes spielen würde, gäbe es endlich mal richtigen Fußball zu sehen‹ oder so was in der Richtung. Hat Barnes überhaupt eine Fußballmannschaft?«

»Woher soll ich das wissen?«

»Zu dem Zeitpunkt schauen uns die anderen Fans schon echt unangenehm aggressiv an. Ich versuch natürlich, es zu ignorieren, versinke immer tiefer in meinem Glas, aber ich spüre ihre Blicke und fühle mich unwohl in meiner Haut. Dann schießt die andere Mannschaft ein Tor. 1:0. Barnes ballt die Faust und ruft ›Jawoll!‹, und es wird plötzlich totenstill im Raum. Es bleibt beim 1:0, und mit jeder Sekunde, die verstreicht, wird die Stimmung angespannter, die Luft dicker. Ich fange an zu husten, wahrscheinlich vor Aufregung, was noch mehr Aufmerksamkeit auf uns zieht – warte mal, warum lachst du?«

»Weil ich mir vorstellen kann, worauf das alles rausläuft. Und es ist so was von typisch für dich, dass du es noch schlimmer machst.«

»Überhaupt nichts hab ich gemacht. Barnes sagt, er hat Durst, und bietet an, noch was zu trinken zu holen. Ich sage Ja und beschließe, ihn zu begleiten. Als er aufsteht und losgeht, rempelt er diesen riesigen tätowierten

Glatzkopf an, der gerade drei Gläser gleichzeitig trägt. Er schüttet sich seine kompletten Jeans und Schuhe voll, aber die Gläser lässt er nicht fallen. ›Pass auf, Kumpel‹, sagt er. Barnes antwortet ›Ach, leck mich!‹, aber das ist noch nicht alles: Vielleicht kannst du mir erklären, warum sein Akzent plötzlich nicht mehr nach der Frohnatur aus dem Norden klingt, sondern nach Ost-Londoner Cockney? Der andere Typ stellt seine Gläser hin und baut sich vor Barnes auf. Winzig, wie Barnes ist, geht er dem anderen gerade mal bis zur Brust. Der sagt: ›Hast du ein Problem, Kumpel?‹, und Barnes antwortet: ›Ich bin nicht dein Kumpel. Nenn mich noch einmal Kumpel, und ich schlag dir die Tattoos aus dem Gesicht.‹«

Sandra starrte mich mit weit offen stehendem Mund an.

»Hör zu, und dann hat er …«

Es klopfte an der Tür, Sandra und ich fuhren zusammen. Mr Barnes steckte den Kopf zur Tür herein. Er war ganz der Alte, schüchtern, unbeholfen, zurückhaltend, und stotterte eine unsichere Begrüßung.

»Du warst nicht in deinem Klassenzimmer … Wollte nur kurz Hallo sagen«, sagte er verlegen.

»Ich komm nachher vorbei«, antwortete ich.

Mr Barnes nickte, zog den Kopf zurück und ging.

»Hast du das gesehen? Den irren Blick?«

»Haha, ja, wirklich ein Wahnsinniger. Jetzt erzähl schon weiter«, sagte Sandra und bog sich vor Lachen.

»Vergiss es einfach«, schnaubte ich.

»Jaja, denk dir ruhig Geschichten aus, um dein langweiliges Leben etwas spannender wirken zu lassen.«

18

Grace-Heart-Academy-Mittelschule, London, 16:15 Uhr

Das Trappeln von Füßen und das Aufprallen von Lederbällen auf dem Holzboden schallten durch die Flügeltür, vor der ich stand, im Begriff, die Halle zu betreten. Ich hatte mich so schnell wie möglich umgezogen und war trotzdem zu spät. Ich fragte mich, ob Duwayne wohl schon da war. Ich hatte ihn in unserem One-on-One geschlagen. Obwohl ich eine Woche lang ein intensives Kraft- und Lauftraining durchgezogen und im Park Körbe geworfen hatte, war er mir so eindeutig überlegen gewesen, dass ich schließlich darauf verfallen war, einfach meine Größe und mein Gewicht einzusetzen. Schließlich war ich 1,85 groß und er nur 1,75. Ich hatte ihn schlicht in die Enge gedrängt und über seinen Kopf hinweggeworfen, hatte mir die Kraft meines erwachsenen Körpers zunutze gemacht, wie jeder vernünftige Mensch es getan hätte. Es war bis zum Ende knapp gewesen, und ich hatte mit meinem letzten Wurf 11:10 gewonnen. Ich hatte mich betont gelassen gegeben, um ihn nicht zu beschämen, doch insgeheim hatte mich dieses One-on-One mehr unter Druck gesetzt, als bereits vor seinem ersten professionellen Spiel als »The Chosen One« tituliert zu werden.

Mr Black schrie »BASELINE!« und zählte den Countdown, »Fünf, vier, drei …«, die Schüler rannten ans Spielfeldende, »… zwei, eins.« Ich sah Duwayne auf der anderen Seite. Sein Blick war konzentriert nach vorne gerichtet, bis er bemerkte, dass ich ihn ansah. Er lächelte. Ich nickte ihm zu. Ich wusste nicht, wann ich ihn zuletzt, ob ich ihn überhaupt schon je hatte lächeln sehen. »GO!«, rief Mr Black, und die Schüler formierten sich, während ich verwirrt hinterherlief.

Das Training war hart. Am Ende setzte ich mich zum Trinken hin und versuchte mit pumpenden Lungen, so viel Luft wie möglich zu schnappen, um nicht umzukippen. Ich hatte mein oberstes Ziel erreicht: Mach dich nicht lächerlich! Und vielleicht sogar noch etwas mehr.

»Sir! Sir! Ich wusste gar nicht, dass Sie dunken können! Das war MEEEEGA!« Ein paar Kinder kamen begeistert zu mir rüber.

Ich lachte nonchalant, machte einen auf unbeeindruckt, *ach was, ach was.* »Ja, jetzt fordern Sie's nicht raus, Sir, es war nur ein Dunk. Aber wirklich nice gespielt.«

In den letzten paar Minuten des Trainings hatte ich mich plötzlich mitten in einem Fast Break wiedergefunden – nur ich und der Korb. Ich rannte, so schnell ich konnte, und katapultierte meinen ganzen Körper hoch, den Ball in der Hand, die Augen geschlossen. Bevor ich mich's versah, hatte ich gedunkt und baumelte effektvoll vom Korb.

»Sooo cool!« Sie rannten los, klatschten sich jubelnd ab.

Ich sah Duwayne mit Mr Black sprechen und ging auf sie zu.

»Gut, dich hier zu sehen«, sagte Mr Black gerade, der Duwayne und mich überragte. Er wandte sich an mich.

»Er hat Potenzial. Ich will, dass er weiter zum Training kommt und ins Team einsteigt. Wir haben bald ein wichtiges Spiel, um uns für das Meisterschaftsfinale zu qualifizieren. Da können wir jede Hilfe gebrauchen.«

Duwayne blickte strahlend zu uns hoch. »Ich glaub, er ist bereit«, sagte ich und klopfte ihm auf die Schulter. Er nickte. Ich hatte das Gefühl, einen völlig anderen Jungen vor mir zu haben als den, der krumm und mit der Hand in der Hose hinten im Klassenzimmer gehangen hatte.

Die Veränderung, auf die ich die ganze Zeit gehofft hatte, zeichnete sich bereits ab.

»*Tu as riens dit*«, sagte Mami, als ich um sie herummanövrierte, während sie wie angewurzelt mitten in der Küche stand.

»Du hast gar nichts gesagt«, wiederholte sie.

»Und?«, antwortete ich.

»*Tu ne vas pas parler?*«

»Warum soll ich reden, wenn ich nichts zu sagen habe?«

»*Rien du tout?*«

»Ja. Nichts. Gar nichts.« Ich wusch am Spülbecken einen Teller ab und griff nach Messer und Gabel. Ich merkte, wie viel Lärm ich dabei machte – das Scheppern von Metall auf Metall im Spülbecken und das Krachen der Holzschubladen –, doch das war mir egal. Ich war sauer, rasend vor Wut, mein Blut kochte vor giftigem Zorn, aber ich konnte nicht auf *sie* wütend sein. Sie war meine Mutter. Also richtete ich die Wut gegen alles andere und vor allem gegen mich selbst – ließ sie in mir brennen.

Mami hatte *Loso*, *Soso* und *Pondu* gekocht. Ich lud

mir den Teller voll. Sie kochte kaum mehr Pondu in letzter Zeit. Sie sagte, sie komme nicht dazu, doch sie wusste, wie sehr ich es mochte, und ich wusste, dass es ein Friedensangebot war. Ich stürmte aus der Küche ins Wohnzimmer, schaltete den Fernseher ein und drehte die Lautstärke hoch genug, um jede Möglichkeit einer Unterhaltung zu unterbinden.

»Heute auf CNN News: UNBEWAFFNETER SCHWARZER MANN VON POLIZISTEN ERSCHOSSEN. Der Vorfall ereignete sich während einer mutmaßlichen Routinekontrolle zwischen …« Ich schaute die Nachrichten und malmte mit knirschenden Zähnen und zusammengebissenem Kiefer mein Essen. Mami war mir ins Wohnzimmer gefolgt.

»Kannst du das leiser stellen? Ich versuche, mit dir zu reden«, sagte sie. Ich aß weiter, ohne sie zu beachten. Sie griff nach der Fernbedienung und machte leiser. Wir schauten beide schweigend die Nachrichten, wo immer wieder Bilder des leblos am Boden liegenden Körpers eines jungen Schwarzen Mannes gezeigt wurden.

»Bitte erklär mir doch, warum du nichts sagst?«

»Worüber?«, antwortete ich abgehackt, meine Stimme nur ein Schatten ihrer selbst.

»Über mich und …«, sie zögerte, »den Pastor. Es ist jetzt eine Woche her, und du hast nichts gesagt.«

»Ich habe über dich und diesen Mann nichts zu sagen.«

»Wir haben beschlossen, zusammen zu sein. Ich dachte, du würdest dich freuen.«

»Freuen?« Ich sprang ruckartig auf, als hätte ich einen Stromschlag abbekommen. »Für wen?«

»Für mich …«

»Wie soll ich mich denn für dich freuen?« Ich ging um den niedrigen Wohnzimmertisch herum, auf die Vitrine zu, vor der sie stand.

»Was ist mit ihm?« Ich griff nach dem Rahmen mit Vaters Bild und drückte ihn ihr in die Hand. Ich beobachtete, wie sie es zärtlich in beiden Händen hielt und eine einzelne Träne auf das Glas fiel, wie ein Regentropfen aus einer Wolke aus tausend Erinnerungen.

Mit geröteten Augen, einem Blick zwischen Wut und Trauer und mit bebenden Lippen sah sie mich an. Dann schlug sie mir hart mit der offenen Hand ins Gesicht. So fest, dass der Knall noch ein paar Sekunden in meinem Ohr nachhallte. Doch ich zuckte nicht zusammen, weinte nicht wie damals, als ich noch ein Kind gewesen war. Ich war jetzt ein Mann. Ich sah sie wütend an. Dann setzte ich mich wieder hin und starrte wie gebannt in den Fernseher, wo gerade Anwohner zur Erschießung des Mannes befragt wurden. Ich konnte den Schmerz in ihren Gesichtern spüren.

»Daran willst du mich also erinnern …«, sagte sie. »Als ob ich ihn vergessen hätte.«

»Vielleicht hast du das. Er war dein Mann, mein Vater.«

»Es ist zwanzig Jahre her … zwanzig Jahre! Und es vergeht kein Tag, an dem ich nicht an deinen Vater denke. Es vergeht kein Tag, an dem ich mir nicht wünsche, ich hätte ihm gesagt, er solle nicht zurückgehen.«

»Warum heiratest du dann diesen Mann? Warum?«

»Michael, ich habe deinen Vater geliebt. Aber deine Mutter ist alt. Ich bin eine alte Frau, und ich werde noch älter. Ich brauche jemanden, der sich um mich kümmert.«

»Ich kann mich um dich kümmern.«

»Du hast dein eigenes Leben.«

»Er hat nichts getan. Er war mein Vater. Er hatte keine Waffe. Er war unschuldig. Die Polizei hat ihn erschossen, Sie haben ihn erschossen.« Ich sah, wie das junge Mädchen vor laufender Kamera in Tränen ausbrach. Sie hätte eine meiner Schülerinnen sein können. Ich fragte mich, wie es sich wohl anfühlen würde, morgen in die Schule zu gehen, sie im Klassenzimmer vor mir sitzen zu haben und ihr sinnlose Fragen stellen zu müssen. »Hast du deine Hausaufgaben gemacht?«, oder: »Würdest du bitte nach vorne schauen?« Es würde sich so unmenschlich anfühlen. Brutal und gefühllos. Wie diese Welt.

»Michael, ich will, dass du dein eigenes Leben lebst, deine eigene Familie gründest.«

»Ich kann das zwischen dir und diesem Mann nicht akzeptieren.«

»Er ist nicht irgendein Mann. Er ist ein Pastor.«

»Ich traue ihm nicht. Ich will ihn nicht in deinem Leben.«

»Aber ich. Die Entscheidung steht. Wir haben es bereits in der Kirche verkündet. Alle wissen Bescheid.«

»Dann musst du dich zwischen ihm und mir entscheiden. Wenn du ihn heiratest, hast du keinen Sohn mehr, und ich keine Mutter.«

»Das muss endlich ein Ende haben. Zu viele Familien wurden auseinandergerissen, nur weil …« Ich griff nach der Fernbedienung, schaltete den Fernseher aus und stürmte aus dem Raum.

Ich hatte es so eilig gehabt, aus dem Haus zu kommen, dass ich meinen Mantel vergessen hatte. Der Wind klatschte mir gegen den Nacken wie ein Schulhofschläger. Ich zog meine Kapuze hoch und schnürte sie eng um meinen Kopf. Der Wind ergriff Besitz von meinen Gliedern, und ich wollte nach Hause, doch wenn es stimmt, dass Stolz hart macht, dann trug ich einen Panzer, der mich auch vor einem Blizzard geschützt hätte. In meinem Inneren aber war ich weich, beinahe traurig. Der schummrig orange Schein der Laternen erfüllte die Straßen wie schwermütiges Wehklagen. Ich beschloss, die Strecke am Kanal entlangzugehen, wo ich manchmal auch laufen ging, und fand sie etwas dunkler vor als üblich.

Ich konnte nicht glauben, dass Mami heiraten wollte, und dann auch noch ausgerechnet diesen Pastor. Ich traute ihm nicht. Wie konnte sie nur? Was war mit meinem Vater? Wie konnte sie ihn vergessen und einfach weitermachen? In meiner Tasche vibrierte mein Handy. Ich hatte drei verpasste Anrufe von Mami und eine Reihe Nachrichten:

Was machst du? Ruf mich an, Bro. Asap – Jalil
Hey, alles klar? – Sandra

Sandra hatte die seltsame Fähigkeit, ihre Nachrichten immer so zu timen, dass sie genau zu dem passten, was gerade in meinem Leben los war. Ohne es zu wissen, fragte sie mich immer genau dann, wie es mir ging, wenn ich es gerade am nötigsten hatte. *Alles okay. Bei dir?*, antwortete ich. *Joa. Beef mit meinem Freund. Können wir uns sehen?* Die Antwort kam schnell. Ich ließ Jalils Nachricht vorerst unbeantwortet und schaltete mein Handy aus. Die Kälte war inzwischen unerträglich. Ich beschloss, mich wieder auf den Heimweg zu machen. Die Brücke war genau vor mir, und wie beim letzten Mal sah ich dort die Gruppe von Phantomen lauern. Ich sah Duwayne. Seine Nasenspitze ragte unter der pelzbesetzten Kapuze seiner Daunenjacke hervor, die Hände hatte er in die tief sitzende Jogginghose gesteckt. Ich fühlte mich hintergangen, wäre am liebsten auf ihn zugelaufen, um ihn von dort wegzuzerren, als wäre ich sein Vater. Doch darüber hatten wir nicht gesprochen. Ich fragte mich, ob er mich vielleicht noch nicht gesehen hatte, und beschloss, es dabei zu belassen und einen anderen Weg nach Hause zu nehmen.

Wir – Jalil, sein Vater und ich – liefen die Edgware Road entlang, vorbei am Hilton Hotel und der Apotheke, bis zu den vielen Restaurants, vor denen vor allem junge Männer aus dem Nahen Osten saßen und Kringel aus Shisha-Rauch in die Luft bliesen. Ich war nach der Arbeit bei Jalil vorbeigekommen, um seinen Vater kennenzulernen. Als ich ihn, um die richtigen Worte ringend, »Sir« genannt hatte, hatte er geantwortet: »Bitte nenn mich Baba. Ich habe schon so viel von dir gehört, du bist auch mein Sohn.« Er hatte mich auf die Wange geküsst und umarmt. Seine Wärme hatte mich umhüllt und eine langjährige Leere in mir gefüllt, wenn auch nur ein kleines bisschen. Manchmal werden Sehnsüchte auf ganz unerwartete Weise gestillt. Ich hatte seinen mit starkem Akzent vorgetragenen Geschichten gelauscht, die Jalil schon tausendmal gehört haben musste. Als Baba schließlich unruhig geworden war und etwas hatte essen gehen wollen, waren wir losgezogen und auf der Suche nach einem Restaurant in diesem Teil der Stadt gelandet.

»Macht er das immer?«, fragte ich Jalil. Er sah mich an und nickte schmallippig. Er wusste genau, was ich meinte. Baba eilte mehrere Schritte vor uns her.

»Auch wenn er nicht weiß, wo es langgeht, läuft er immer voraus.« Ich kicherte, weil ich darin Jalil wiedererkannte: Wenn wir in einer Gruppe unterwegs waren, landete er immer irgendwie als Anführer an der Spitze.

»Wo gehen wir hin?«, fragte ich.

»Keine Ahnung. Am besten dahin, wo am wenigsten los ist, dann kann er nicht so leicht eine Szene machen.«

»Klingt logisch. Weißt du, welches Restaurant Aminahs Familie gehört?«

»Nein. Ich weiß nur, dass es irgendwo in dieser Straße ist, aber sie wollte mir nicht sagen, welches es genau ist.«

»Oh Gott, am Ende landen wir ausgerechnet dort«, sagte ich und lachte bei dem Gedanken. Jalil sah mich ernst, erschrocken und alles andere als belustigt an.

»Das ist echt nicht witzig, Bro. Stell dir das mal vor.«

»Das passiert schon nicht, keine Sorge. Die Wahrscheinlichkeit geht gegen null.«

Nachdem wir die ganze Edgware Road entlanggelaufen waren und mehrere Restaurants betreten und wieder verlassen hatten, entschieden wir uns für eines, das eher kahl und nur spärlich dekoriert war: vereinzelte Werke arabischer Gegenwartskunst und dezente Sitar-Klänge, um dem Ganzen einen ›authentischen‹ Touch zu verleihen.

»Es ist ganz offensichtlich für Touristen«, sagte Jalil, um sich zu beruhigen. »Außerdem ist das nicht Aminahs Stil. Die Farben sind viel zu langweilig.«

Ich musterte Jalil und dachte an den Einfluss, den Aminahs Stil auch auf ihn hatte. Er machte sich vor allem im

Haus bemerkbar – ein paar Blumen, ein gerahmtes Bild, Duftkerzen –, doch auch seine Kleider waren plötzlich farbenfroher. Heute trug er einen knallorangen Sweater über einem hellblauen Hemd, das im Kontrast zu seinen Augen stand, kakifarbene Chinos und braune Stiefel. Wir bestellten genug Gerichte, um das ganze Restaurant satt zu machen.

Baba schlang das Essen hinunter, faltete das Naan mit der Hand und ging strategisch vor wie ein Raubtier, während Jalil einen auf vornehm machte und mit Messer und Gabel aß.

Ich fing mit Messer und Gabel an, tat es dann aber Baba gleich und nahm die Hände.

»Mein Sohn …« Wenn Baba Jalil ansprach, stellte ich mir vor, er würde auch mich meinen. Die Anrede ertönte wie der Stoß einer Fanfare am Anfang jedes Satzes.

Jalil reagierte auf jede Aussage über dieses oder jenes Familienmitglied oder darüber, was gerade wo passiert war, mit einem »Ja, Baba«, und seine Stimme wurde immer ausdrucksloser und leiser, bis sie nur noch ein müdes Flüstern war.

»Und überhaupt: Worauf wartest du noch?«, fragte Baba, hörte auf zu essen, faltete die Hände und sah Jalil an.

»Womit, Baba?«, fragte Jalil, ehrlich verwirrt.

»Mit dem Heiraten! Jetzt tu nicht so«, antwortete Baba höhnisch.

Jalil stöhnte auf. Ich saß als stiller Beobachter daneben.

»Du musst. Du hast keine Zeit mehr. Ich erwarte, dass du bis Ende des Jahres verheiratet bist. Eine Familie gründest.«

»Baba, es ist jetzt nicht der richtige Moment …«

»Kein Aber! Als ich in deinem Alter war, hatten deine Mutter und ich längst damit angefangen. Du warst schon ein großer Junge.«

»Aber was für dich das Richtige war, ist nicht unbedingt das Richtige für mich.«

»Ich sagte, kein Aber.«

Jalil verstummte und senkte den Kopf.

»Ich sage, du musst heiraten … Ich will dir das Haus überschreiben, mein Sohn. Nur deinetwegen komme ich noch hierher. Ich möchte nicht mehr zurückkommen. Hier ist nicht mein Zuhause.«

19

Downtown Chicago, Illinois, 18:39 Uhr

»*Ay*, das ist genau mein Shit, Mann«, sagt Banga aufgeregt und dreht den Afro Trap lauter. Der Bass wummert so heftig, dass die Autotüren vibrieren und die zwei Würfel am Rückspiegel hin und her schwingen. Michael ist in das Taxi eingestiegen, und als Banga gefragt hat: »Wohin?«, hat er ihn aufgefordert, draufloszufahren. Banga hat erkannt, dass Michael nicht einfach im Urlaub ist, er hat ihn als Reisenden erkannt, auf der Reise des Lebens – als Suchenden.

»Alles klar, Mann. Dann ab nach Chi-Town, in meine Stadt. Ich führ dich rum«, sagt Banga, das Lodern zweier Orte in seinem Akzent: das Feuer seiner afrikanischen Wurzeln vereint mit der Hitze der Pariser Banlieues, in denen er aufgewachsen ist. Banga redet ununterbrochen, schüttet Michael sein Herz aus, und Michael hört aufmerksam zu, lauscht jedem noch so banalen Detail, von der Frau, die er fast geheiratet hätte, um an eine Greencard zu kommen, bis zu seinem Frühstück heute Morgen. Sie sind jetzt in der Innenstadt von Chicago, Banga zeigt eifrig auf alle Sehenswürdigkeiten, an denen sie vorbeifahren: das United Center, die Michael-Jordan-Statue, das DuSable Museum für afroamerikanische Geschichte, das Museum für zeitgenössische Kunst und so weiter.

Chicago ist eine Stadt, die sich dir übereignet, sie ist ein Freund, der anruft und fragt, wie es dir geht; der Fremde in der U-Bahn, der sich Zeit nimmt, sich deine Probleme anzuhören; das freundliche Lächeln auf dem Gesicht eines Passanten; das nötige »Packen wir's an!« für eine Idee oder ein Projekt; zur Umarmung ausgebreitete Arme; all die Wärme trotz der Kälte des Sees, die sogar eine Träne auf deiner Wange gefrieren lassen könnte, doch die Jahreszeiten nehmen ihren Lauf, und mit der Sonne kommt die Herrlichkeit.

»Wie geht's dir, Mann? Du wirkst irgendwie gestresst. Du bist zu still. Es gefällt mir nicht, wenn Leute zu still sind. Du redest, ich hör zu«, sagt Banga.

Michael sieht in den Rückspiegel, durch den Banga ihn breit angrinst, und sieht wieder weg. Gestresst. *Das dauert zu lange. Er ist lang und beschwerlich, dieser Weg zum Tod, schmerzhafter als der Tod selbst. Wir leben, als seien wir frei, weil wir den Tag nicht kennen, an dem es uns trifft. Doch ich habe einen Pakt geschlossen, die Entscheidung getroffen, nicht auf das Ende zu warten. Der letzte Tag erwartet mich. Bis dahin ist jeder Tag eine Qual, eine Besessenheit des Geistes.*

Gestresst. Es ist leichter, jemand anderen zu töten, als sich selbst. Der Wille zu überleben ist der mächtigste aller Instinkte, und wer ihn überwindet, ist nicht schwach, sondern ausgesprochen stark.

»Lass uns was zu essen besorgen«, sagt Banga und reißt den aus dem Fenster starrenden Michael aus seinen Gedanken.

Es ist spät. Sie machen halt bei einem karibischen Fastfood-Restaurant und holen sich Curry Goat und Patties.

Sie essen im Auto. Die Zahl auf dem Taxameter bewegt sich inzwischen im dreistelligen Bereich, aber das ist Michael egal – »Lass es laufen«, hatte er gesagt, als Banga danach gefragt hatte.

Eine plötzliche Nostalgie überfällt ihn, wie beim Gedanken an eine verflossene Liebe, an die guten und die schlechten Zeiten. Er denkt an die karibischen Restaurants in Dalston oder in der Tottenham High Road und daran, wie es immer auch etwas Einnehmendes hat, wenn die Mitarbeiter an der Kasse nie lächeln und wie sie sagen »*We nuh ave that*«, und wie man trotzdem immer wiederkommt, weil man es liebt. Ja, Liebe trifft es ganz gut, aber eben eine spezielle Art von Liebe, die nur wenige kennen – eine Liebe nur für uns.

Michael fühlt sich verwundbar und allein. In der Nähe derer zu sein, die ihn kennen, ist zu viel, doch die Nähe eines Fremden ist zu wenig. Banga fährt Michael in die South Side, lenkt den Wagen auf den Parkplatz in der 82nd Street, wo Michael wohnt. Es fällt wieder Schneeregen, und in den Schlaglöchern bilden sich Pfützen von der Größe kleiner Seen. Die Straßen sind leer. Der Baumarkt auf der anderen Seite, der Friseursalon und das unscheinbare Restaurant gegenüber dem Martial-Arts-Studio im selben Gebäude sind alle geschlossen.

Michael greift in seine hintere Hosentasche und bezahlt Banga mit mehreren Scheinen, ohne hinzusehen. Banga nimmt das Geld zögernd entgegen. Er sieht Michael an, als würde er ihm gerne etwas zurückgeben, etwas Größeres.

»Yo, hör zu, ich hol dich morgen ab. Um neun, wenn meine Schicht zu Ende ist. Wir treffen uns hier, okay?«

»Cool.« Sie checken zum Abschied ein.

Das helle Licht der hohen Straßenlaterne durchbricht die Düsternis des Apartments. Michael ist unruhig. Hellwach sitzt er auf dem Sofa im Wohnzimmer, starrt in das Nichts draußen vor dem Fenster und atmet, atmet, atmet.

Weil der Bus Verspätung hat, verpasst Michael die Hochbahn, also beschließt er, zu Fuß zu gehen. Er läuft an Häusern und Wohnungen vorbei, alle in verschiedenen verblichenen Farben und mit zerbrochenen Fensterscheiben, durch die Licht in eine zerbrochene Welt einfällt; vorbei am Friseursalon und am Gemischtwarenladen an der Ecke, vor dem spätnachts ein bewaffneter Sicherheitsmann steht, wie Michael festgestellt hat, als er nach zwei Uhr nach Hause gekommen ist und die Pistole gesehen hat, die der Mann wie ein Ehrenabzeichen am Gürtel trägt; vorbei an den Wandbildern von Helden der Community, von denen er manche kennt, andere nicht – und die ihm alle ähnlich sehen –; dann vorbei an der Kirche, an dem karibischen Takeaway, bei dem er haltmacht, um sich etwas Kochbanane zu holen, bevor er weiter auf die Brücke zugeht, zur Station Cottage Grove.

Als Michael dort ankommt, entdeckt er auf der rechten Seite eine Tankstelle mit einem Geldautomaten-Symbol.

Er geht zu dem Automaten und prüft seinen Kontostand – $ 3211. Zum ersten Mal fällt Michael auf, wie schnell das Geld zur Neige geht, wie schnell das Unvermeidliche näher und näher rückt. Er flucht murmelnd vor sich hin und schlägt mit der Faust auf die Tastatur des Automaten. Er atmet erschöpft aus und spürt, wie etwas Leben aus ihm weicht. Er hebt 200 Dollar ab.

Ein Mann kommt auf Michael zu. Er sieht bedrückt aus. Groß, dunkel, weite Kleidung, unrasiert – wie ein Spiegelbild von Michael durch die Augen eines anderen.

»Yo, Bruder«, sagt der Mann mit einer höheren Stimme, als man erwarten würde. »Woher kommst du?« Er hält kurz inne. »Bist du Afrikaner?«

Michael sieht den Mann an, unsicher, was er darauf antworten soll. *Das Wissen darum, wie unsere Geschichten uns gebeutelt haben, zwei gefallene Äste desselben Baums, die Blätter durch die gewaltigen Winde von zweitausend Jahreszeiten verweht, versprengte Saat in fruchtloser Erde.* Im normalsten Ton, den er zustande bringt, antwortet Michael: »Ja.«

Der Mann macht einen Schritt auf ihn zu, und sie schütteln sich die Hände und umarmen sich, als hätten sich zwei verlorene Brüder wiedergefunden.

»Ich wusste es irgendwie«, sagt der Mann. »Irgendwas an dir ist anders.«

Anders. Michael fragt sich, worin er sich wohl unterscheidet, denn was auch immer der Mann in ihm für einen Unterschied erkannt hat, erkennt er selbst in dem Mann als Gemeinsamkeit. Dann reden sie, über ihr Leben, erzählen einander alles seit ihrer Geburt, über ihre Familie, ihr Zuhause, über Länder und überhaupt kein Land und kommen zu dem Schluss: »Sie haben uns rein gar nichts über unsere Geschichte beigebracht, Mann.«

Michael bemerkt die Tattoos am Hals des Mannes: Pyramide, Kreuz, Afrika. Der Mann trägt einen Durag, darüber ein Cap, und für einen Moment wird er selbst zu dem Mann und sieht sich selbst an, sieht mit den Augen eines anderen das Gesicht, das er nach und nach vergisst. Er spürt, was der Mann spürt – dass auch in ihm ein Kampf um das Leben tobt – ein Kampf um den Lebenswillen.

Banga fährt vor und bringt sein staubiges grün-gelbes Taxi mit einem Quietschen zum Stehen wie einen Sportwagen. Er grinst übers ganze Gesicht.

»Du stehst doch auf Bücher und den ganzen klugen Shit«, sagt Banga lachend, als er losfährt. »Also dacht ich mir, wir könnten zu diesem Open Mic.«

»Ja?«, entgegnet Michael ehrlich überrascht und fragt sich, warum er nicht damit gerechnet hat, dass Banga sich für etwas Kulturelles, Kreatives interessieren könnte.

»Ja! Schriftsteller und Dichter lesen da einfach ihre Sachen vor, erzählen Geschichten. Das ist in so 'ner Cafébar, da können wir auch was essen … Geht auf mich.« Banga wendet den Blick von der Hauptstraße ab und lächelt Michael an.

Sie betreten die Cafébar, gehen an der Bar vorbei in das ruhigere Café, das dahinter versteckt ist. Sie bestellen Essen und Getränke und setzen sich. Es ist ruhig und warm, trotz der kühlen Luft, die von draußen hereinkriecht. Der Raum füllt sich langsam, und der Moderator, ein stämmiger Typ namens Pete, eröffnet den Abend, während Banga ohne Punkt und Komma weiter über die Fahrgäste redet, die er heute im Taxi hatte. Michael hört nickend zu, heuchelt Aufmerksamkeit. Der Moderator ebnet den Weg für die Reise, auf die jeder der Dichter das Publikum mitnehmen wird; jedes Gedicht eine Geschichte; jede Geschichte ein Universum.

Er stellt den nächsten Vortragenden vor, der aus dem

Publikum auf die Bühne kommt und sich hinter dem Mikrophon aufbaut. Er trägt eine eng anliegende Mütze und einen sorgfältig zerzausten Bart. Ein Mann, der mit seiner Wortgewalt Welten bereist. Banga redet weiter, sieht sich dann aber auch veranlasst zuzuhören. Das Publikum wendet sich dem Dichter zu, er lässt den Raum verstummen.

»Das Gedicht, das ich heute mit euch teilen möchte, ist entstanden, als ich durch eine der schwersten Zeiten meines Lebens gegangen bin, als jeder Tag in bittere Monotonie getaucht war, als ich das Gefühl hatte, in völliger Dunkelheit gefangen zu sein, und nicht mehr aufwachen wollte, um noch einen Tag zu erleben.« Die Stimmung im Raum verändert sich ein wenig, das Publikum kommt zur Ruhe, schließt die Münder und öffnet die Herzen.

»An den meisten Tagen verbringe ich den ganzen Tag damit, mich zu fragen, was die Tage eigentlich bringen – und ich stecke fest.

Stecke fest zwischen zu viel Sorge und zu wenig Fürsorge, zwischen zu langem Abwarten und zu schnellem Aufgeben, und meine Füße zittern auf dem schmalen Grat. Ich schau mich um und seh nur lachende Gesichter, das grünere Gras auf der anderen Seite, die offenen Augen, das breite Lächeln, die Herzen voll, die Musik voll aufgedreht, nervöse Freude über die zufällige Berührung zweier frisch Verliebter, ganz hin und weg. Und dann seh ich mich selbst – und komme nicht vom Fleck.

Vielleicht ist es nur eine Fassade. Nur eine schlechte Scharade, die verstecken soll, dass wir alle leiden, dass kein Stolz der Welt den See der Tränen trocknen kann. Die Jahre des Schmerzes und das Warten, dass die Wolken sich lichten und die Angst sich legt wie Staub. Und wisst ihr was? Manchmal bin ich einfach müde. Kaum stark genug, die Last meines schweren Herzens zu tragen, vom Gewicht der Welt auf meinen Schultern ganz zu schweigen. Manchmal muss ich allein sein, kein Internet, kein Bildschirmschein, und manchmal will ich einfach fliehn. Doch hin und wieder hör ich eine Stimme in mir, und jede Silbe klingt wie ein Tröpfchen Licht, und sie spricht zu mir: ›Lauf nicht. Warum willst du laufen, wenn du doch Flügel hast? Flieg!‹ Das hier ist für alle, die Flügel haben und trotzdem immer weiterlaufen. Bitte lauf nicht weg – flieg!

Flieg wie der Stift des Dichters über das Papier, flieg, als wäre dein zwölfter Geburtstag und du hättest dir eben ganz fest etwas gewünscht, als du die Flamme von der Größe der Sonne ausgepustet hast, und als hätte das Universum jetzt dein Wohnzimmer erfasst. Flieg wie ein Fahrradfahrer in der Stadt, um Mitternacht bei Mondenschein, mit Kopfhörern und freihändig bergab. Flieg wie der Läufer im Park seine Runden, im Wettlauf mit dem Sonnenuntergang, ohne Reue, als wären alle Fehler deines Lebens jetzt verschwunden. Flieg, als hätte dein Schwarm dich endlich mal bemerkt und käm nun auf dich zu – sie mit Rosen, du in schicken Hosen – und sie will ein Date mit dir, nachdem du immer dachtest, sie hält dich für ’nen Freak – flieg, als hättest du nie mit der Liebe gehadert. Als wärst du nicht allein. Es gab doch eine Zeit, als alles, was du dir wünschtest, wahr wurde. Dein Kopf ist dein wertvollster Besitz, übertroffen nur von deinem Herzen, mit dem du fühlst, und sie bestehen aus demselben Stoff – und jetzt flieg!

Flieg, als machtest du dir keine Sorgen um die Tage und Wochen und Jahre, die vergehen, denn an jedem Tag, den du erlebst, bist du jünger, als du jemals sein wirst, und wir leben ewig, in jedem Traum, in jedem Schlaf, bewahren wir einen Teil von uns, um ihn einander zu schenken.

Das hier ist für alle, die Flügel haben und trotzdem immer weiterlaufen. Bitte lauf nicht weg, flieg!«

$ 3011

Während die Menge applaudiert, steht Michael auf und eilt zur Toilette. Er stürzt zum Waschbecken, dreht das kalte Wasser auf und klatscht es sich ins Gesicht. Er starrt in den Spiegel, starrt dieses Gesicht an, das daraus zurückstarrt – das Gesicht, das er langsam vergisst, das er vergessen wissen will. Die Tränen steigen ihm in die Augen und beginnen zu fließen, erst als kleines Rinnsal, dann als reißender Strom. *Ich habe Angst. Ich spüre, wie es näher rückt, spüre das schwebende Schwert über meinem Kopf, das jeden Moment zu fallen droht, und ich habe Angst. Doch wovor habe ich Angst? Es gibt keinen anderen Ausweg.*

Die Entscheidung ist gefallen, ich selbst habe sie gefällt. Und ich stehe zu dieser Entscheidung. Aber was ist das für ein Gefühl? Ich fühle mich leichter, erleichtert, frei. Dieser Weg ist der beste, denn im Gegensatz zu allem anderen in meinem Leben habe ich ihn mir ausgesucht.

Die Tür geht auf, und jemand kommt rein. Michael spritzt sich noch mehr Wasser ins Gesicht, um seine Tränen zu verstecken. Er kehrt zu seinem Platz neben Banga zurück, der nicht nachfragt, seine kurze Abwesenheit vielleicht gar nicht bemerkt hat. Michael sieht sich nach dem Dichter um, doch er ist weg. Der Dichter ist weg, doch seine Worte bleiben.

»Ich fühl mich so leicht, Mann. Ein Gewicht ist von mir abgefallen«, sagt Michael zu Banga, als sie wieder im Taxi sitzen und Richtung South Side unterwegs sind. Die Straßen sind ruhig, scheinen von einem Frieden überzogen, den er auf sie projiziert, so wie Mondlicht aus einem klaren, dunklen Himmel fällt.

»Wie meinst du?«, fragt Banga mit einem breiten Grinsen.

»Ich weiß nicht. Ist nur so ein Gefühl. Kennst du das Gefühl?«

»Ja, Mann.« Banga lacht und nickt, lehnt sich im Sitz zurück, die rechte Hand am Lenkrad, und blickt zwischen der Straße und Michael hin und her. »Ja, das kenn ich.«

Sie sind nicht mehr weit weg von zu Hause, fahren an dem Laden mit dem übergroßen bewaffneten Sicherheitsmann vorbei.

Sie erreichen den Parkplatz vor der Wohnung, wo sie eigentlich langsamer werden und halten sollten, doch Banga hält die Geschwindigkeit und fährt vorbei.

»Lass noch weiterziehen«, sagt Banga, ehe Michael Einspruch erheben kann. »Ich will dir noch was zeigen, bisschen rumhängen. Ist ja noch früh.« 1:00 Uhr. Und obwohl es nicht mehr früh ist, stimmt Michael Bangas Plan zu.

»Cool. Wo geht's hin?«

»Eine Bar. Ganz entspannt. Noch bisschen was trinken und dann nach Hause«, antwortet Banga.

Michael schweigt. Die Lesung, die seine Seele beflügelt hat, hat sich schließlich als genau das Richtige erwiesen, vielleicht sollte er sich also auch einfach weiter auf den restlichen Abend einlassen.

Sie fahren immer weiter in den Süden der Stadt, kommen schließlich in die Vororte, ins Grüne, wo eine unheimliche Stille jedes Geräusch verdächtig klingen lässt. Sie fahren an einem Einfamilienhaus nach dem anderen vorbei – weißer Zaun, vorneraus Rasen, hintenraus Gärten. Banga fährt jetzt langsamer und lenkt den Wagen in ein Industriegebiet. In einiger Entfernung parken Lastwagen, das ganze Gelände ist voller Lagerhallen, großer Container und leerer Kartons. Banga parkt, und sie steigen aus.

Seltsamer Ort für eine Bar. Doch das ist Amerika, hier ist alles möglich. Über ihnen steht der Mond voll und hell am Himmel. Sie gehen zum Vordereingang der Lagerhalle, um die Absperrgitter herum auf eine unscheinbare Tür aus provisorischen metallenen Rollläden zu. Dort stehen zwei Security-Männer, die aussehen, als hätten sie ihre besten Jahre in einer Dunkelzelle verbracht. Banga geht zielstrebig auf einen der Männer zu, der andere schenkt ihnen keine Beachtung und spricht in sein Headset. Der Security-Mann tastet Banga von vorne und hinten ab und winkt ihn durch. Dann ist Michael an der Reihe. Er folgt Banga. Sein Herz klopft in ängstlicher Erwartung. Als sie reinkommen, sagt Banga ein Wort und steckt der Frau am Einlass etwas Geld zu. Durch einen schmalen Korridor gelangen sie zur nächsten Tür, durch die laut wummernde Musik dringt. Banga öffnet die Tür, und sie betreten eine Bar. Am Tresen sieht Michael Dutzende

Frauen aller Hautfarben in Bikinis tanzen und herumwirbeln, mit festen, definierten Körpern, sexy, wie man sie sonst nur aus Musikvideos kennt. Eine Barkeeperin bereitet die Drinks, die die Tänzerinnen aufnehmen und servieren. Michael folgt Banga, und sie finden einen Platz, wo sie sich hinstellen können, im Hintergrund, aber doch nah genug an der Mitte des Raums, wo noch mehr Frauen in Bikinis an ihnen vorbeigehen und Drinks servieren. Michael blickt auf die Bühne in der Mitte. Dort ist eine Stange von der Decke bis zum Boden angebracht, die leuchtet, als bestünde sie aus magischem Metall.

Ein Stripclub! Ein verdammter Stripclub!

20

South Side Chicago, Illinois, 1:15 Uhr

Michael versucht, sich nicht anmerken zu lassen, wie fehl am Platz er sich fühlt. Das Unbehagen bringt seine Haut zum Kribbeln, als würden Insekten darauf herumkrabbeln. Die Stripclubs in London sind ihm immer vorgekommen wie ein Who's Who perverser mittelmäßiger Geschäftsleute mittleren Alters auf der Flucht vor ihren sterbenslangweiligen Leben mit langweiligen Jobs, langweiligen Frauen und langweiligen Kindern, doch hier ist es anders. Alle hier drin sehen aus und verhalten sich wie er: jung und cool. Nach und nach füllt sich der Raum. Da sind junge Männer, die mit Geldscheinen wedeln, da sind Frauen, die mit ihren Freundinnen unterwegs sind, sogar Paare sind zu sehen. Banga holt Drinks. Er sieht Michael mit seinem üblichen Grinsen an und sagt: »Ich wusste, dass du nicht mitkommst, wenn ich dir sage, wo's hingeht.«

In der Ecke steht ein Geldautomat. Banga geht rüber, um etwas abzuheben. Eine Frau kommt auf Michael zu und tanzt ihn an, dreht sich um und nähert sich ihm langsam. Er spürt die Weichheit ihres Körper gegen seine Härte und macht erschrocken einen Schritt zurück. Banga sieht zu und kichert, hält sich sein Glas vor den Mund. Dann flüstert er der Frau etwas ins Ohr und steckt ihr etwas zu. Michael geht jetzt auch zum Geldautomaten, hebt etwas ab und steckt es in den Geldbeutel.

Die Begierde steht Michael ins Gesicht geschrieben, als er ihren Körper zu einem Spielplatz für seine Augen macht, doch innerlich bleibt er fern.

Alle scharen sich jetzt um die mit Scheinwerfern bestrahlte Bühne in der Mitte. Der Ansager – ein knapp 1,50 großer Mann mittleren Alters mit Sonnenbrille und in einem zu großen Fünfknopfsakko, das seinen Oberkörper lang und seine Beine kurz wirken lässt – heizt das Publikum an. Ein paar Frauen kommen auf die Bühne, beginnen, an der Stange zu tanzen und ihre olympiareifen athletischen Fähigkeiten zu präsentieren. Eine Frau in einem orangen Bikini dreht sich am oberen Stangenende und hält ihren Körper dabei komplett gerade wie eine fliegende Superheldin. Der Menge verschlägt es den Atem, als sie sich fallen lässt und nur knapp über dem Boden wieder an der Stange stoppt. Voller Ehrfurcht betrachtet Michael die Körper wie Kunstwerke.

Banga geht näher zur Bühne, jubelt und johlt. Er zieht ein Bündel Geld aus der Tasche und verstreut es in Richtung der Frauen auf der Bühne. Alle um ihn herum tun dasselbe. Michael wird klar, dass es hier nicht nur um die Show geht, sondern auch um eine übereifrige Zurschaustellung von Reichtum. Also beginnt auch er, Geld auf die Bühne zu werfen. Die Frauen beenden ihre Show, doch die Nacht geht weiter. »Komm«, sagt Banga und führt Michael weg.

»Was passiert jetzt?«, fragt Michael beklommen.

»Keine Sorge. Wir gehen auf die Privatparty«, antwortet Banga, noch aufgeregter als zuvor. Sie gehen durch

Türen, die Michael überhaupt nicht aufgefallen sind, geheime Pforten zu einer anderen Welt. Sie betreten einen Raum, in dem laut wummernde Musik und Rauch sie umhüllen. Der Raum ist nur schwach beleuchtet, ein leichter burgunderroter Schein umgibt sie wie der Himmel. Ein paar Männer stehen rum, groß, mürrisch, in teuren Klamotten, cool.

»Yo, das ist mein Junge Michael«, stellt Banga ihn einem Typen vor, der nickt und Michael mit Handschlag begrüßt, als wäre auch er von hier. Sie setzen sich auf eine große Ledercouch um einen Tisch, auf dem Champagner auf Eis und Gläser stehen. Banga entkorkt die Flasche und ist sofort von Frauen umgeben. Er schenkt ihnen ein. Direkt gegenüber von Michael auf der Ledercouch sitzt eine junge Frau. Sie starrt über ihn hinweg, über den Raum hinweg, in ihr eigenes Universum. Dann ist sie plötzlich wieder da und sieht ihn an. Ihre Augen sind wild, ihr Gesicht von einem Feuer und einer Wut erfüllt, die alles, was sich ihr in dem Weg stellt, zu Staub zerfallen lässt. Er stellt sich den Sturm in ihrem Inneren vor, wie er durch eine Wüste fegt, durch die verlassene Stadt ihrer Seele, und wie er sich nie legt.

Sie steht auf, streckt sich im Gegenlicht, ihre Locken federn auf und ab. Die Seidenrobe hängt ihr locker von den Schultern, bedeckt nur leicht ihre Brustwarzen. Was das Licht mit ihrer Haut macht, können nur Mystiker erklären. Sie trägt dieselbe Farbe wie die Leinwand der Sterne. Wenn Schwarz Summe und Ursprung aller Farben ist, ihre Essenz, dann ist Schwarzsein die Manifestation dieser Essenz. Ihre Augen sind zwei kollidierende galaktische Nebel, ihr Mund kann ganze Sternbilder verschlingen.

Michael beobachtet, wie sie aufsteht und sich einer anderen Frau nähert. Sie zieht sie an sich, immer enger, bis sie sich Hüfte an Hüfte, Nabel an Nabel, Brust an Brust gegenüberstehen. Sie küsst sie auf die Lippen, ganz leicht nur, sodass sie sich zwar berühren, das schummrige Licht aber noch zwischen ihren Mündern hindurchfällt. Sie sieht Michael an, ihr Blick ist ein Schlachtruf, eine Reise zwischen Leben und Tod.

Als Michael neben sich blickt, ist Banga weg. Er bleibt cool, doch in seinem Inneren ergreift sein Herz panisch die Flucht. Noch eine Frau kommt lächelnd auf ihn zu und nimmt seine Hand.

»Willst du einen Tanz?«, fragt die Frau mit der blonden Perücke. *Nein*, denkt er nervös, steht aber trotzdem auf und folgt ihr. Die Frau stellt sich vor ihn, dreht sich langsam um und drückt ihren perfekt geformten Körper gegen seinen. Er ist plötzlich umgeben von einer, zwei, drei, dann unzähligen Frauen. Die Frau mit der Perücke nimmt seine Hand und sagt: »Wenn du etwas siehst, was dir gefällt, komm mit.« Schwach vor Verlangen und von Einsamkeit überwältigt fügt er sich. Sie führt ihn und ein paar junge Frauen in einen dunklen Raum. Der Bass dringt nur gedämpft hierher, aber seine Vibration erschüttert das Bett, auf dem Michael jetzt sitzt. Vor ihm tanzen die Frauen sinnlich. *Das ist der Stoff, aus dem Pubertätsphantasien sind. Eine Geschichte, die ich sofort meinen Jungs erzählt hätte, doch jetzt bin ich verwirrt, abgekoppelt und allein. Ich will hier nicht sein. Doch gehen will ich auch nicht.*

Sie ist auch hier, mit ihrem Kriegerinnengesicht. Sie sieht ihn an, als würde sie durch ihn hindurchblicken.

»Na? Was darf's sein?«, fragt die Frau mit der blonden Perücke und presst ihre Brust gegen Michael, sodass er sie durch sein Shirt spürt. Er beugt sich zu ihr runter und flüstert ihr etwas zu. Sie blickt zu ihm hoch und grinst, nickt und streckt die Hand aus. Er greift in seine Tasche und reicht ihr blind ein paar Scheine. Dann winkt die Frau mit der blonden Perücke die anderen Frauen mit sich hinaus, und nur eine bleibt im Raum zurück. Sie.

$ 2611

»Willst du nur glotzen, oder was?«, fragt sie, vor ihm stehend. Ihre Stimme klingt genau, wie er sie sich vorgestellt hat, wie eine Revolution, wie Frieden für eine kriegsgebeutelte Nation.

»Ich weiß nicht, wie man so was angeht …«

Er fordert sie mit einer Bewegung auf, sich neben ihn zu setzen, und sie tut es. Sie schweigen eine Weile. Das einzige Geräusch ist das Klopfen ihrer Herzen im Takt mit dem Wummern des Basses.

»Wie heißt du?«

»Savannah Jade.«

»Ich meine, in echt.«

»Oh«, kichert sie. »Das sag ich dir ganz sicher nicht.«

»Warum bist du hier?«

Die Frage bringt sie zum Lachen. »Alles klar bei dir?«

»Ich meine, was machst du hier?«, fährt Michael fort. »Warum machst du das?«

»Dasselbe könnt' ich dich auch fragen«, sagt sie, und er hat keine Antwort darauf.

»Ich bin hier, um was zu verdienen. Geld zu machen. Es ist ein Job, wie du auch einen hast … offensichtlich.«

»Aber du bist doch so viel mehr …«

»Yo, woher kommst du?«, fragt sie, was in seinen Ohren aber eher klingt, als wollte sie ihn fragen: *Was glaubst du eigentlich, mit wem du redest? Du kennst mich überhaupt nicht.* Sie dreht sich von ihm weg, zieht ihre Seidenrobe zu.

»London«, antwortet Michael.

»Ah«, erwidert sie und klingt plötzlich verständnisvoller. »Deshalb stellst du so bescheuerte Fragen?« Sie lacht.

»Und du?«, fragt er. Sie zögert.

»New York«, antwortet sie schließlich. »Bist du so ein weirder, schüchterner Nigga, der auf Fetischkram steht?«

»Nein, nein …«

»Gut. Für so was werd' ich hier nicht gut genug bezahlt.«

»Nein, tut mir leid. Ich wollte dich nicht beunruhigen.«

»Beunruhigen?«, lacht sie. »›Beunruhigen‹, sagt der Nigga …«

»Ich will nur reden«, sagt er. Sie hört auf zu lachen und schweigt.

»Können wir uns hinlegen?«, fährt Michael fort. Er legt sich zuerst hin. Nach ein paar Sekunden und einem tiefen Seufzen legt sie sich zu ihm. Sie liegt weit weg, auf der anderen Seite des Bettes. Der Abstand zwischen ihnen tut sich auf wie ein Canyon.

»Alles in Ordnung?«, fragt sie.

»Nein«, antwortet er. Sie sieht ihn an. Er schaut an die Decke. Er erinnert sich an sein Versprechen. Er kann und will niemandem nahekommen, aber sie, sie ist anders. Er ist die Wüste, sie ist der Ozean, und sie sind dafür bestimmt, sich irgendwo an Land zu treffen.

»Wünschst du dir manchmal, du könntest sterben … aber ohne das Sterben?«, fragt er. »Also, nicht sterben, sondern einfach aufhören zu existieren, verschwinden, unsichtbar sein, und mit dir alle Hinweise auf dein Leben, auch die Erinnerungen, die andere Leute an dich haben, in ihrem Kopf und in ihrem Herzen. Einfach alles weg.«

»Du gehörst zu einem Therapeuten auf die Couch, nicht in einen Stripclub. Für so was werd ich nicht bezahlt …« Sie setzt sich auf, als wollte sie gehen, hält dann aber inne.

»Das Leben ist nur so schwer, und ich weiß, es ist für jeden schwer, aber ich kann nur verstehen, was für mich schwer ist, was ich fühle, in diesem Geist und in diesem Körper, und ich will mich so nicht fühlen. Nicht mehr.«

Sie legt sich wieder hin und atmet tief durch, streckt die Hand aus und berührt seine mit den Fingerspitzen – elektrisch. Wie instinktiv verflechten sich ihre Finger ineinander, und ihre Handflächen berühren sich. Sie zieht ihn an. Er rollt sich zu ihr, sie rückt näher zu ihm, und der Canyon zwischen ihnen schließt sich. Sie ist von ihm umschlossen, er hat die Arme um sie gelegt. Ihr Kopf ruht auf seinem Arm wie auf einem Kissen, er streicht ihr mit den Fingern durchs Haar.

Ihr Atem gleicht sich an, seine Brust hebt und senkt sich im Einklang mit ihrer. Sie reden eine Weile. Reden über den Tod und Aliens, über multidimensionale Realitäten, das Multiversum und Zeitreisen. »Wusstest du, dass die Zeit stehen bleibt, wenn man sich schneller als in

Lichtgeschwindigkeit bewegt?« fragt sie, und er antwortet: »Das ist es also, was gerade passiert.« Sie reden über Sex und Liebe, über Zuhause, darüber, wo sie gerne noch hinwollen, über ihre Lieblingsbücher, über eine Reise durch viele Jahreszeiten, über Helden und Heldinnen; seiner ein Mann, über den er nicht genug weiß, ihre eine Frau, die aus der Tragödie ihrer Hautfarbe einen Triumph gemacht hat. Über verschiedene Arten des Schwarzseins und darüber, wie es Zeit und Raum durchwirkt und wie die Tatsache, dass sie beide heute hier sind, aus einer Verschmelzung unendlicher Möglichkeiten resultiert. Wie irgendwo ein Ahne um ihr Leben gekämpft hat, als sie noch nichts weiter waren als eine vage Vorstellung. Sie sprechen über das Hier und Jetzt und über nichts. Überhaupt nichts. Inmitten der Stille zieht Michael sie näher an sich und spürt ihre Wärme. Er fragt sich, wie nah Ikarus wohl der Sonne gekommen ist, bevor seine Flügel Feuer fingen, und ob sich sein Sturz vielleicht auch anfühlte wie Fliegen.

Michael wacht auf. Er tastet nach der anderen Bettseite. Sie ist leer. Er setzt sich auf, und ihm wird klar, dass er eingeschlafen ist. Wo ist sie? Fieberhaft durchsucht er seine Taschen nach seinem Handy und seinem Geldbeutel. Sie sind nicht da. Fuck! Er springt aus dem Bett und zieht ruckartig die Decke zurück, fährt suchend mit den Händen über die Matratze, unter die Kissen, wirft sie zu Boden, schaut unter das Kopfteil, unter die Matratze, unter das Bett, kann sie aber nicht finden. *Ich wurde ausgeraubt. Ich hätte es wissen müssen.* Niedergeschlagen setzt er sich wieder aufs Bett, und sein Blick fällt auf den Nachttisch. Er macht die Lampe an. Da liegen sein Handy und sein Geldbeutel. Und eine Nachricht. *Falls du mal in New York bist – 332 483 1182.* Er seufzt erleichtert und drückt sich das Handy, den Geldbeutel und den Zettel grinsend an die Brust. Er macht den Geldbeutel auf und schaut in die Fächer. Das Geld ist weg. Er schnalzt mit der Zunge. Aber er lächelt. Die ganze Sache amüsiert ihn. Dann fällt ihm wieder ein, wo er ist und dass er alleine ist. Er will nur noch weg. Wo ist Banga?

Michael verlässt unauffällig den Club, schlüpft hinaus in die industrielle Wildnis. Er entdeckt Banga auf dem Parkplatz, wie er gegen das Taxi gelehnt seine letzte Zigarette raucht.

»Wo warst du, Mann?« Michael stürzt auf Banga zu, der erschrocken die Zigarette auf den schneebedeckten Boden fallen lässt.

»Yo, Mann«, lacht er dann. »Die Frage ist, wo warst *du*?«

»Ich hab dich gesucht. Du warst von einem Moment auf den anderen einfach weg.«

»Hatte was Geschäftliches zu erledigen. Ich wusste, dass du klarkommst. Wollte, dass du Spaß hast, dich ein bisschen amüsierst. Ich dachte, ich warte einfach hier draußen auf dich.«

»Und wenn was passiert wäre?«

»Ist es aber nicht, oder? Chill mal, Bro. Jetzt bist du ja da. Gehen wir«, sagt Banga, zitternd vor Kälte. Sie steigen ins Taxi, dessen alte, surrende Heizung kalte Luft ausstößt, bevor sie warm wird.

»Und? Hat's dir gefallen?« fragt Banga grinsend.

Michael zuckt mit den Schultern.

»Ich komm ständig hierher. Hast du die Mädchen da

drin gesehen? Der Wahnsinn. Du bist doch zum Schuss gekommen, Bro?« Michael schweigt.

»Ja, oder? Haha, das ist mein Junge!« Banga hebt die Hand zum High Five oder etwas in der Art, und als Michael nicht reagiert, umfasst er stattdessen seine Schulter, als wäre er sein großer Bruder.

»Ich wollte nur, dass du bisschen Spaß hast, Mann. Du hast gewirkt, als könntest du etwas Spaß gebrauchen.« Michael schnaubt missmutig.

Sie fahren durch die grünen Vororte Chicagos zurück in die South Side. Der Schnee leuchtet im Mondlicht. Banga dreht die Bluesmusik aus dem Radio auf, wiegt den Kopf leicht im Rhythmus und singt mit. Michael denkt an die junge Frau, deren Namen er nicht kennt. *New York*, denkt er und greift sich an die Tasche, um sich zu überzeugen, dass der Zettel mit ihrer Nummer noch da ist.

$ 1811

21

Colindale,
Nord-London, 17:46 Uhr

Baba schaute gerade mit wippendem Kopf und einem breiten Grinsen Videos von lange vergessenen Erinnerungen und hörte seine Lieblingslieder aus seiner Kindheit auf dem iPad, als plötzlich ein seltsamer Ruck durch seinen Körper ging. Jalil bemerkte es nicht. Er saß mit Kopfhörern am Computer, so nah, dass seine langen Wimpern beinahe den Bildschirm berührten. Baba zuckte noch einmal, diesmal fiel er dabei vom Sessel. Er ließ das iPad fallen und griff sich an die Brust. Ich rief laut nach Jalil. Er drehte sich langsam um, als wäre er sich nicht sicher, ob er wirklich etwas gehört hatte, und sah erst mich an, bevor sein Blick auf seinen Vater fiel.

»Baba?«, flüsterte er. Baba versuchte, die Kraft aufzubringen, sich wieder in den Sessel zu setzen, stürzte aber erneut zu Boden. Sein Atem ging langsam und schwerfällig. Alle Farbe schien plötzlich aus seinem Gesicht gewichen.

»Ich glaub, das ist ein Herzinfarkt«, sagte ich, griff nach meinem Handy und wählte den Notruf. »Richte ihn auf, damit er bequem sitzt, und hol ihm etwas Wasser.«

Jalil schob Baba ein paar Kissen unter den Kopf.

»Rettungsleitstelle, was ist passiert?«

Jalil kam mit einem Glas Wasser zurück und flößte Baba kleine Schlucke ein.

»Wir brauchen einen Krankenwagen.«

Ich sah, wie sich ein besorgter Ausdruck auf Jalils Gesicht ausbreitete. Die Belastung, die die Anwesenheit seines Vaters bedeutet hatte, wich Mitleid und Angst, ihn zu verlieren. Er hatte sich noch nie ein Leben ohne seinen Vater vorgestellt, genauso wenig, wie ich mir eins mit meinem vorstellen konnte. Besonders in den letzten Jahren war sein Vater immer ein Bezugspunkt für ihn gewesen, eine Landkarte, wenn man sich verlaufen hatte, immer greifbar, immer echt, während meiner nur eine Idee und eine Erinnerung war. Wir warteten auf den Krankenwagen. Baba setzte sich auf, spielte die Schmerzen herunter. Der Krankenwagen kam schneller als erwartet. Sie luden Baba hinten in den Wagen, in eine warme Decke gewickelt; da lag er in seinem Kaftan, mit einer Sauerstoffmaske auf dem Gesicht und einem Blutdruckgerät um den Arm.

»Es kann leider nur einer von Ihnen mitfahren.«

»Kein Problem. Ich nehme ein Taxi, wir sehen uns im Krankenhaus«, antwortete ich. Ich umarmte Jalil und winkte Baba zu, obwohl er es nicht sah.

Der entspannte Sonntag hatte eine Wendung genommen, die keiner von uns erwartet hatte. Ich kam beim North Middlesex Hospital an und trat aus dem kalten Herbstnebel in den Rezeptionsbereich. Auf der Suche nach dem Weg zur Kardiologie sah ich mich um und erblickte müde Gesichter. Ich fand Babas Zimmer. Jalil stand vor der Tür. Er sah mich, bevor ich ihn begrüßen konnte, und wir umarmten uns länger, als es unter anderen Umständen angebracht gewesen wäre.

»Wie geht's ihm?«

»Es geht ihm okay. Er ist jetzt da drin und wird untersucht.«

Ich atmete erleichtert aus – ein Windstoß, der ein Segelschiff hätte in Bewegung setzen können.

»Danke, dass du gekommen bist, Bro.«

»Na klar, ich bin für dich da. Für euch beide.«

Jalil nickte bestätigend und starrte dann in einen unsichtbaren Abgrund hinter mir.

»Musst du morgen nicht arbeiten?«, fragte er dann und sah mich wieder an. Das musste ich, aber daran dachte ich jetzt nicht. Außerdem hätte es von mangelndem Mitgefühl gezeugt, meinen besten Freund ganz alleine zu lassen.

»Mach dir wegen mir keine Gedanken.«

»Aminah wollte eigentlich auch noch kommen, aber ich hab ihr gesagt, sie soll lieber zu Hause bleiben. Sie kommt besser morgen. Ich hab gesagt, sie soll den Abend mit ihrem Vater verbringen und ihn wertschätzen, wenn ich schon meinen nicht genug zu schätzen gewusst habe.«

Seine Worte klangen in meinem Herzen wider wie ein Gong, erzeugten eine laute, empfindliche Vibration. Den Abend mit ihrem Vater verbringen. Manchmal bin ich auf die falschen Dinge neidisch. Ich legte ihm die Hand auf die Schulter und redete ihm gut zu, vielleicht auch mir selbst. Die Tür zum Krankenzimmer ging auf, und eine Ärztin kam heraus.

»Hallo, ich bin Dr. Patel«, sagte sie mit wohldosiertem Mitgefühl und blickte zwischen Jalil und mir hin und her. »Der Zustand Ihres Vaters ist stabil. Er ist in besten Händen. Wir müssen allerdings noch weitere Untersuchungen vornehmen. Das soll Sie nicht beunruhigen, wir wollen nur sichergehen, dass wir nichts übersehen.«

»Danke, Doktor. Kann ich ihn sehen?«

»Ja, natürlich.«

Jalil ging auf die Tür zu und bedeutete mir, ihm zu folgen. Ich hielt mich zaghaft hinter ihm. Baba lag leicht nach oben geneigt mit geschlossenen Augen im Bett – eine trügerische Imitation von Schlaf.

»Baba …«, flüsterte Jamal und näherte sich ihm langsam. Er ging neben dem Bett auf die Knie. Baba atmete tief und angestrengt.

Jalil legte den Kopf in die Hände. Zwei Tränen tropften kurz nacheinander auf den Boden. Baba streckte die Hand aus und berührte Jalil. Sie umarmten sich zärtlich. Baba nahm die Sauerstoffmaske ab.

»Baba«, sagte Jalil panisch.

»Geht schon, keine Sorge«, antwortete Baba mit schwacher Stimme. Er drückte Jalils Hand noch etwas fester. Jalil nickte.

»Mein Sohn …«

»Ja, Baba …«

»Du musst … meinen Wunsch erfüllen.«

»Ja, Baba.«

»Es ist mein letzter Wunsch … dass du …«

»Ja, Baba.«

»Versprich es mir.«

»Ja, Baba.«

»Es ist Zeit.«

Babas Atmen wurde plötzlich noch schwerer, er begann keuchend zu husten. Sofort kam eine Krankenschwester herein.

»Alles in Ordnung, er muss sich nur ausruhen«, sagte sie und setzte Baba die Sauerstoffmaske wieder auf. »Und

Sie sehen aus, als könnten Sie auch etwas Ruhe gebrauchen«, fügte sie hinzu und strich Jalil über den Rücken. Jalil stand auf und ging langsam auf die Tür zu, wo ich die ganze Zeit gestanden hatte. Gemeinsam verließen wir den Raum.

»Kommen Sie morgen wieder. Sollte sich sein Zustand verändern, rufen wir Sie an.«

»Danke«, sagte Jalil freundlich.

»Das ist zu viel. Ich weiß einfach nicht, was ich machen soll«, sagte er draußen, sein Gesicht eine bleiche Version seiner selbst.

»Ist schon gut. Alles wird gut«, sagte ich und umarmte ihn fest.

Ich wachte mit dröhnenden Kopfschmerzen auf. Mein Körper fühlte sich an, als hätte jemand aus dreißig Metern Höhe einen Haufen Ziegelsteine auf mich fallen lassen. Ich wollte mich nicht rühren, doch die Kopfschmerzen entwickelten sich zu einer Migräne unerträglichster Art, zu einer Seelenqual. Ich stand auf und suchte nach etwas zu essen und Kopfschmerztabletten.

Es war still im Haus, und kalt. Ich hatte mich krankgemeldet, ohne darüber nachzudenken, wie oft das in letzter Zeit vorgekommen war. Als ich mit einem Teller, einem Glas und einem Päckchen Paracetamol von der Küche ins Wohnzimmer ging, saß dort Pastor Baptiste auf dem Sofa und las Zeitung. Überrascht und erschrocken sah er zu mir hoch. Er faltete umständlich die Zeitung zusammen und stand auf, um mich zu begrüßen. Er sagte Hallo und knipste seinen üblichen überschwänglichen Charme an. Ich antwortete reserviert und entschied, mich wie geplant zum Essen hinzusetzen. Ich musterte den Pastor von oben bis unten, analysierte jede Faser seines Körpers, konnte jedoch nichts entdecken. Der Gedanke daran, wie er und Mami sich herumschlichen wie Teenager, wie sie verzweifelt die erstbeste Gelegenheit nutzten, zusammen zu sein, war abstoßend.

»Bitte verstehen Sie meine Anwesenheit nicht falsch, Michael«, sagte Pastor Baptiste nach einer langen Stille. »Ich war nicht über Nacht hier«, stotterte er. »Ich bin nur auf dem Weg zur Kirche vorbeigekommen.«

»Das ist mir ehrlich gesagt völlig egal, Pastor.« Ich starrte ihn an, mit Augen wie geballte Fäuste.

»Wissen Sie, Michael, ich weiß, dass diese harte Hülle nur eine Fassade ist.«

»Ach?«

»Ja. Ich spüre die Unruhe, die Sie plagt. Sie müssen nicht mit mir darüber reden, aber Sie sind jederzeit herzlich willkommen, es zu tun.«

»Tatsächlich?«, fragte ich mit allem Zynismus, den ich aufbringen konnte.

»Natürlich!«

Ich schnaubte verächtlich.

»Und wenn es Ihnen unangenehm ist, ausgerechnet mit mir zu sprechen, ist der Herr immer da, um zuzuhören. Er hört alles.« Pastor Baptiste lächelte und schwieg. Mami kam aus dem Schlafzimmer und blieb wie angewurzelt stehen, wodurch die Stimmung nur noch angespannter wurde.

»Michael, was machst du denn hier?«

»Ich wohne hier«, antwortete ich.

»Also …«, sagte der Pastor fröhlich, in dem Versuch,

die Spannung im Raum zu lösen. »Ich gehe dann mal.« Er stand auf, griff nach seiner Tasche und steckte sich die zusammengefaltete Zeitung unter den Arm.

»Ich wünsche Ihnen einen wunderschönen Tag, Michael.« Ich sah nur kurz mit einem schmallippigen Lächeln zu ihm auf und konzentrierte mich dann wieder auf meine Cornflakes. Er ging auf Mami zu, um sich zu verabschieden. Ich beobachtete sie aufmerksam, bereit aufzuspringen, sollte ich etwas sehen, das mir nicht gefiel. Er breitete weit die Arme aus und legte ihr die Hände auf die Schultern, setzte erst zu einem Kuss auf den Mund, dann auf die Wange an, bevor das Ganze schließlich in einer unbeholfenen halben Umarmung mündete. Die Sohlen seiner ledernen Loafers klapperten beim Rausgehen auf dem Holzlaminat.

»Kapuze runter, Mann!«, fuhr ich Duwayne an, als er mit den anderen das Klassenzimmer betrat. Das »Mann« rutschte mir so raus, klang verbittert und unzufrieden. Die Klasse spürte es auch. Normalerweise verhielten sie sich freundlich und einnehmend, gaben einem zurück, was man ihnen entgegenbrachte. Manchmal spürten sie jedoch, wenn man nicht in Stimmung war, und behandelten einen wie eine tickende Zeitbombe, von der sie hofften, dass sie nicht explodierte oder dass die Explosion zumindest nicht sie erwischte. Die anderen machten sich an die Arbeit, kratzten stumm mit den Stiften über das Papier. Ich beobachtete Duwayne, wie er mit den Händen in der Hose in der hinteren Reihe fläzte. Bilder von ihm auf der Brücke schossen mir wie Blitze durch den Kopf. Wie er mit hochgezogener Kapuze und hängenden

Armen dastand, wie er mit seinem Handy fuchtelte, Fotos machte und der Welt den Mittelfinger zeigte.

»Nimm die Hände aus der Hose«, fuhr ich ihn an, woraufhin er sie erschrocken herauszog.

»Hast du vor, heute noch was zu arbeiten?« Ich ging zu ihm und knallte ihm das Buch auf den Tisch, das er in einer der letzten Stunden hatte liegen lassen. Ich spürte, wie der Rest der Klasse aufhörte zu schreiben und uns beobachte. Duwayne zuckte gleichgültig mit den Schultern.

»Raus hier!«, explodierte ich. Ich brüllte so laut, dass meine Stimme widerhallte. Duwayne stand auf und ging an meinem ausgestreckten Zeigefinger vorbei zur Tür.

»Und ihr anderen zurück an die Arbeit!« Ich spürte, wie die Klasse schnell wieder die Köpfe senkte und weiterschrieb. Ich folgte Duwayne auf den Gang.

»Komm mal her«, sagte ich mit fester Stimme, während er schon wegging. »Willst du mir vielleicht erklären, was los ist?«

Er zog es vor zu schweigen, ein Recht, das ich ihm nicht zugestand. Ich sah ihn noch durchdringender an, zwang ihn zum Reden.

»Ich warte.«

»Ich mach doch gar nix.«

»Verstehst du nicht, dass genau das das Problem ist?«, sagte ich beinahe knurrend und musste all meine Willenskraft aufbringen, um die Flüche zurückzuhalten, die sich den Weg aus meinem Mund bahnen wollten. Er zuckte mit den Schultern. Ich ging wieder ins Klassenzimmer, wo die Schüler die Tür fixiert hatten, als könnten sie durch sie hindurchsehen. Als ich reinkam, machten sie sich schnell wieder an die Arbeit. Ich machte mit dem Telefon auf meinem Pult einen Anruf, setzte mich auf meinen Platz und blickte an die hintere Wand des Klassenzimmers. Kurz darauf erschien Mr Black in der Tür, sein Kopf ragte über den Türrahmen. Er hätte ihn beim Eintreten einziehen müssen, ich ersparte ihm die Mühe und kam zu ihm auf den Flur.

»Sir«, sagte er. Er war größer als Duwayne und ich, sodass es aussah, als wäre er unser beider Vater.

»Duwayne hier, Sir«, sagte ich, »scheint zu glauben, er könnte in meinem Unterricht auftauchen, ohne etwas zu tun.« Während ich sprach, blickte Mr Black zwischen mir und Duwayne hin und her. »Mir ist nicht ganz klar, warum er denkt, das wäre in Ordnung. Vor allem, weil er ja wohl auch nicht auf die Idee kommt, zum Basketballtraining zu gehen und dort nichts zu tun. Das weiß ich, weil ich ihn die letzten paar Wochen beobachtet habe.«

Wir sahen beide Duwayne an. Er senkte den Blick, und hätte sich in diesem Moment ein Loch im Boden aufgetan, hätte er wohl den Kopf hineingesteckt. Er wirkte verwundbar, schüchtern und entblößt. Nur noch ein Schatten des Jungen auf der Brücke oder des Jungen in der letzten Reihe oder des Jungen, der auf dem Flur seine Mitschüler packte und gegen die Wand drückte.

»Hast du was zu deiner Verteidigung zu sagen, Duwayne?«, fragte Mr Black. Duwayne rührte sich nicht, zuckte mit keiner Wimper.

»Okay, ich nehme ihn mit, Sir. Geben wir ihm etwas Zeit, über sein Verhalten nachzudenken.«

22

Grace-Heart-Academy-Mittelschule, London, 18:59 Uhr

Ist alles in Ordnung? Sandra. Ich nahm mein Handy vom Pult, um zurückzuschreiben. Es war neunzehn Uhr an einem Freitagabend am Ende einer langen, frustrierenden Woche.

Nein. Mein Leben bricht in sich zusammen, und wie sehr ich mich auch bemühe, nichts bessert sich.

Beinahe hätte ich die Nachricht abgeschickt, löschte sie jedoch schnell. Ich begann von Neuem.

Wünschst du dir auch manchmal, einfach alles hinter dir zu lassen? Für immer? Alles aufzugeben, deinen Job, dein Haus, deinen Namen, deine Identität, alles, was du bist, was du auch bist, und einfach zu gehen und zu verschwinden, unbemerkt von der Welt? Eine weitere Nachricht, die ich dann doch löschte.

Mir geht's gut.

Es ist nur … Du bist in letzter Zeit irgendwie nicht du selbst.

Ich wusste nicht, was sie damit meinte, doch ihre Worte erschütterten die tektonischen Platten in meinem Inneren. Es stimmte. Ich war nicht ich selbst. Ich fühlte etwas.

Irgendetwas in mir drin, obwohl ich es nicht benennen konnte. Es fühlte sich an, als säße ich in einem Sturm mitten auf dem Meer in einem Schiff, das sich mit Wasser füllt, und hätte einen kleinen Eimer, mit dem ich das Wasser verzweifelt zurück ins Meer schöpfe, nicht ahnend, dass sich im Rumpf des Schiffs ein Leck befindet und alle Mühe aussichtslos ist. Und eigentlich bin ich gar nicht *im* Schiff, ich *bin* das Schiff – zum Scheitern verurteilt, zum Schiffbruch.

Bist du noch da?, schrieb sie direkt hinterher.

Ja. Du?

Jup. Dachte mir schon, dass du noch hier bist, also bin ich auch noch geblieben.

Als ich gerade dabei war, das Klassenzimmer zu verlassen, kam Sandra herein. Sie lächelte zärtlich, und mit ihren Wangenknochen hob sich auch meine Stimmung.

»Was machst du noch?«, fragte sie.

»Nichts«, sagte ich.

»Gehst du nicht mit ins Pub?« Ich lachte beinahe, meine Mundwinkel bewegten sich ganz leicht nach oben. Das reichte ihr.

»Wir könnten was essen gehen? Und reden?«, schlug sie vor. Ich hatte keine Lust, aber ich wollte auch nicht Nein sagen, und allein sein wollte ich auch nicht. Ich reagierte nicht. »Nur wir zwei«, fügte sie hinzu. Sie beugte sich näher, öffnete meinen Mantel, legte mir sanft die Hand zwischen Brust und Bauch und bewegte sie, als suchte sie mein umherwanderndes Herz. Sie sah zu mir hoch, ich auf sie hinab.

Sie stellte sich auf die Zehenspitzen und berührte mit ihren Lippen vorsichtig die meinen. Eine Art Kuss, eine Nachricht, vielleicht sogar ein ganzer Brief.

»Ich sollte gehen«, sagte ich. Sie kam von den Zehenspitzen wieder auf dem ganzen Fuß zum Stehen und sah nickend zu Boden.

Ich rauschte aus dem Gebäude, ignorierte die gerade aufbrechenden Pubgänger, die Typen, die vom Bolzen auf dem Sportplatz zurückkamen, und die Rezeptionistin und den Hausmeister, die ständig an der Pforte flirteten und die offensichtlich miteinander ins Bett gingen, aber vehement alle Gerüchte abstritten. Es regnete, doch ich interessierte mich nicht für den Regen oder für irgendetwas anderes. Auf dem Weg zur U-Bahn spürte ich, wie das Wasser meine Stirn hinunterlief und mein Gesicht benetzte. Geballte Fäuste, aber nichts zum Hineinschlagen, und eine schwelende allumfassenden Wut in meinen Fingerspitzen. Früher hatte ich manchmal gegen Wände geschlagen oder mich sogar geprügelt, doch jetzt hatte ich nichts mehr, wogegen sich meine Wut richten konnte, nichts und niemanden außer mir selbst.

Wenn ich nach Hause ging, würde ich nur noch wütender werden. Ich wollte nicht riskieren, Mami zu begegnen, oder sogar Pastor Baptistes Gesicht zu sehen. Wenn ich jetzt seinen falschen Charme ertragen musste, würde ich mit Sicherheit ausrasten.

Ich beschloss, stattdessem lieber die U-Bahn zu nehmen und am Kanal entlangzugehen. Die Sonne war schon lange untergegangen, es war dunkel, und der Kanal sorgte für zusätzliche Kälte und Düsterkeit. Hier, zwischen den Drogensüchtigen und Obdachlosen, den vierstöckigen Häusern der Reichen und den Kanalbooten war nichts. Nichts bis auf eine schimmernde Leere, ein irisierendes Vakuum. Das Gefühl, dass alles belebt ist, aber im Sterben liegt.

Stundenlang starrte ich in die anziehende Dunkelheit des Kanals. Sie lockte mich, eine Weile zu ihr zu kommen und zu bleiben. Ich ging die ganze Runde und bog dann ziellos zurück auf die Hauptstraße ab, wo mich Hunderte von Menschen erwarteten, die ausgelassen, fröhlich und laut ihre Ambivalenz mit einem Elixier aus schon bald vergessenen Erinnerungen und dem Schweiß von schon bald bereutem Sex verschleierten. Ich betrachtete sie und auch mich selbst mit Verachtung, fragte mich, warum ich nicht mehr wie sie sein konnte, warum ich in diesem Körper feststeckte wie in einer Gefängniszelle, lebenslang, und ob ich je daraus entkommen würde.

Ich versteckte mich hinter einem am Straßenrand geparkten Lieferwagen und lugte dahinter hervor, um zu sehen, ohne selbst gesehen zu werden. War das Mr Barnes? Ich sah jemanden mit einer ähnlich seltsamen Körperform, einer ähnlich kleinen Statur und einem ähnlich o-beinigen Gang zur Brücke hochlaufen. Ich ging in sicherem Abstand hinterher. Er erreichte die Brücke, ging auf einen der Jungen aus der Gruppe mit den hochgezogenen Kapuzen und den tief sitzenden Jogginghosen zu. *Was macht er da?* Ich wusste, was er machte. Dasselbe, was alle in solchen Nächten hierhertreibt, derentwegen die Jungen hier warteten. Der Kreislauf blieb derselbe, nur die Gesichter änderten sich. Ich hatte es schon mehrere Male gesehen, war schon mehrere Male mittendrin gewesen. Ich hatte nur noch nie jemanden, mit dem ich arbeitete, auch hierherkommen sehen, in diesen Teil der Welt. Eine Unterwelt, die nach den Regeln einer Unterwelt-Ökonomie funktionierte, in der der teuerste Preis, den man bezahlen konnte, das eigene Leben war.

Der Junge mit der Daunenjacke und der hochgeschlagenen Kapuze nickte und gab dem Rest seiner Crew ein Zeichen.

Duwayne! Da war er, tauchte aus der Gruppe auf. Der untere Teil seines Gesichts war von einer heruntergezogenen Balaclava verdeckt, sein Kopf steckte unter zwei Kapuzen – der seines Trainingsanzugs und der seiner Jacke. Ich erkannte ihn nur an den Augen, und ich kannte diese Augen gut. Kannte die Niedergeschlagenheit, die Angst. Sie führten Mr Barnes den Weg zum Kanal hinunter.

Geh da nicht mit, du Idiot. Er folgte ihnen, entweder völlig ahnungslos und naiv oder ganz bewusst, als täte er es nicht zum ersten Mal. Ich kannte ihre Routine, wusste, wo sie ihre Drogen versteckten, wie sie die Mauer an einer bestimmten Stelle aushöhlten, ihren Vorrat dort hineinpackten und die Öffnung mit Ziegeln wieder verschlossen. Einer stand immer Wache, aber weit genug entfernt, um für den Fall, dass sie aufflogen, auf der sicheren Seite zu sein.

Ich folgte ihnen und wickelte mir meinen Schal wie eine provisorische Kapuze um den Kopf. Ich beobachtete sie, wartete. Sie gingen zur Unterseite des Kanals an der zweiten Brücke, wo der Hohlraum des Tunnels alle Geräusche verstärkt. Der große Junge mit der Kapuze, mit dem Mr Barnes am Anfang geredet hatte, verschwand irgendwo und tauchte mit etwas in den Händen wieder auf, während Duwayne und zwei andere warteten. Mr Barnes griff in seine Tasche und gab dem großen Jungen mit der Kapuze Geld, der es zählte und Mr Barnes die Drogen gab.

»Was soll das? Das ist alles? *Fuck off!*«, hörte ich Mr Barnes' Stimme, gedämpft durch die Entfernung, als er die Tüte im Licht der nächsten Lampe betrachtete. »Ihr schuldet mir noch was.«

Der große Junge mit der Kapuze antwortete etwas, das ich nicht hörte, und schubste Mr Barnes. *Geh einfach, Mann. Hau da ab.* Ich flehte, betete zu einem Gott, irgendeinem Gott, der mich erhören würde. Mr Barnes schubste den großen Jungen mit der Kapuze heftig mit beiden Händen zurück, sodass er hinfiel. Eine Faust flog durch die Luft, traf Mr Barnes seitlich am Kopf und brachte ihn zu Fall. Ich verlor den Überblick, sah nicht, ob es der große Junge mit der Kapuze war oder Duwayne oder jemand von den anderen Jungen, aber sie stürzten sich auf ihn, schlugen und traten auf ihn ein, ein Gewitter aus Schlägen ging auf seinem zusammengerollten Körper nieder. Der große Junge mit der Kapuze rannte weg, die anderen durchsuchten noch Mr Barnes' Taschen, schnappten sich Handy, Geldbeutel, Schlüssel und Kleingeld, bevor sie wie um ein Stipendium konkurrierende Sportler in die nächtliche Dunkelheit rannten. Ich griff nach meinem Handy und tippte die Nummer des Notrufs ein. Ich zögerte. Ich hörte, wie Mr Barnes vor Schmerzen stöhnte und sich auf dem Boden wand. Ich drückte auf Anrufen, legte aber wieder auf, bevor es zu klingeln begann. Ich steckte mein Handy wieder in die Tasche, zog den Schal noch etwas enger und ging. Ich erreichte die Hauptstraße, froh, wieder in der Zivilisation zu sein.

»Haben Sie das gehört? Da drüben?«, sagte ich zur ersten Person, der ich begegnete. Eine Frau, die mit ihrem Mann zum Abendessen unterwegs war. »Ich glaube, da wurde gerade jemand überfallen.« Ich ging, ohne mich noch einmal umzudrehen.

Nach Luft schnappend kam ich zu Hause an. Es herrschte Totenstille. Alle Lichter waren aus. Ich ging direkt in mein Zimmer, zog Jacke und Schal aus, warf alle Last von mir. Ich lebte noch.

Vielleicht ist das alles – Hölle und Feuer und Zorn. Vielleicht ist das die einzige Wärme, die wir spüren dürfen, das Einzige, was wir an diesem Ort zu fühlen bestimmt sind. Diese Stadt liebt uns nicht. Sie schlägt ihre Haifischzähne in uns, nagt uns das Fleisch ab und spuckt uns wieder aus. Diese Stadt liebt uns nicht. Sie sperrt uns ein, verurteilt uns zu Strafen, von denen wir nicht einmal wissen, dass wir sie ableisten. Unsere Zellen sind die Straßen, die Blocks, die Wohntürme, die finsteren Seitengassen, die U-Bahn-Schächte, die Kanäle, der Morast, die Früh- und die Nachtschichten, die Fabriken, der Fuß der Treppe, diese lebenslange Haft, die uns auferlegt, vererbt wird. Diese Stadt liebt uns nicht.

Wir machen diese Stadt aus, doch sie macht uns kaputt. Wir nehmen diese Stadt und tätowieren sie uns auf die Zungen, wohin wir auch gehen, tragen ihren Namen vor uns her wie einen Fanfarenstoß. »Dort komme ich her«, sagen wir, doch die Stadt liebt uns nicht. Wir geben uns dieser Stadt hin, leben für diese Stadt. Und das alles, damit sie sich nach allem, was du für sie getan hast, umdreht und sagt: »Na und?«, und dich rauswirft oder dir winkt, sobald du drohst zu gehen? Du kannst nicht gehen. Du kennst nichts außer dieser Stadt, hast nie etwas anderes kennengelernt. Sogar ein Gefängnis wird einem ein Zuhause, wenn man nichts anderes kennt. Diese Stadt liebt uns nicht. Sie hat kein Trauerlied und kein Gebet für uns. Kein Gott hört unser Wehklagen. Wir kennen keinen Himmel und fürchten keine Hölle. Diese Stadt liebt uns nicht – diese Stadt, dieses Land, diese Welt.

Teil III

La Belle Dame sans Merci

23

Harlem, New York City, 19:15 Uhr

Michael kommt in der 135th Street aus der U-Bahn. Autos fahren lautlos vorbei, und die Bäume, vom unnachgiebigen Wind hin und her geweht, wiegen sich im Gebet oder in Erlösung. Als er den Frederick Douglass Boulevard entlanggeht, spürt er die Geschichte dieser Straßen in seinen Gliedern. Bald wird er *sie* treffen, und er fühlt all den Spuren nach, die sie in der Erinnerung seiner Sinne hinterlassen hat: ihr Duft wie ein Feld namenloser Blumen; ihre Berührungen wie die eines Schamanen bei der Heilung einer gepeinigten Seele; ihre Stimme wie Trompetenklänge, die die Mauern um sein verschlossenes Herz zum Einstürzen bringen; und ihr Gesicht wie ein Waffenstillstand, eine unerwartete Friedenserklärung.

Denn Frieden spürt er hier, er kommt ihm näher. Er geht durch die Straßen und mischt sich unter die Leute. Er spürt Frieden, weil niemand hier seinen Namen und sein Gesicht kennt, hier ist er ein Unbekannter, ein mutterloses Kind, niemandes Freund. Er ist schwerelos. Er schwebt in der Luft wie der Samen einer Pusteblume. Man fängt ihn und wünscht sich etwas. Er ist eine unbemerkte Sternschnuppe am Himmel dieser hell erleuchteten Stadt.

Als ihr Treffen näher rückt wie die Begegnung von

Sonne und Mond zu einer Finsternis, überspült ihn Ergriffenheit wie beim Priesterwerk der Reinigung, bei einem Bad im heiligsten aller Flüsse.

Er geht die Straße zurück, vorbei an den Geschäften und den lauten Männern vor ihren Tischen, an denen sie Bücher und DVDs und andere Sachen verkaufen. Da sieht er *sie* vor dem Schomburg Center stehen, gegenüber prangt das Harlem Hospital wie ein Gemälde. Sie blickt ins Jenseits – Wahrsagerin, Hellseherin, Weltenwandlerin. Wenn er doch nur stehen bleiben und sie ansehen und ansehen und immer weiter ansehen könnte. Sie entdeckt ihn und versucht, ihre Überraschung zu verbergen. Er bemerkt, wie anders sie aussieht, anders, aber nicht fremd.

»Ich hätte nicht gedacht, dass du kommst«, sagt Michael.

»Ich auch nicht«, antwortet sie.

Er weiß nicht recht, wie er sie begrüßen soll. Sie bemerkt seine Unsicherheit und murmelt leise etwas vor sich hin. Dann streckt sie die Hand aus wie bei einem Geschäftstermin. Sie geben einander die Hand, und allein die Berührung lässt sein Innerstes erbeben.

»Du siehst …« Ihr Haar umspielt nicht mehr ihre Schultern, sie trägt ihre Locken hochgesteckt, in dicht am Kopf sitzenden Knots. Er mustert sie eingehend von oben bis unten: Creolen im Ohr, ein großer Schal, zerschlissene schwarze Jeansjacke, ein passender Rock, darunter Netzstrümpfe, hohe schwarze Doc Martens.

»Ich sehe anders aus?« Sie lacht. »Ich schätze, das hast du nicht erwartet von dem kleinen Mädchen aus dem Stripclub.«

»Ich wollte sagen, du siehst toll aus«, antwortet er. Sie schweigt.

»Ich würde dich gerne irgendwohin ausführen, aber dafür kenne ich mich in New York einfach nicht gut genug aus …«

»Du könntest mich in dieser Stadt nirgends hinbringen, wo ich nicht schon war. Und New York würde dich bei lebendigem Leib verschlingen. Lass uns … einfach spazieren gehen. Du hast doch gesagt, das magst du?«

Also gehen sie. Vorbei an den gelben Ampeln, die über der Kreuzung hängen, vorbei an den beigen Wohnblocks und den Baumreihen davor, vorbei an Gebäude um Gebäude um Gebäude mit schwarzen Metallleitern an den Fassaden, vorbei an Food Shop, Nail Shop, Pfandleihhaus, Chinarestaurant, Beauty Shop und Wäscherei, vorbei an dem Mann an der Ecke, der ihnen alles Mögliche verkaufen will, vorbei an dem Mann an der Ecke, der bettelt, vorbei an der Buchhandlung und der Kirche und dem Fitnessstudio, vorbei an dem jungen Mädchen an der Ecke, das wartet und wartet und wartet, vorbei an der Moschee, von der man in der Ferne die Umrisse der hellen Skyline sieht, vor einem Himmel aus Purpur und Schwarz.

»Das ist der Malcolm X Boulevard. Malcolm X kennst du, oder?«, neckt sie ihn. Er würdigt diese Frage keiner Antwort, verzieht nur in gespieltem Entsetzen das Gesicht, woraufhin sie lacht und hinzufügt: »Wollte nur sichergehen.«

»Ich kenn mich ein bisschen aus mit Schwarzer Geschichte, aber nicht gut genug«, antwortet Michael. »Ich meine, wer weiß schon genug über Schwarze Geschichte?

Keiner von uns. Es gibt und gab überall auf der Welt Schwarze Menschen, seit Jahrhunderten, seit Anbeginn der Zeit, aber die Leute wissen immer noch nicht genug. Sie tun so, als wären wir Aliens, die gestern gelandet sind und die man erst mal verstehen lernen muss.«

»Okay, ich muss einfach fragen. Ich weiß, du kommst aus London, aber wo kommst du *wirklich* her?«, fragt sie. Sie müssen beide lachen.

»Aus dem Kongo«, antwortet er. »Wir sprechen Lingala.« Sie lächelt und schweigt, wie um ihm Raum zu geben, mehr zu sagen – als ob sie wüsste, dass er nicht gerne über sich selbst spricht.

»Ich bin im Kongo geboren, aber wir sind kurz darauf nach London gekommen.«

»Wir?«

»Ich, meine Mutter ... und mein Vater. Wir sind vor dem Krieg geflohen.«

»Oh.«

»Und wo sind deine Eltern jetzt?«, fragt sie neugierig nach.

»Meine Mutter ist in London ...«, Michael zögert, sein Mund fühlt sich trockener an als Holzkohle, »... und mein Vater ist tot.«

»Das tut mir sehr leid.«

»Ist schon lange her. Ich war noch klein. Ich erinnere mich kaum daran. Er war einfach von einem Tag auf den anderen weg. Ich weiß nur, dass er zurückmusste ... zurück in den Kongo. Irgendetwas ist passiert, was, weiß ich bis heute nicht. Aber ich vermisse ihn, oder vielleicht vielmehr die Rolle, die er in meinem Leben gespielt hätte.«

Ich werde oft daran erinnert, dass ich aus einem Kriegsgebiet stamme – dass in meinem Körper, meinem Kopf Krieg herrscht. Erinnerungen quälen mich.

»Deine Mutter …«

»Ja?«

»Halt sie fest.«

»Wie meinst du das?«

»Was auch immer man für eine Beziehung zu seinen Eltern hat, man merkt erst, wenn sie weg sind, dass man sie nicht wiederbekommt.«

»Wir sind nicht gerade im Guten auseinander…«

»Es ist nie zu spät, das wieder in Ordnung zu bringen.«

Doch, es ist zu spät.

»Und deine Eltern?«

»Meinen Dad habe ich nie kennengelernt. Meine Mom auch nicht.« Leichte Windböen ziehen beim Laufen an ihnen vorüber wie die Geister von Ahnen.

»Ich bin eine Waise. Ich habe keine Eltern.«

Michael weiß nicht, wie lange sie schon laufen, doch es fühlt sich an, als hätte er noch nie einen Schritt ohne sie getan.

»Ich will dir was zeigen …«, sagt sie.

Michael stellt sich vor, all das mit ihr zu machen, als wäre es ganz alltäglich: Cafébesuche, Spaziergänge im Central Park, Sterne beobachten im Hayden Planetarium, im Strand Bookstore ihre Lieblingsbücher durchblättern, Schach auf dem Union Square, ein Spiel der Knicks schauen – oder vielmehr das der jeweiligen Gegner – und sowieso nur Augen für sie haben. Er lässt seine Hand in ihre gleiten und hält sie fest. Es fühlt sich so natürlich an wie das Vorüberziehen der Jahreszeiten, wie die Abenddämmerung oder eine Meereswoge. Er sieht sie in seiner Zukunft klarer, als er sich selbst darin sieht – in einer Zukunft, die er gar nicht hat.

»Du hast mir immer noch nicht deinen Namen verraten … deinen echten.«

»Ich weiß.«

»Hast du vor, ihn mir irgendwann zu sagen?«

»Ehrlich gesagt eher nicht.« Sie lacht. »Was?«

»Warum nicht?«

»Weil ich dir nicht vertraue.« Sie geht weiter voran, während sie sich weiter an den Händen halten.

»Wie bitte …?«

»Ich. Vertraue. Dir. Nicht.«

Er geht mit offenem Mund neben ihr her, weiß nicht recht, was er sagen soll.

»Jedenfalls – aufgepasst, wir sind gleich da.«

Sie sind tief im Inneren der Stadt, zwischen reihenweise Aufmerksamkeit heischenden Gebäuden. Sie gehen an zwei Wache stehenden Polizisten vorbei.

»Weißt du, wo wir sind?«

»Na ja, hier war … das ist Ground Zero …«, sagt Michael und folgt ihr langsam.

»Ja, genau …«

»Wahnsinn. Weißt du noch, wo du warst, als es passiert ist?«

»Ich war in der Schule. Der Lehrer hat den Fernseher ins Klassenzimmer gerollt, und wir haben es gesehen. Wir haben es im Fernsehen gesehen, aber es ist direkt draußen passiert … die aufsteigende Rauchwolke, die einstürzenden Türme … es war so unwirklich, wie im Film.«

»Ich weiß noch, dass ich gerade aus der Schule kam

und ein Junge aus dem Wohnblock, Peter, schreiend in der Gegend rumlief. Er war immer ziemlich drauf, also dachte ich, er labert nur Scheiße. Ich bin heim und hab den Fernseher angemacht, Mami war in der Küche. Und dann saßen wir zusammen da und schauten es an, ohne ein Wort. Wir wussten beide, dass dieser Tag den Lauf der Welt für immer verändern würde, und zwar nicht zum Besseren.« Für eine Weile sind beide still.

»Aber ich wollte dir das hier zeigen …«, sagt sie, nimmt sanft seine Hand und führt ihn mit sich. »Weißt du, was das ist?« Er betrachtet das graue Denkmal mit einer in die Bodenplatte in der Mitte eingemeißelten Weltkarte. African Burial Ground National Monument. Michael spürt, wie sich ihm der Magen umdreht.

»Hier wurden die Überreste von 419 versklavten Menschen aus Afrika gefunden. Manche hatten Knochenbrüche, Fleischwunden und andere Verletzungen. Auch Grabbeigaben hatten manche bei sich. Und sie lagen hier, unter den Gebäuden, während darüber die Leute zur Arbeit gegangen sind, Geld verdient und ihr Leben weitergelebt haben. Und unter ihnen waren die Toten begraben. Es ist eine ziemlich unpoetische Metapher für Amerika, oder auch für die Welt«, sagt sie mit einer Müdigkeit in der Stimme, die er nur zu gut kennt. »Wenn du mich also fragst, woher ich komme, ist das eine Möglichkeit, es dir zu zeigen.« Sie verlassen das Denkmal mit einer schwer auf ihren Herzen lastenden Düsterkeit.

»Es ist schon spät, ich muss morgen früh zur Arbeit.« Es schlägt zwölf, und plötzlich wird klar, wie flüchtig und unfassbar die Zeit an diesem Abend gewesen ist. Michael sieht ihr tief in die Augen.

»Was denn?«, fragt sie nervös. »Ich muss arbeiten.« Sie lacht.

»Ich dachte, dein Job ist ...« Er zögert, unsicher, wie er sich ausdrücken soll.

»Das Tanzen?« Sie lacht, lauter diesmal. »Ist es auch. Und?«

»Nichts ›und‹, ich ... ich meinte nur ...«, stammelt er. Ihm fehlen die Worte.

»Ich tanze. Manchmal. Das ist ein Job. Aber ich habe auch einen Bürojob, für den ich um sechs aufstehen muss. Wir können mehrere Dinge gleichzeitig sein, weißt du?« Sie lacht über seine Naivität und tätschelt ihm die Schulter, wie um ihn zu trösten, weil er etwas so Einfaches nicht begriffen hat. Doch sie hat recht, und er fragt sich, warum er nie auf die Idee gekommen ist, dass sie noch etwas anderes als eine Tänzerin sein könnte. Sie steigen in die U-Bahn, und obwohl sie voll ist, finden sie Platz inmitten einer Gruppe betrunkener Frauen auf einem Junggesellinnenabschied.

»Ach, apropos, du hast ja noch mein Geld.«

»Dein Geld?«

»Ja. Ich hatte in dieser Nacht ungefähr fünfhundert Dollar oder so in der Tasche, und als ich aufgewacht bin, waren sie weg.«

»Wow, Augenblick mal. Ich hab dein Geld nicht. Wenn ich so drüber nachdenke, schuldest eigentlich du mir noch was.«

»Du hast mein Geld genommen.«

»Du hast mich nicht bezahlt.«

»Das war mein verdammtes Geld. Ich brauch es wieder. Ich hab was vor damit.« Michael erinnert sich, sein

Atem stockt, seine Brust wird eng, drückt ihm die Lunge zusammen.

»Wow, yo, jetzt piept's aber, Junge. Denk mal nach, warum sollte ich dich bestehlen und dir dann meine Nummer geben und mich mit dir treffen?« Sie lacht.

Michael beruhigt sich, ihm wird klar, dass *sie* wohl recht hat.

»Wie lange hast du denn geschlafen, nachdem ich weg war?«, fragt sie.

»Keine Ahnung, ich weiß nur noch, dass du nicht da warst, als ich aufgewacht bin, und dass mein Geld weg war. Aber mein Handy war noch da.«

»Weil kein Mensch deinen alten Knochen will.« Sie lacht, findet die Situation offensichtlich zunehmend amüsant. »Ha. Eins der Mädchen hat dich beklaut. Ich glaube, ich kann mir vorstellen, wer das war … die mit der blonden Perücke. Die hat dich ja ordentlich abgezogen, Mann.«

»Wow. Zumindest meinen Geldbeutel hat sie mir gelassen. Da ist mein einziges Foto von mir, meiner Mutter und meinem Vater drin, aus dem Kongo, vor dem Krieg. Es erinnert mich an einen Frieden, den ich jetzt nicht mehr habe.« *Den ich nie wieder haben werde.*

»Die hat's dir echt gegeben.«

»Ist ja auch egal. In einen Strip-oder-was-auch-immer-Club gehe ich jedenfalls nie wieder.«

Michaels Gesicht ist immer noch völlig fassungslos, während *sie* aus vollem Halse lacht, den Tränen nahe.

»Ich freue mich, dass du dich so gut unterhalten fühlst.«

»Oh mein Gott«, sagt die Frau, die ihnen direkt gegenübersitzt. Ihr rötlich blond gesträhntes Haar fällt ihr seitlich ins Gesicht. »Ihr zwei seht so schön aus.« Sie lallt. »Wie lange seid ihr schon zusammen?«

Michael sieht *sie* an, die neben ihm sitzt, und sieht sie zum ersten Mal verlegen.

»Wir sind nicht zusammen. Ich bin Single«, antwortet sie der Frau.

»Oh mein ... ihr seht aus, als wärt ihr schon jahrelang zusammen. Wie lange kennt ihr euch schon?«

»Nicht lange.«

Die Frau schreit auf, sagt »Schätzchen«, dann steht sie auf, lehnt sich vor und flüstert *ihr* etwas ins Ohr. Sie setzt sich wieder hin, hebt den Blick und gestikuliert. Als die U-Bahn an der nächsten Station hält, steigt die Frau mit ihrer Entourage aus, schaut immer noch, gestikuliert immer noch und dreht sich immer wieder nach ihnen um. Eine andere Gruppe nimmt ihren Platz ein. Es wird stiller, und die Welt verschwindet, bis es sich anfühlt, als wären sie beide ganz allein, an Bord eines magischen unterirdischen Zugs in die Freiheit.

»Du bist also Single?«

»Ja«, sagt sie nüchtern. »Du?«

»Ja.«

»Du bist ein Typ, da sollte ich dich vielleicht eher fragen, ob sich da draußen irgendjemand für deine Freundin hält.«

»Wow. Nein, ich bin Single. Das bedeutet das doch, oder nicht?«

Sie schnaubt verächtlich. »Bei Männern weiß man nie.«

»Was genau?«

»Ich traue Männern nicht. Du könntest ja ohne Weiteres eine Frau in einem anderen Land haben.«

»Wenn ich es mir recht überlege, habe ich sogar mehrere, in den Dörfern des tiefsten Kongo.«

»Nicht witzig.«

»Für mich klingt das ein wenig, als würdest du da was auf mich projizieren …«

»Sei froh, dass ich weiß, was das heißt. Sonst würde ich mich jetzt vielleicht beleidigt fühlen. Und nein, ich projiziere nicht.«

»Dann ist dein Ex schuld, dass du alle Männer hasst? Was ist passiert, ist er fremdgegangen?«

»Nein. *Sie* … ist nicht fremdgegangen.«

»Oh.«

»Wir wollten heiraten, aber dann wurde alles zu viel. Mir ging es schlecht, sie wurde aggressiv und wir haben uns gegenseitig kaputtgemacht. Ich hasse sie nicht, es sollte einfach nicht sein.« Sie blickt auf ihre Hände, auf ihre üppig geschmückten Finger, und reibt sie nervös gegeneinander.

»Ich muss hier raus«, sagt sie, als die U-Bahn die nächste Station erreicht. Sie steht auf.

»Warte«, ruft er. »Du hast mir immer noch nicht deinen Namen gesagt …«

»Belle.«

$ 1631

24

Grace-Heart-Academy-Mittelschule, London, 9:17 Uhr

Am Montagmorgen kam ich etwas später als sonst zur Arbeit. Ich sparte mir das Meeting und das unangenehme Geplauder und ging direkt in mein Klassenzimmer. Der unterrichtsfreie Vormittag gewährte mir die kurzzeitige Einsamkeit, die ich so dringend brauchte. Ich setzte mich ans Pult. Ich konnte nicht aufhören, an Mr Barnes zu denken. Sobald meine Gedanken abdrifteten, sah ich vor mir, wie sein Kopf auf den Boden aufschlug und ein oder zweimal zurückprallte. Dieses Abdriften passierte in letzter Zeit oft, meinen Aufgaben ging ich nur noch mechanisch nach, und jeder Tag fühlte sich etwas weniger einzigartig an als der letzte, weniger bedeutsam – weniger lebendig.

In der Hoffnung, das Gefühl abschütteln zu können, indem ich mich in die Arbeit stürzte, checkte ich meine E-Mails. Klick. Löschen. Klick. Löschen. Klick. Löschen. *Ankündigung: Weihnachtsfeier.* Löschen. *Mr McCormack: Treffen – Wichtig*. Klick. Ich wünschte, ich könnte sie alle löschen und mein Postfach auf null zurücksetzen. Wahrscheinlich war die Hölle einfach eine Endlosschleife immer neuer E-Mails. Die Pause rückte näher. Immer noch keine Spur von Mr Barnes. Normalerweise breiten sich Gerüchte hier aus wie ein Lauffeuer – wenn also irgendjemand etwas gehört hätte, hätte es sich längst in der ganzen Schule herumgesprochen. Ich dachte daran, wie einmal ein neuer Lehrer völlig die Fassung verloren und gegen eine Wand geschlagen hatte. Die Nachricht hatte bereits die Runde gemacht, bevor die Glocke geläutet hatte. Und zwar nicht durch die Schüler. Vermutlich hatte er die Wand schon seit Wochen im Auge gehabt und genau gewusst, wo er hinschlagen musste. Und um fair zu sein: Auch ich hatte schon oft genug in Erwägung gezogen, gegen eine Wand zu schlagen, nur hatte ich keine gefunden, die es verdient hatte.

Ich lief durch die Gänge, vorbei an der Sporthalle, an der Kantine, an der Bibliothek, die Treppe hinauf und wieder zurück. Immer noch nichts zu hören. Sein Klassenzimmer war leer. Als ich zu meinem Klassenzimmer zurückging, kam mir Sandra entgegen. Sie sah mich unverwandt an, machte aber keine Anstalten, anzuhalten oder mit mir zu reden. Das passierte selten, eigentlich nie. Wir blieben immer für eine kurze Unterhaltung oder zumindest einen Witz im Flur stehen, was oft dazu führte, dass Kollegen uns mit vielsagenden Blicken misstrauisch beäugten oder Schüler Kommentare machten. Die Jungen sagten dann: »Wohoo, nicht schlecht, Sir!«, oder die Mädchen fragten: »Miss, ist Mr Kabongo Ihr Freund?«

Ich flehte Sandra mit Blicken an, stehen zu bleiben. Ich wollte mit ihr reden, ihr alles erzählen, doch sie ging weiter. Ich ging zurück in mein Klassenzimmer, ließ mich auf den Stuhl fallen und wartete auf das Läuten.

»Alles in Ordnung, Kumpel?« Mr McCormack kam herein. Ich schob wenig überzeugend ein paar Unterlagen auf dem Pult herum, als ob ich arbeitete. Mit beunruhigtem Blick setzte er sich an den Tisch vor dem Pult.

»Sagen Sie, ist alles okay?«, fragte er mit einem Anflug von Sorge. Seine Frage überrumpelte mich. Weniger die Frage selbst als die Tatsache, dass er fragte.

»Ja?«, antwortete ich, und es klang eher wie eine Gegenfrage als wie eine Antwort.

»Es ist nur, dass Sie in letzter Zeit irgendwie neben sich stehen, eigentlich schon das ganze Schuljahr über. Ich wollte Sie nur noch mal wissen lassen, dass Sie immer zu mir kommen können, wenn Sie über irgendetwas sprechen wollen …« Ich konnte seinen aufrichtigen Ton nicht ertragen. Als wären die Floskeln ›Meine Tür steht dir immer offen‹ und ›Wenn du mal eine Schulter brauchst‹ wirklich wahr. In diesem Fall waren sie es wohl, und das machte mich traurig. Mr McCormack nahm sich immer Zeit – redete, hörte zu. Er war verheiratet und hatte drei Kinder und war trotzdem immer da. Ich hingegen war allein, wohnte noch bei meiner Mutter und war kaum in der Lage, etwas dagegen zu unternehmen, dass eine Sekunde sich in die nächste auflöste. Ich wollte ihm sagen, dass ich es war, dass das Gift von mir selbst ausging. Doch mein Kopf blockierte meinen Mund, ehe ich es aussprechen konnte, und ich murmelte nur: »Alles in Ordnung.« Dann läutete die Glocke zum Ende der Pause.

Der Tag verstrich. Meine Gedanken wurden schwerer. Ich verließ mein Klassenzimmer nicht. Mr McCormacks Frage hatte mich wieder abdriften lassen. Diesmal grübelte ich über meine Isolation und meine Zweifel nach, über meine unweigerlich aussichtslose Zukunft. Nicht einmal über Mr Barnes dachte ich mehr nach, bis Sandra ins Zimmer kam und sagte: »Hast du gehört, was passiert ist?«

»Was denn?«, fragte ich überrascht.

»Barnes wurde anscheinend überfallen. Er ist im Krankenhaus. Er war mit einer Gruppe Freunden unterwegs, hat sie wohl verloren und wurde dann überfallen …«

»Oh nein … woher weißt du das?«

»Gina hat es mir erzählt.«

»Er hat seine Gruppe verloren …?«

»Ja.«

»Ach, deshalb …«

»Warte, wie meinst du das? Was ›deshalb‹?«

»Ach nichts.«

»Besuchst du ihn?«

»Ich weiß nicht. Hab's ja eben erst erfahren.«

»Warte, du wusstest das noch nicht?«

Ich schüttelte den Kopf.

»Also, besuchst du ihn oder nicht?«

Ich überlegte, wie ich diese Frage beantworten konnte, ohne zu lügen. Ich schaffte es nicht.

»Doch, ich besuch ihn.«

Sie begann, sich darüber auszulassen, wie unsicher es heutzutage sei. Die ganze Stadt sei voller Gewalt und Gangs und Messer, und nicht mal einen ruhigen Abend könne man noch draußen verbringen, und ich nickte und stimmte ihren Klagen zu – nicht, weil sie recht hatte, darum ging es überhaupt nicht, sondern weil ich wollte, dass sie blieb. Sie ging unmittelbar nach Ende der Unterhaltung.

Ich hörte das Springen eines Basketballs und das Quietschen von Turnschuhen auf dem Holzboden. Ich betrat die Sporthalle, wo gerade ein Spiel stattfand. Die Mannschaft einer anderen Schule war zu Gast. Ihre weiß-roten Trikots standen in einem unschönen Kontrast zu unseren chromblau-goldenen. Ich lehnte mich gegen die Wand und beobachtete, wie Mr Black mit den Armen ruderte und Anweisungen gab. Er schien mit jeder seiner Gesten zu wachsen und sich im Einklang mit den Schülern zu bewegen, als wäre er ihr Puppenspieler. Duwayne saß vollkommen auf das Spiel konzentriert auf der Bank und feuerte jubelnd seine Mannschaft an. Ich beobachtete ihn und fragte mich, wie viele Gesichter dieser Junge eigentlich hatte.

Die letzte Minute des dritten Viertels war angebrochen. Mr Black holte Duwayne von der Bank, und er stellte sich an die Seitenlinie und bereitete sich darauf vor, eingewechselt zu werden. Er klatschte seinen Mitspieler ab, der das Spielfeld verließ, und lief los, um die Nummer fünf des rot-weißen Teams zu decken, der den Ball über die Mittellinie dribbelte. Duwayne biss sich an ihm fest. Die Roten passten den Ball hin und her, verwarfen ihn aber immer wieder fast. Schließlich nahm Duwayne ihn ihnen ab und sprintete damit auf den gegnerischen Korb zu, die Verteidiger im Schlepptau wie die Polizei. Sie bremsten ihn aus, und während auf der Uhr die letzten paar Sekunden abliefen, machte er zwei wagemutige Schritte, warf den Ball mit einer Hand in die Luft und fiel zu Boden. Der Ball machte einen hohen Bogen und landete wie ein in den Fluss geworfener Stein im Korb: *Swish*. Duwayne ballte triumphierend die Faust, und der

Buzzer ertönte. Seine Mitspieler rannten auf ihn zu, er sah mich im Vorbeilaufen an, warf mir nur einen ganz kurzen Blick zu, der danach verlangte, dass jemand stolz auf ihn war. Ich verließ leise die Halle.

Die Woche war lang und mühsam, manche Tage fühlten sich an, als kletterte ich einen steilen Berg hinauf, andere, als taumelte ich einen Abhang hinunter. Mitte der Woche ging ich in die Kirche. Der Hauptsaal war leer. Ich folgte den Geräuschen, die aus dem Nebenraum kamen. Ich wusste, dass Mami heute nicht da war. Sie war zum Glück arbeiten. Mir war klar, dass sie meine Anwesenheit hier als Zustimmung werten würde, obwohl sie alles andere war als das. Eigentlich kannte ich den Grund selbst nicht, doch hier war ich und betrat leise durch die Seitentür einen halb leeren Raum, in dem ganz vorne Pastor Baptiste saß.

Er sprang auf, als er mich sah, schaffte es jedoch, es wie eine seiner üblichen Bewegungen wirken zu lassen, die er während des Predigens machte und über die die Leute sagten: »Er ist so dynamisch und leidenschaftlich.« Er quittierte meine Anwesenheit mit einem Nicken, ich quittierte seine, indem ich es ignorierte.

»Euer Herz erschrecke nicht! Glaubt an Gott und glaubt an mich! In meines Vaters Hause sind viele Wohnungen. Wenn's nicht so wäre, hätte ich dann zu euch gesagt: ›Ich gehe hin, euch die Stätte zu bereiten‹? Und wenn ich hingehe, euch die Stätte zu bereiten, will ich wiederkommen und euch zu mir nehmen, auf dass auch ihr seid, wo ich bin.«

Pastor Baptiste schloss sehr sanft die Bibel, aus der er

vorgelesen hatte, und begann zu sprechen, als lauschten ihm Tausende Menschen. Ich versuchte zuzuhören, wurde jedoch mit jedem Wort, das aus seinem Mund kam, ungehaltener. Deine Stimme war wie Öl ins Feuer meines zornig lodernden Herzens. Nachdem ich die Kirche während der letzten halben Stunde innigen Gebets wieder verlassen hatte, kam ich nach Ende der Abendsitzung zurück, als Pastor Baptiste allein war und gerade die Stühle wegräumte.

»Michael, ich freue mich, dass Sie da sind, aber wenn ich ehrlich bin, hatte ich Sie heute Abend nicht hier erwartet.«

»Warum?«

»Nun, Sie sind nicht sehr oft hier, deshalb habe ich nicht mit Ihnen …«

»Nein, darauf bezog sich meine Frage nicht.« Pastor Baptiste hielt inne und richtete sich auf.

»Worauf bezog sie sich dann?«, fragte er und sah mich ernst und konzentriert an.

»Warum? Warum machen Sie das? All das hier?«, antwortete ich und deutete auf den Raum um uns.

Er lachte leise und räumte weiter die Stühle auf.

»Darüber reden wir ein andermal.«

»Ich frage aber jetzt. Ich verdiene eine Antwort, finden Sie nicht? Vor allem, nachdem Sie vorhaben, meine Mutter zu heiraten.«

»Sie hat mir von Ihrem Ultimatum erzählt, Michael.«

»Und?«

»Finden Sie das fair?«

»Ich weiß nicht, was fair ist, ich weiß nur, was sein soll und was nicht.«

»Und was sein soll, wird sein.«

»Dann beantworten Sie meine Frage. Warum?«

»Warum? Sie wollen wissen, warum? Ich tue das, weil ich den Herrn liebe … und weil Menschen Hoffnung brauchen. Ohne Hoffnung bleibt uns nichts.« Er beendete den Satz wie eine Predigt.

Seine Einfachheit und Zugeknöpftheit ärgerten mich. Er war nicht tiefschürfend und esoterisch. Er war einfältig. Ich schnaubte verächtlich.

»Michael, ich spüre einen großen Zorn in Ihnen. Sie müssen lernen, diesen Zorn loszulassen, sonst wird er Sie von innen auffressen. Vertrauen Sie mir, ich weiß, wovon ich spreche.«

Seine Worte trieben mich zur Weißglut. Pastor Baptiste ging langsam weg, und da stand ich nun – ein heruntergekommenes Gebäude, das Ziegel um Ziegel in sich zusammenfiel.

25

Colindale, Nord-London, 19:17 Uhr

Wo bist du?«, fragte ein panisch klingender Jalil, als ich ans Telefon ging.

»Alles in Ordnung?«

»Du musst kommen. Schnell.«

»Okay, klar. Bin schon unterwegs.«

Sorry, mir ist was dazwischengekommen. Ist dringend. Können wir's verschieben?, schrieb ich Sandra, sofort nachdem ich aufgelegt hatte. Wir waren zum »Reden« verabredet. Ich wusste nicht genau, was das hieß, doch die Aussicht darauf gab mir das Gefühl, als nisteten tausend Spinnen auf meinem Kopf. Nach einer Woche Funkstille hatte sie mir in einer E-Mail geschrieben, es gebe etwas, was sie loswerden müsse. E-Mails schrieb sie mir nur, wenn es um etwas Ernstes ging, wie damals, als sie von Mrs Sundermeyer zu einem Gespräch einberufen worden war und fürchtete, gefeuert zu werden, in Wirklichkeit aber nur einen neuen Posten angeboten bekam, oder als sie mich verdächtigte, heimlich in ihrem Klassenzimmer gewesen zu sein und etwas aus ihrer »geheimen Snackschublade« geklaut zu haben, was auch stimmte, doch das war jetzt nebensächlich. Ich stürzte aus der Schule und machte mich auf den Weg durch die Stadt zu Jalil.

»Was ist los?«, fragte ich, als er mir aufmachte.

»Yooo.« Seine Begrüßung fiel etwas kümmerlich aus. »Das ging ja schnell.«

»Ja, du hast doch gesagt, es ist dringend. Ist was mit Baba? Ist er okay?«, fragte ich, als ich das Wohnzimmer betrat. Dort saß Aminah, die Arme verschränkt und die Beine überschlagen.

»Baba geht's gut«, antwortete sie. Ihre Worte klangen wie dissonante Akkorde, die sich alle Mühe gaben, zu harmonieren.

»Ich dachte, es ist ein Notfall?«

Beide zögerten. Ich sah Aminah an, die dasaß, als würde gerade jegliche Wärme aus ihrem Körper weichen. Jalil sah sich nervös im Zimmer um, sein Blick flackerte hin und her, ehe er mich ansah.

»Ja, also, Bro …«, begann er flehend. »Hör zu, du weißt, dass es Baba schlecht geht. Es sieht nicht gut aus. Und ich versuche, Aminah zu erklären …«

»Nein. Du versuchst nur, es durch deine Vorrede so wirken zu lassen, als ob …«

»Kann ich mal ausreden?«

»… als ob das, was du verlangst, gerechtfertigt wäre.«

»Aber kann ich jetzt verdammt noch mal ausreden?«, schrie Jalil und tauchte den Raum in eine plötzliche Stille.

Er räusperte sich, bevor er fortfuhr. »Entschuldigung. Wie schon gesagt, es ist eine schwierige Situation«, seine Stimme hatte jetzt wieder diesen flehenden Ton angenommen, »und du weißt ja, wie sehr Baba sich wünscht, dass ich heirate …« Seine Stimme überschlug sich, und eine einzelne Träne tropfte ihm auf die Wange.

»Er hat mich gefragt, ob ich ihn heiraten will«, fiel

Aminah ihm ins Wort. »Aber nicht in echt, sondern nur zum Schein, damit …«

»Baba hat schwere Herzrhythmusstörungen. Es sieht nicht gut aus. Ich war die ganzen letzten Tage im Krankenhaus. Ich hätte es dir sagen sollen.«

»Das ist nicht fair. Du kannst nicht die Krankheit deines Vaters dazu benutzen, mich zu manipulieren und zu einer vorgetäuschten Hochzeit zu überreden.«

»Ich will dich nicht manipulieren, Habibti. Ich versuche, den Wunsch meines Vaters zu erfüllen, ich will, dass er glücklich ist.«

»Ich hätte mehr Respekt vor dir, wenn du mich wirklich gefragt hättest, ob ich dich heirate.«

»So weit sind wir noch nicht. Wir sind noch nicht bereit.«

»Aber für das hier sind wir bereit?«

»Was spricht denn dagegen, wenn wir sowieso früher oder später heiraten?«

»Es spricht dagegen, dass ich nicht irgendein dämliches Huhn bin, das sich deinem bescheuerten Plan beugt. Wofür hältst du mich?«

»Aber ich liebe dich, Habibti.«

»Ich verlange von dir, mich erst mal zu respektieren, bevor du mich liebst. Von jemandem, vor dem du Respekt hast, würdest so etwas nicht verlangen.«

Jalil senkte den Kopf.

»Willst du auch was dazu sagen, Michael?«, fragte Aminah.

Ich stand mit halb offenem Mund da, während Aminah mich mit ihrem wütenden Blick langsam durchbohrte. Sie schnaubte verächtlich.

»Okay, ich gehe«, verkündete sie, stürzte aus dem Zimmer und knallte die Tür so laut hinter sich zu, dass die Wände erzitterten. Jalil sah mich voll bitterer Enttäuschung an.

»Warum zum Teufel hast du nichts gesagt?« Er lief im Raum auf und ab, raufte sich energisch die Haare.

»Was hätte ich denn sagen sollen? Dass sie dich heiraten soll?«

»Bro, ich werde alles verlieren. Alles.«

»Wie meinst du das?«

»Ich bin pleite, Mann. Pleite. Ich hab kein Geld, also kein richtiges Geld. Und es ist so schwer, einen Job zu finden, also einen richtigen Job, dass ich mich halt so über Wasser gehalten hab. Du weißt schon, bisschen was gekauft und wieder verkauft.«

»Wie jetzt?«

»Nein, nicht in der Richtung. Alles legal. Also einigermaßen.« Jalil schnaubte, als ich ihn misstrauisch ansah, nicht sicher, was ich glauben sollte.

»Und jetzt denkt Baba, ich bin irgendwie auf die schiefe Bahn geraten«, fuhr er fort. »Er sagt, er traut mir nicht zu, dass ich mich allein um alles kümmere, und will deshalb das Haus und mein Erbe weggeben, wenn ich nicht heirate. Er meint, eine Frau und eine Familie würden mich demütig machen, mir helfen, meinen wahren Lebenszweck zu finden. Aber ich weiß, dass er mich eigentlich einfach nur in Anzug und Krawatte sehen will. Was er sich eben unter Verantwortung vorstellt.«

»Ich versteh das nicht. Warum bittest du Aminah nicht einfach wirklich, dich zu heiraten?«

»Weil ich nicht bereit bin. Ich hab Angst, okay? Ich hab

Angst. Und jetzt kommt noch all das dazu, es ist einfach zu viel Druck. Und es ist zu früh. Würdest du jemanden heiraten, den du erst drei Monate kennst?«

»Vielleicht. Wenn ich sicher wäre, dass ich die Person sowieso heiraten werde.«

Jalil senkte schweigend den Kopf und legte die Hände auf die Hüften.

»Noch ist es nicht zu spät. Liebst du sie?«

»Ich glaub schon«, er blinzelte schnell, seine dichten Wimpern flatterten. »Ich mein, ja. Ich will sie nicht verlieren. Sie ist toll.«

»Bist du sicher?«

»Ja.«

»Du klingst aber nicht so.«

»Wie meinst du das, Mann?«

»Bro, was willst du?«

»Hä?«

»Vom Leben. Ich meine, was erwartest du vom Leben?«, fragte ich Jalil, als fragte ich mich selbst.

»Keine Ahnung, ich schätze, darüber hab ich noch nie so richtig nachgedacht. Ich war zufrieden damit, alles so auf mich zukommen zu lassen, die Dinge nicht so eng zu sehen. Ich bin an der Uni geblieben, damit es so aussieht, als würde ich was tun, aber eigentlich interessiert mich das alles nicht. Ich will einfach, dass alles okay ist, verstehst du?« Jalil sah weg. »Ich will einfach, dass alles irgendwie okay ist. Aber ich weiß nicht, was ich sein oder machen will.«

»Na ja, das wirst du aber rausfinden müssen. Du kannst nicht alles in deinem Leben einfach so geschehen lassen, das frisst dich irgendwann von innen auf.« Jalil nickte, und in dem Moment, als die Worte meine Lippen verlassen hatten, fragte ich mich, ob ich wirklich mit ihm sprach oder mit mir selbst. »Es ist noch nicht zu spät, das Richtige zu tun«, schloss ich und klang dabei wie ein stets zuversichtlicher Ratgeber, der für alle da ist außer für sich selbst.

Wenn es je einen Moment gab, in dem man beobachten konnte, wie das Gewicht der Welt auf die Schultern eines Mannes fällt und ihn unter sich begräbt, dann war er jetzt gekommen. Was für ein beneidenswertes Problem: die Liebe seines Lebens zu heiraten, um einen Haufen Geld von seinem Vater zu bekommen. Was für ein Privileg es selbst war, seinen Vater sterben zu sehen. Zu wissen, wo er begraben ist, wo man ihn findet. Was für ein Privileg es war, mehr als nur Abwesenheit zu erben, mehr als Verlust und Trauma. Doch wir alle hatten unsere Last zu tragen, egal wie schwer sie nun wog. Sie war schwer, weil sie ausgerechnet auf unseren Schultern lastete. Und wer von uns hätte seine Last gegen die eines anderen tauschen wollen, ohne ihr Gewicht zu kennen?

Jalil legte schniefend den Kopf in die Hände und begann zu weinen. Ich beruhigte ihn und hieß ihn in meinen Armen willkommen wie eine Waise oder einen Landstreicher.

Ich betrat mein Klassenzimmer, warf Mantel, Schal, Handschuhe und Taschen, all das Gewicht, das auf mir lastete, zu Boden und ließ mich auf den Stuhl fallen. Ich spürte meinen Körper, die steifen Gelenke knackten und quietschten wie rostiges Metall, meine Glieder drohten nachzugeben wie zu weit gedehnte Gummibänder, und ein heftiger Kopfschmerz hämmerte in meiner Schläfe. Doch tief unter alldem spürte ich eine innere Müdigkeit, die nicht nur meinen Körper im Griff hatte, sondern auch jenseits des Geistes zu stecken schien, noch tiefer als die Seele. Eine Erschöpfung, die noch keinen Namen hatte. Zum Glück war heute ein Fortbildungstag, es waren keine Schüler da, wie man deutlich an der Ruhe und Stille im ganzen Gebäude merkte. Ich entschied, die Teambuilding-Maßnahmen mit den Kollegen zu umgehen, indem ich den ganzen Tag hier blieb, in meinem Klassenzimmer. Gefängnis oder Rückzugsort vor der Welt – an Tagen wie diesem konnte ich es nur schwer auseinanderhalten.

Ich antwortete auf Sandras E-Mail. *Tut mir leid, dass ich gestern absagen musste. Ich weiß, dass du reden wolltest und wie wichtig dir das war. Bist du heute da? X.* Ich wusste, dass sie da war, nicht weil ich sie gesehen hätte, sondern weil sonst andere Leute zu mir gekommen wären.

Ich verbrachte den größten Teil des Tages damit, die hintere Wand des Klassenzimmers anzustarren und die Zeiger der Uhr zu beobachteten, wie sie sich bewegten und doch stillstanden. Die Minuten verstrichen, aber der Moment schien immer derselbe zu bleiben. Ich druckte aus, was ich geschrieben hatte, steckte es in einen Umschlag und dann in meine Tasche. Ich ging durch die Gänge der Schule, und diesmal spürte ich etwas anderes: eine Ambivalenz, ein Schwanken zwischen zwei Gemütern, zwischen zwei Welten. Ich klopfte an Mrs Sundermeyers Tür und betrat ihr Büro. Ihr Gesicht blieb ernst, als posierte sie für ein Porträt. Sie hatte schon angefangen zuzuhören, bevor ich überhaupt sprach.

»Wenn Sie einen Moment hätten, würde ich gerne kurz mit Ihnen sprechen und Ihnen sagen …«

»Natürlich«, sagte sie einladend.

»Ich weiß nicht, wie ich es sagen soll, aber … ich gehe. Ich kündige.« Ich nahm den Briefumschlag aus der Tasche und schob ihn auf den Tisch.

»Ich komme einfach nicht zurecht. Mit jedem Tag, den ich hierherkomme, wird es schlimmer. Ich hab das Gefühl, als würde ich dunklen, grauen Smog einatmen. Ich sehe ihn nicht, aber ich weiß, dass er da ist. Ich spüre ihn auf der Haut, in der Lunge. Ich huste, ich spucke ihn aus, aber ich werde ihn nicht los. Er ist immer da, mal mehr, mal weniger, aber er ist immer da. In letzter Zeit wird es immer mehr: wenn ich aufwache, bevor ich einschlafe, während des Unterrichts, immer. Ich merke plötzlich, dass ich ins Nichts starre, fühle mich völlig leer und weiß nicht, wie viel Zeit vergangen ist. Manchmal dauert es eine Minute, manchmal eine Stunde. Ich kann den ganzen Tag damit verbringen, ins Nichts zu starren.

Ich nehme lange Bäder, um etwas Wärme zu spüren, aber es dauert nie lange, bis ich das Gefühl habe, zu ertrinken. Ich weiß nicht, was ich machen soll, aber ich weiß, dass ich nicht mehr hierherkommen kann, weil es das schlimmer macht.

Stellen Sie sich vor, etwas wäre in Ihnen gefangen, ein Tier mit scharfen Klauen, und es bekommt keine Luft, deshalb kratzt es um sich, versucht, sich zu befreien. Und je weniger Luft es bekommt, desto heftiger kratzt es, um rauszukommen, und es verletzt Sie immer mehr. Und Ihnen bleibt nichts anderes übrig, als nach außen hin ruhig zu bleiben, weil niemand weiß, dass Sie dieses Ding in sich tragen. Niemand weiß es, und manchmal wissen Sie es selbst nicht.«

Ich war schockiert, dass ich das alles wirklich zu ihr gesagt hatte und bereute es augenblicklich. Ich hatte versucht, es zurückzuhalten, doch es ging nicht – jeder Moment, jeder Schmerz, jede Verkrampfung meines Herzens, jede Seelenqual, jede Träne meines Geistes brach plötzlich wieder über mich herein. Sogar die glücklichen Erinnerungen, die Freude, das Gelächter, jedes Lächeln brachten mich noch mehr zum Weinen, weil ich wusste, dass sie nie zu mir zurückkommen würden. Das Schiff war ausgelaufen, und ich blieb allein auf meiner Insel zurück. Mrs Sundermeyer verharrte in derselben porträthaften Position, in der sie mich empfangen hatte, als wäre sie völlig ungerührt und indifferent oder als müsste sie erst erfassen, was ich gesagt hatte. *Es ist ihr egal.*

»Ich muss los. Das ist meine Kündigung. Aber ich will nicht, dass jemand davon weiß. Nicht die Schüler, nicht die Kollegen. Niemand. Ich will keine Karten, keinen Kuchen und keine Abschiedsfeier, gar nichts. Ich will einfach still und heimlich verschwinden, meiner Wege gehen und tun, was ich tun muss.«

26

*Brooklyn,
New York City, 8:08 Uhr*

Als Michael die Augen aufschlägt, herrscht eine feierliche Stille. Er liegt auf einem von weißen Wänden umgebenen Einzelbett in einem fensterlosen Zimmer einer Wohnung in Brooklyn. Neben dem Bett steht ein Zweiersofa, auf der anderen Seite ein Schreibtisch. Ein paar Bilder lassen den Raum etwas weniger provisorisch wirken.

Er setzt sich im Bett auf, streckt die Beine auf dem mahagonifarbenen Laminat aus. Von der anderen Seite der Tür ist nichts zu hören, die Leute, die hier noch wohnen, sind wohl zur Arbeit gegangen. Zwei von ihnen hat er gestern kennengelernt, einen Mann und eine Frau, deren Namen zu behalten er sich nicht die Mühe gemacht hat. Der Mann war klein und versuchte, seine mangelnde Größe mit unangenehmen Witzen zu kompensieren, die Michael mit unangenehmem Lachen quittierte, und die Frau redete die ganze Zeit von ihrem Ex-Freund, mit dem sie noch ins Bett geht – beide Gespräche zwangen ihn in einen Tagtraum, der vor allem von Belle handelte. Er kann das jetzt sagen. Er kennt ihren Namen. Das gibt ihm das Gefühl, als flatterten die Flügel eines Vogels gegen sein Herz.

Das Wohnzimmer ist so großzügig, dass er darin rennen könnte. Er tritt ans Fenster, um die Aussicht zu sehen, doch sie wird vom graffitibesprühten Haus gegenüber versperrt. Auf dem Gehsteig liegt Neuschnee, sauber, weich und weiß. Er setzt sich mit einer Tasse Tee aufs Sofa und wünscht sich beim Anblick der Gitarre in der Zimmerecke, er hätte weiter geübt. Er spürt eine Klarheit, die ihm lange Zeit gefehlt hat. Vielleicht, weil er hier ist, vielleicht, weil er bei ihr ist.

Michael verlässt die Wohnung und läuft zur U-Bahn-Station Morgan Avenue. Der Schnee fühlt sich beim Gehen weich und fein an, aber schon bald frieren seine Füße ein. Er läuft vorbei an einer Reihe von Lofts, die früher Industriegebäude waren, vorbei an einem schneebedeckten Basketballplatz, und fragt sich, wie es wohl wäre, hier zu spielen. Es hat etwas Surreales, tagsüber im Zug nach Uptown zu sitzen. Es fühlt sich an, als wäre das ganz normal, Teil einer ganz normalen Woche. Er blickt sich um, betrachtet die anderen Passagiere im Abteil, die ihn nicht irgendwie besonders ansehen.

Das New Yorker U-Bahn-System ist verwirrend, der Plan sieht aus wie ein Diagramm des zentralen Nervensystems. Nur die New Yorker verstehen es, damit von A nach B zu kommen, ohne sich zu verirren. Er verlässt die U-Bahn und steigt in die rote Linie Richtung 135th Street um. Er benennt die Linien nach ihrer Farbe. Die rote Linie nach Harlem, die grüne in die Bronx, die graue nach Brooklyn. Belle sagte, das sei eine lächerliche Art, sich die Linien zu merken, als er sie nach dem Weg zu ihrer Wohnung fragte, und versuchte, ihm stattdessen das Buchstabensystem zu erklären, das er noch lächerlicher fand, erst recht, als sie anfing, irgendetwas von »*local*« und »*express*« zu erzählen.

Michael steigt zunächst an der 116th Street aus und sieht sich um. Er erinnert sich, dass Belle – auf ihrem langen, mysteriösen Spaziergang – erwähnt hat, dass es in dieser Straße ein Soul-Food-Restaurant gibt, das phantastischen Kuchen verkauft, und hat die Idee, welchen mitzunehmen. Schokolade für sie, Karotte für ihn. In der Straße zum Restaurant entdeckt er einen Geldautomaten. Er bleibt stehen, steckt seine Karte ein und prüft den Kontostand. $ 1452. Er atmet tief durch, ist weder panisch noch beruhigt, sondern akzeptiert einfach, was ist und was kommen wird. *Ich darf nicht vergessen, wofür ich hier bin.* Michael holt den Kuchen, geht zurück in die U-Bahn, steigt in die blaue Linie und fährt bis zur Station 135th Street.

»Du kannst es gar nicht verpassen. Es ist ein großes braunes Gebäude, drei Blocks von der U-Bahn entfernt.« Ihre Wegbeschreibung war klar und einfach, doch er verirrt sich trotzdem. Er blickt an den Hochhäusern empor. Schließlich findet er den richtigen Weg mithilfe von Maps. Er nimmt den Aufzug und klopft an ihre burgunderrote Tür. Sie macht auf.

»Hey, du«, sagt sie, und ihre Stimme klingt wie ein Song. »Du hast es gefunden.«

»Ohne Weiteres.« Er lächelt.

Sie trägt ein weit fließendes gemustertes Kleid, das ihren schlanken Körper umspielt. Ihr Haar steckt unter einem Seidentuch. Sie dreht sich um, lässt die Tür offen und sagt »Komm rein«, während sie durchs Wohnzimmer in die angrenzende Küche geht.

»Ich war gerade dabei, die Katze zu füttern«, sagt sie. Er sieht sich um und setzt sich auf das Ledersofa, wobei er versucht, so wenig Platz wie möglich einzunehmen. Das Bücherregal links von ihm zieht ihn magisch an. An den Wänden sind Bilder, manche auf Leinwand, manche direkt an der Wand, von schemenhaften, esoterischen, gottgleichen Gestalten mit Flügeln, die ihr alle irgendwie ähneln.

»Schöne Wohnung hast du.«

Hinter einer großen fernöstlichen Skulptur kommt die Katze hervor. Sie humpelt, und ein Glöckchen baumelt klingelnd von ihrem Halsband.

»Ich hab ihr ein Glöckchen umgehängt, weil sie immer draußen rumgelaufen ist und sich verirrt hat. Sie wurde mal von einem Auto angefahren, und der Tierarzt musste ihr das Bein amputieren.«

»Oh, wie traurig«, sagt Michael und hofft, dass sein Mitgefühl aufrichtig klingt.

»Das war, bevor sie zu mir kam. Ich habe sie aus dem Tierheim. Es war Liebe auf den ersten Blick.« Sie lacht. »Sie heißt Monica.«

»Oh, wie Monica aus *Friends*?«

»Nope.«

»Monica Seles?«

»Nah.«

»Monica Lewinsky?«

»Nein …«

»Okay, jetzt gehen mir die Monicas aus.«

»Wie Monica, die Sängerin?«

»Ah, klar.«

Sie hebt die Katze hoch und streichelt sie.

»Du hast doch nichts gegen Katzen, oder?«

»Nein, gar nicht«, sagt er, wobei er eher sich selbst als

sie zu überzeugen versucht. Sie streckt die Arme aus und hält ihm die Katze hin.

»Vielleicht das nächste Mal«, sagt er mit einem nervösen Lächeln.

Obwohl draußen helllichter Nachmittag ist, sind bei Belle die Vorhänge zugezogen und Kerzen und Salbei angezündet, was dem Raum die Atmosphäre einer mitternächtlichen Séance verleiht.

»Du kannst ruhig deinen Mantel ausziehen«, sagt sie lachend. »Mach's dir gemütlich.«

Ihr Lachen beruhigt ihn. Er entspannt sich, zieht Mantel, Schal und Stiefel aus und breitet sich auf der Couch aus, nimmt mehr Platz ein als zuvor.

»Okay, jetzt übertreib's aber nicht«, sagt sie kichernd und reicht ihm eine dampfende Tasse.

»Tee?« Er lächelt. Sie lächelt zurück, und ihm fällt auf, wie lange es her ist, dass ein Lächeln für ihn bestimmt war.

»Ich hab Kuchen mitgebracht.« Er reicht ihr die Schachtel, sie greift begeistert danach und kommt mit dem Kuchen auf einem Teller zurück. Sie setzt sich mit angezogenen Beinen neben ihm aufs Sofa. Im Hintergrund singt ein Folksänger mit Reibeisenstimme. Sie trinken Tee, essen Kuchen und wärmen sich an diesen Augenblicken geteilter Einsamkeit.

»Michael«, sagt sie nach einem Schluck Tee. »Wir haben uns jetzt schon mehr als nur ein paarmal getroffen, und ich weiß nicht genug über dich.«

»Was willst du denn wissen?«

»Du redest nie über dich.«

»Okay. Was willst du wissen?«

»So mein ich das nicht. Ich will nicht fragen müssen.«

»Ich soll einfach erzählen?«

»Ja!«

»Über mich?«

»Genau.«

»Ich weiß nicht. Ich bin das einfach nicht gewohnt. Ich hatte nie jemanden zum Reden. Also, ich meine, es gab schon Leute, aber ich habe mich immer allein gefühlt, egal mit wem ich zusammen war.«

»Ich habe mich auch allein gefühlt. Na ja, meistens zumindest.« Sie hält seufzend inne und schaut in ihre Teetasse. »Ich hatte immer viele Verwandte um mich, bin bei meinen Cousins und Cousinen und meinen Großeltern aufgewachsen, bevor ich in eine Pflegefamilie kam, aber das weißt du ja alles. Weil ich über so etwas spreche.«

»Ja, aber für dich ist es leichter, du bist …«

»Ich bin was?«

»Ach, nichts.«

»Du wolltest sagen ›eine Frau‹, stimmt's?«

»Nein.«

»Wolltest du wohl. Du wolltest sagen, dass ich mehr rede, weil ich eine Frau bin.«

»Nein! Ich wollte sagen, weil du … du bist … Künstlerin. Du bist kreativer als ich, kannst dich besser ausdrücken. Du malst und so.«

»Du bist also nicht nur ein patriarchaler, misogyner Sexist, sondern auch ein verdammter Lügner. Bah, Männer sind echt das Letzte.« Sie boxt ihn scherzhaft in die Schulter, und er täuscht Schmerzen vor.

»Und du bist eine Misandristin. Das war Gewalt aufgrund meiner Identität als Mann.«

»Nein, aufgrund deiner Identität als Vollidiot.«

Flink wie eine Katze wirft sie sich auf ihn, doch er hat es kommen sehen und fängt sie noch in der Luft, zieht sie zurück aufs Sofa, und sie beginnen zu rangeln. Er legt die Arme um sie und hält sie fest.

»Jetzt hab ich dich in der Falle.«

»Vielleicht. Vielleicht hast du mich aber auch genau da, wo ich sein will.«

»Ha!«

»Vielleicht bin ich ja Masochistin und hol gleich die Handschellen, Peitschen und Ketten raus, die ich unter diesem Sessel versteckt habe.«

»Klingt ehrlich gesagt ziemlich aufregend.«

»Böser Junge!«

Sie setzt sich wieder auf ihre Seite des Sofas, greift nach ihrem Tee und legt mit einem hämischen Lächeln die Beine über seinen Schoß. *Ich genieße jede Sekunde mit ihr, all die Fröhlichkeit und das Lachen. Jede Sekunde.* Er blickt sie an, blickt in sie hinein.

»Was?«, fragt sie, sichtlich verlegen.

»Nichts.«

»Ich will einfach mehr über dich wissen ... Wo bist du aufgewachsen?«

»Ähm, in einem Estate ... Wir wohnen da immer noch.«

»Warte, ein Estate?«

»Ja.«

»Auf einem Gut? Mit Pferden und Feldern und so?«

»Was? Nein.« Er lacht.

»Ein Estate?«

»Ja, ein Estate. Du weißt schon, Sozialwohnungen, die Hood, wie heißt das hier? Sektion 8, Projects?«

»Ah! Okay, das bedeutet hier was völlig anderes.«

»Ja, offensichtlich.«

»Und wie war das?«

»Ach, na ja, man kennt ja die üblichen Geschichten, was es heißt, arm aufzuwachsen … und Schwarz. Aber es war nicht nur negativ. Es gibt ganz viel, was ich daran sehr mochte. Ich weiß noch, dass mein Vater immer gesagt hat, ich soll lesen. Und das hab ich gemacht. Auch als er nicht mehr da war.

Und ja, wir haben riesige, tief sitzende Baggyjeans getragen, von FUBU, Fat Albert, Sean John, Rocawear … und Air Force 1 …«

»DU?«, kreischt sie. »Niemals.« Sie prustet vor Lachen. »Das kann ich mir einfach nicht vorstellen.«

»Glaub mir, das willst du auch nicht. Gott sei Dank gab es damals noch keine Handykameras.«

»Aber echt.«

»Und du? Wie warst du so?«

»Ich war eine kleine Punkerbraut mit Stachelhalsband, aufgestellten Haaren, Anarchie-T-Shirt, und ich hielt Hexenséancen zu Death Metal ab, um die Leute zu verfluchen, die mich in der Schule schikaniert haben.«

»Hast dich also kaum verändert?«, sagt er und sieht zu, wie ihr Lächeln zum Lachen wird. Er wünscht sich, er könnte dieses Lachen einfangen und überallhin mitnehmen, es vertausendfachen und in Gefängnisse tragen, in verdrogte Straßenecken, Kriegs- und Krisengebiete, in jedes gewalttätige Zuhause und an all die anderen Orte, denen es an Hoffnung fehlt.

»Denkst du manchmal darüber nach, wie anders dein Leben hätte verlaufen können?«, fragt Michael.

»Ständig. Ich frage mich ununterbrochen, ob ich die richtigen Entscheidungen getroffen habe, auch wenn ich nichts mehr daran ändern kann.«

»Manchmal muss man das Schicksal wohl einfach akzeptieren.«

»Schicksal? Komm mir nicht mit so einem Scheiß«, antwortet Belle nachdrücklich. »Ich glaube nicht, dass irgendwas auf der Welt einer Bestimmung folgt. Schau dich doch mal um. Überall Tod und Zerstörung, gerade stirbt irgendwo ein Neugeborenes, Familien werden an Grenzen auseinandergerissen, all die sinnlosen Kriege, Hunderte von Toten in irgendeiner Gegend der Welt, die es nicht in die Zeitungen schafft, und alles läuft einfach so weiter, als wäre nichts passiert.

Und dann soll ich von Schicksal reden, weil ich ein neues Auto oder einen neuen Job habe oder weil ich eine Gehaltserhöhung bekommen habe oder wegen einer Vernarrtheit in ein anderes hirnloses Exemplar unserer Spezies?«

»Aber es gibt auch Schönheit auf der Welt.«

»Aber rechtfertigt sie die Existenz all der Hässlichkeit? Wir Menschen sollen angeblich die intelligenteste Spezies sein, geschaffen nach dem Ebenbild eines allwissenden faulen Sacks von einem Gott, der zu müde ist, um seine Macht zu nutzen – eines Gottes, der den Kriegen zusieht, statt sie zu beenden –, und kommen noch immer nicht klar mit der einen grundlegenden Tatsache, die uns allen bewusst ist: dass wir nämlich nicht den blassesten Schimmer haben, was wir hier eigentlich machen, und früher oder später auch nicht mehr hier sein werden, um es rauszufinden.

Wir leben auf einem Felsbrocken, der um einen noch größeren, brennenden Felsbrocken kreist, in einem unendlichen Universum voller Milliarden und Billionen von Brocken, und sind trotzdem arrogant genug zu glauben, unsere Leben hätten irgendeine Bedeutung.

Wir plustern uns auf in unserer Wichtigkeit und vergessen darüber, dass unser wahrer Wert in unserer Bedeutungslosigkeit liegt und dass wir erst, indem wir verstehen, dass nichts von alldem wirklich zählt, erkennen, was wirklich zählt. Darin liegt doch die Schönheit. Und so finden wir uns doch erst.«

Michael starrt Belle an. Er steht unter ihrem Zauberbann: Voodoo-Königin, Schamanin, Priesterin. Sie blickt zurück, und ihre Augen transportieren ihn an Orte in fernen Welten.

»'tschuldigung«, sagt sie. »Ich neige ein wenig zu ausschweifenden Tiraden.« Sie sieht ihn an, sichtlich beschämt.

»Entschuldige dich nie dafür, wer du bist.«

Sie schlägt die Augen nieder. Er sieht ihr zu, wie sie sich für einen Moment in sich selbst zurückzieht. An der Oberfläche ist sie ruhig und friedlich, doch darunter herrscht Donnergrollen.

»Es gibt da so eine Doku, die wir anschauen sollten. Magst du Dokus?«

»Ich liebe Dokus!«, sagt er fröhlich, und die Stimmung im Raum ändert sich. Draußen geht langsam die Sonne unter und mit ihr ihr Baldachin aus Azur und Karmin.

$ 1426

27

Harlem, New York City, 3:33 Uhr

»DNR«, sagt Belle, als sie das Tattoo auf Michaels Brustkorb bemerkt. »Was ist das?«

»Oh, ähm, das sind Initialen von jemandem – eine Erinnerung.«

»Deshalb ist es in der Nähe deines Herzens tätowiert?«

»Ja, so in der Richtung.«

»Das ist eindeutig eine Lüge, aber macht nichts. Ich bohr schon nicht weiter.«

»Du bist klüger, als dir guttut.«

»Ich bin klüger, als irgendwem guttut.«

In angenehmes Schweigen gehüllt liegen sie da. Es ist die Art von Schweigen, die zwischen Liebenden herrscht.

»Ich dachte, du hast vielleicht ein Problem damit«, sagt Belle. Sie hat den Kopf auf seine Brust gelegt und streichelt seinen Bauch, er dreht ihre Locken zwischen den Fingern. Das ins Zimmer fallende Mondlicht taucht die weißen Wände in ein dunkel fluoreszierendes Blau, wie der dunkelste Ton, den Haut haben kann. Ihr Zimmer ist ein Zufluchtsort, eine Pause von der bitteren Kälte dieser Welt.

»Deshalb bin ich ausgestiegen, als ich es dir gesagt habe. Das war nicht mal meine Station. Und ehrlich gesagt hätte ich auch nicht gedacht, dass wir uns wiedersehen.«

Michael dreht weiter ihr Haar, betrachtet sie dabei, wie sie tief durchatmet, wie ihre Wimpern flattern, und zählt im flackernden Kerzenschein jede einzelne davon.

»Da hättest du dir keine Sorgen machen müssen«, beruhigt er sie.

»Tu ich aber. Du verstehst das nicht. Viele Typen ändern ihre Sicht auf einen, sobald sie es rausfinden. Anfangs machen sie noch Witze über Dreier, aber nach einer Weile fühlen sie sich dann unter Druck gesetzt. Sie fangen an, sich Sorgen zu machen, was ihre Kumpel sagen würden, ihre Freunde, ihre Familie.«

»Hör zu, du hast jemanden geliebt, es hat nicht funktioniert. Du musst die Vergangenheit nicht in die Zukunft tragen.«

»Das ist aber schwer …«

»Das versteh ich.«

»Besonders bei Männern.« Sie zögert und stößt einen langen, tiefen Seufzer aus, bevor sie fortfährt. »Ich fühle mich zu euch hingezogen. Aber ich mag euch nicht. Ich war schon sehr lange nicht mehr mit einem Mann zusammen.«

»Ich weiß nicht recht, wie ich das aufnehmen soll …«

»Du solltest dich glücklich schätzen«, sagt Belle und klingt fast bewundernd. »Du bist einfach anders, du hast so eine ruhige Energie.«

Eine drückende Stille breitet sich zwischen ihnen aus. Er schweigt, wartet, dass sie weiterspricht.

»Ich verstehe einfach nicht, warum Männer so sind. Erwachsene Männer rufen Schulmädchen hinterher, sobald ihre Formen üppiger werden, westafrikanische Migrantinnen müssen auf den Straßen von Paris ihren

Körper verkaufen, um ihre Familien zu Hause zu versorgen, Frauen werden in Südafrika vergewaltigt, werden in Bahia vergewaltigt, werden in Myanmar vergewaltigt, werden in Indien vergewaltigt, werden in Spanien vergewaltigt, werden in Irland vergewaltigt, vergewaltigt, vergewaltigt, vergewaltigt, vergewaltigt, vergewaltigt, vergewaltigt, vergewaltigt, vergewaltigt …

Was passiert mit einem Wort, wenn man es immer und immer wieder sagt? Verliert es seine Bedeutung? Wird das Gift zu einem so süßen Nektar, dass es normal wird? Dass wir nicht mehr sehen, wie es uns tötet? Wie dieses Gift alle Frauen tötet? Lesbische Frauen, bisexuelle Frauen, trans Frauen – und dann zu alldem noch Schwarz zu sein, verstehst du? Verstehst du es wirklich?

Verstehst du, wie es sich anfühlt, das alles zu sehen und zu wissen und trotzdem weitermachen zu müssen, in dieser Welt weitermachen zu müssen, in dem Wissen, dass niemand für dich da ist außer dir selbst? Eher würde ich diese Welt in dasselbe Feuer werfen, in dem sie das Bildnis verbrennen, das sie sich von Frauen geschaffen haben, das sie sich von Schwarzen geschaffen haben, das sie sich von Schwulen und Lesben geschaffen haben – und die Welt in Flammen aufgehen sehen, das einfach alles hinter mir lassen.«

Michael zieht Belle an sich. Er spürt ihre Tränen. Er weiß, dass sie weint, ohne sie zu sehen. Er weiß, dass sie weint, weil auch er weint. Und in diesem Moment, diesem Moment der schrankenlosen Gleichzeitigkeit ihrer Gefühle, ist er eins mit ihr. Er spürt, wie stark sie ihr ganzes Leben sein musste, wie viel sie ertragen musste, ohne je durchatmen zu können. *Ich will ihr nicht die*

Welt schenken. Ich will sie ihr abnehmen, sie von ihren Schultern heben und weglegen. Ich wünschte, ich könnte ihr sagen, dass ein Leben ohne diese Last möglich ist, ein Leben ohne Leid, ein Leben, in dem nicht jeder Tag eine Zerreißprobe ist, ein Härtetest, etwas, das es zu überstehen gilt. Ich wünschte, ich könnte die Hoffnung kommender Generationen jetzt in diesen Moment tragen und ihr zeigen, dass eines Tages alles Sinn ergeben wird. Dass all der Schmerz und all das Leid eines Tages hinter uns liegen werden und wir wirklich und wahrhaftig frei sein werden. Doch das kann ich nicht. Ich kann nur hier sein, ich habe ihr nichts zu geben, nicht einmal mir selbst habe ich noch etwas zu geben. Meine Hände sind leerer als mein Herz, dieses leer geblutete Herz.

Belle sieht mit Tränen in den Augen zu ihm hoch. Wenn sie diesen Ort nur für immer verlassen könnten. Sie küssen sich. Ihre weichen, zarten Lippen wecken vergessene Erinnerungen daran, wie es ist, sich lebendig zu fühlen. Michael spürt, wie sich die dunkle Smogwolke um ihn langsam hebt. Sie verschwindet im Hintergrund, treibt zurück in die unbekannten Gefilde, aus denen sie aufgezogen ist. Belle legt sich auf ihn. Ihre Wärme ist unvergänglich. Ihr Herz ist ein Leuchtturm, er ein verlorenes Schiff im Ozean.

Sie murmelt Worte in einer Sprache, die seine Ohren nicht kennen, lässt ihre Hand mit der Zärtlichkeit jeder einzelnen Fingerkuppe von seinem Nabel über den Bauch zur Brust gleiten und streckt die Finger aus, wie um das Territorium seines Körpers zu erkunden. Sie legt ein Bein über seine Mitte, ihre Schenkel streifen sanft die seinen. Er spürt, wie er hart wird, ein Stamm, der sich sanft gegen sie drückt, den sie zu streicheln beginnt, während sie seinen Hals küsst. Ein kleiner Luftstoß entweicht seinem Mund. Sie küsst ihn noch einmal. Sein Atem beginnt heftig zu flattern. Er sieht, wie sein Brustkorb sich hebt und senkt, mit jedem Atemzug schneller. Er hört ihr leichtes Stöhnen, das von den mondbeschienenen Wänden zurückhallt.

Sie lässt ihre Küsse zu seiner Wange wandern. Er dreht den Kopf, sieht sie an, sein Mund auf ihrem, ihre Lippen tanzen einen heiligen Tanz. Er dreht sich um, rollt sich auf sie. Sie schlingt ihre Arme und Beine um seinen Körper. Sie sind einander ausgeliefert. Er küsst ihren Nacken, sie stöhnt jetzt lauter, er umgreift ihre Brust. Sie lässt sich fallen, als er ihr das fließende gemusterte Kleid über den Kopf zieht und durch den Raum wirft. Er küsst ihre Brustwarzen, spürt die Weichheit ihrer Brust. Seine Küsse wandern tiefer, ziehen wir Nomaden über das Land ihres Körpers. Immer tiefer, von der Brust zum Brustbein, zum Nabel und noch tiefer bis zwischen ihre Schenkel. Ihre Hände greifen ineinander, ihre Finger verschränken sich, und sie legt ihre Beine über seine Schultern. Er küsst ihre Lippen, teilt sie mit der Zunge, sucht nach dem Juwel in ihrer Krone. Eine Königin ohne Land, ein Königreich, das nicht im Krieg erobert wurde. Gesegnet sind die Heiligen, die unter uns wandeln. Gesegnet sind die, die gesegnet genug sind, zu berühren, gesegnet genug, zu lieben.

Du bist Enigma, bist Mysterium, Aurora borealis *meines dunklen Firmaments, bist der kindliche Wunsch meiner erwachsenen Vernunft. Du bist die Harmonie des Mondes in der Tonart des Schweigens, ein Orchester aus*

Geigen vor zehn brennenden Sonnen. Ein Kalpa, geronnen in nur einem Augenblick. Die Träne des letzten strahlenden Sterns, du zähmst mein Herz, beraubst meine Sinne der Besinnung – versetzt mich in Schwingung wie die Hände der Ahnen die Djembé. Und ohne Beine würd ich zu dir rennen; ohne Ohren deine Stimme hören; ohne Hände deine Haut berühren; würde mundlos dein Juwel erschmecken; ohne Nase deinen Duft erkennen. Ohne Herz würd ich dich lieben. Du bist mein Mensch.

Der erdferne Höhepunkt ihres Stöhnens erhebt sich wie eine Flutwelle und bricht über sie beide herein, reinigt sie wie eine heilige Waschung durch die Hohepriesterin; sie sind geliebt, sie lieben, sie sind die Liebe.

Er sitzt im Local Train zurück nach Brooklyn und betrachtet die müden, verbrauchten Gesichter um sich herum. Es ist vier Uhr morgens, eine Uhrzeit, die er nur zu gut kennt. Er steigt an der Morgan Avenue aus und läuft zurück zur Wohnung. Ruhig, kalt und gespenstisch liegen die Straßen da. Der geschmolzene Schnee sieht aus wie außerirdische Seen.

Er öffnet die schwere rote Wohnungstür, so leise er kann, und tastet sich in der Dunkelheit in sein Zimmer. Er zieht die Tür hinter sich zu und schält sich langsam aus allen Schichten. Er sitzt auf der Bettkante und starrt ins Leere.

$1351

28

U-Bahn-Station Peckham Rye, Süd-London, 19:58 Uhr

Der Regen prasselte donnernd aus einem grau verhangenen Himmel. Ich wartete an der U-Bahn-Station. Einige Unerschrockene wagten sich hinaus. Als meine Geduld so erschöpft war wie ich selbst, verließ ich die Station Peckham Rye und ging vorbei am McDonald's, vorbei am Pound Land, vorbei am Sozialkaufhaus und vorbei am Friseur.

»Ich kann nicht glauben, dass der hier wohnt«, murmelte ich vor mich hin, während der Regen durch den Schal über meinem Kopf sickerte. Noch vor fünfzehn oder sogar zehn Jahren hätte jemand wie Mr Barnes niemals in Peckham gelebt. Zu eingeschüchtert wäre er gewesen von den vielen unterschiedlichen Sprachen, die er nicht verstand, von der Lautstärke der Kirchen am Sonntagmorgen, der Anzahl junger Männer mit hochgezogenen Kapuzen und tief sitzenden Hosen. Ich war einmal einer dieser Jungen gewesen. Wir prügelten uns im McDonald's oder in irgendeiner Gasse, und nur die Sportlichsten von uns schafften es, wegzurennen, um die Geschichte weiterzutragen, was das Einzige war, was wir alle wollten – andere wissen lassen, dass in unserem Leben etwas los war. Oder wir kamen mit unseren Eltern oder unseren Onkeln und Tanten hierher, um die Lebensmittel einzukaufen, die nur wir kannten, auf die Arten zu sprechen, die nur wir verstanden, und den Herrn zu preisen, wie nur wir es konnten. Wir hatten Spaß und fanden Freunde, und es war zwar nicht perfekt, doch es gehörte uns.

Ich erkannte diesen Ort kaum wieder. Ich lief bis ans Ende der Straße und dann nach rechts, vorbei an der Bibliothek und dem Prince of Peckham Pub. Ich ging weiter durch ein paar Gassen, bis ich an seinem Haus ankam. 276. Ich blieb vor der Tür stehen und erholte mich kurz vom Regen, der keine Anstalten gemacht hatte, nachzulassen. Ich klopfte dreimal zaghaft an die Tür. Knarzende Schritte kamen die Treppe herunter und schlurften über den Boden, dann ging das Licht an und die Tür auf. Barnes. Sein Gesicht war eine Leinwand voller Primärfarben. Das Blau der Hämatome auf seinen Wangen, das Rot des Bluts aus seiner aufgesprungenen Lippe und das Gelb des Neids in seinen Augen, der sich nie zu legen schien. Er starrte mich an, als brächte er keinen geraden Satz zustande.

»Was machst du denn hier?«

»Dich besuchen«, antwortete ich und machte einen Schritt nach vorne, um hereingebeten zu werden. Barnes zögerte, winkte mich dann aber ins Haus. Ich setzte mich ins Wohnzimmer und sah mich um, betrachtete die Wände, die in einem Ton zwischen Weiß und Cremefarben gestrichen waren, und die Ikea-Möbel.

»Willst du was trinken?«

»Gerne einen Tee.«

Er kam mit einer Tasse Tee und einem Glas mit etwas anderem für sich selbst zurück. Ich sah ihn an, aber er hielt den Blick auf den ausgeschalteten Fernseher an der Wand gerichtet.

»Willst du nichts sagen?«

»Was sagen?«, fragte er.

»Willst du mir erzählen, was passiert ist?«

»Warum? Du hast es doch sicher gehört. Du weißt es also schon. Deshalb bist du ja gekommen.«

»Alle in der Schule waren total bestürzt – ›Mr Barnes wurde angegriffen, er wurde überfallen‹ –, aber ich weiß, wie du wirklich bist. Also will ich die Wahrheit hören.«

»Wozu? Was zum Teufel hat das mit dir zu tun? Es war nichts.« Seine Stimme wurde etwas lauter, und er starrte mich an.

»Du lügst. Ich weiß das, weil ich dich gesehen habe. Ich hab dich gesehen, okay? Auf dieser Brücke.«

»Was …« Er stand auf.

»Was zum Teufel hast du da gemacht?«

»Du warst dort?«

»Die Frage ist, warum du dort warst. Du weißt genau, dass man da nur aus einem Grund hingeht. Du hast dir da Stoff besorgt?«

»Ach, leck mich. Du hast keine Ahnung. Du hast gesehen, wie ich überfallen wurde, und einfach nichts gemacht …«

»Du hast Drogen gekauft, was zum Teufel hätte ich denn machen sollen?!«

»Die Polizei rufen.«

»Und mich verhaften lassen? Du bist ein Trottel. Weißt du nicht, wie das in dieser Stadt läuft?« Er schwieg.

»Da waren Schüler von uns.«

»Nein.«

»Von unserer verdammten Schule.«

»Haben die mich gesehen …? Fuck, das kann mich den Job kosten.«

»Es geht hier um mehr als deinen Job. Das könnte die ihre Zukunft kosten! Verstehst du nicht, dass du dafür sorgst, dass sie nie aus diesem beschissenen Kreislauf rauskommen?«

»Aber ich hab nur …«

»Für dich ist es nur eine Nacht von vielen, für die bedeutet es ein Leben in der Sackgasse.«

»Und das ist meine Schuld? Du warst da und hast nichts gemacht.«

»Du bist Teil des Problems.«

»Des Problems? Was glaubst du eigentlich, wer du bist? Du weißt nichts über mich. Du hast keine Ahnung, wo ich herkomme und wie ich aufgewachsen bin. Du willst mich verurteilen? Soll ich dir was von meinem gewalttätigen Vater oder meiner Alkoholikermutter erzählen? Oder bist du den ganzen Weg gekommen, um mich zu belehren? Du interessierst dich doch gar nicht für mich. Du bist ein Arschloch. Kommst hierher auf deinem hohen Ross und machst einen auf Klugscheißer, dabei bist du keinen Deut besser als ich. Du bist nur deinetwegen hier. Du bist hier, weil du nicht mit deinem schlechten Gewissen klarkommst. Der Unterschied zwischen mir und dir ist, dass ich klarkomme!« Er leerte sein Glas mit der klaren Flüssigkeit in einem einzigen Zug.

Er hatte recht, ich interessierte mich nicht für ihn. Ich war hier, weil die Schuld zu schwer auf mir lastete und weil die Stimme in meinem Kopf, die mir sagte, dass ich das Richtige tat, die Last etwas minderte.

»Ich finde raus, was das für ein Junge war!«, brüllte er weiter. »Ich lass ihn hochgehen. Und dich auch«, sagte er und bohrte mir einen Finger in die Brust.

»Ach, fick dich doch.« Ich hätte ihm am liebsten ins Gesicht geschlagen, doch ich schob nur seine Hand weg, verließ das Haus und knallte die Tür hinter mir zu.

Ich hatte Sandra eine ganze Weile nicht gesehen, vielleicht ging sie mir aus dem Weg. Oder ich ihr. So fühlte es sich zumindest an, doch als ich durch die Gänge ging, reckte ich den Hals und hoffte, sie zu sehen. Ich ging zu meinem Klassenzimmer, vor dem schon ein paar Schüler in einer Reihe warteten, allen voran Alex das Ass. Ich machte ihnen die Tür auf, und die restlichen kamen herein und setzten sich beim zweiten Läuten. Duwayne rannte vom Ende des Flurs auf mich zu.

»Tut mir leid, dass ich zu spät bin, Sir«, sagte er keuchend und mit einem fast flehenden Blick. Seine Entschuldigung überraschte mich. Für seine Verhältnisse war er überhaupt nicht zu spät. Einmal war er erst zum Ende der Stunde aufgetaucht, hatte mit einem »Was geht, Sir?« den Kopf zur Tür hereingesteckt und einen seiner Freunde aufgefordert mitzukommen. Ich war damals von seiner Unverfrorenheit genauso überrascht gewesen wie jetzt von seiner Entschuldigung. Ich nickte ihm zu, und er stolperte erleichtert ins Klassenzimmer.

»Wir sprechen heute über das Buch *Drachenläufer*, aber vorher – wer von euch hat die Aufgaben bearbeitet?«, fragte ich wenig optimistisch. Die üblichen Verdächtigen meldeten sich. Auch Duwayne hob langsam die Hand. Ich sah ihn misstrauisch an, ungläubig staunend.

»Okay. Wer kann mir sagen, was ein Geflüchteter ist?« Hinten im Klassenzimmer hob Duwayne die Hand. Ich bemerkte den Unterschied in seiner Körpersprache, wie aufrecht er saß, wie er den Arm gerade in die Luft hob. Seine ganze Haltung war überhaupt nicht wiederzuerkennen. Ich sah mich um und hoffte, jemand anders würde sich melden. Ich fixierte Alex in der ersten Reihe, flehte ihn beinahe an, zu antworten. Er meldete sich zaghaft.

»Alex?«

»Das ist jemand, der auf der Suche nach besseren Lebensbedingungen in ein anderes Land geht?«

»Schon ganz gut, aber nicht ganz richtig.«

Ich zögerte, bevor ich weiterfragte. Duwaynes Haltung war unverändert. Mir blieb nichts anderes übrig.

»Ja, Duwayne?«

»Sir, ich glaube, ein Geflüchteter ist einer, der wegen der politischen Lage aus seinem Heimatland fliehen muss, weil Krieg herrscht oder Unruhen, oder weil er verfolgt wird.«

»Sehr gut.« Ich versuchte, meine Überraschung zu verbergen. Ein Teil von mir hegte noch immer Groll gegen ihn. Ich wusste, dass das nicht in Ordnung war, doch ich hatte beschlossen, dass er sich mehr würde anstrengen müssen, um meine Gunst zurückzugewinnen.

»Ich würde euch dazu gerne eine einfache Schreibübung aufgeben. Ich möchte, dass ihr euch das Leben als Geflüchteter vorstellt, wie es wäre, wenn ihr aufgrund von Unruhen oder Verfolgung London verlassen und in eine andere Stadt oder ein anderes Land gehen müsstet. Wie würdet ihr euch fühlen? Was würde das für eure Familie bedeuten? Was würdet ihr mitnehmen?«

Sie senkten die Köpfe und begannen, in ihre Hefte zu schreiben. Ich beobachtete Duwayne.

Er schien doppelt so schnell zu schreiben wie alle anderen. Er war hoch konzentriert. Während er arbeitete, schossen mir immer wieder Bilder von ihm durch den Kopf, wie er zurückgelehnt im Stuhl lümmelte, die Hand im Hosenbund, mit missmutig verengten Augen und gerunzelter Stirn.

»Und Stifte weg, bitte. Möchte jemand vorlesen, was er geschrieben hat?«

Eine Hand schoss in die Luft.

»Ja?«

»Ich hätte Angst. London ist mein Zuhause, der einzige Ort, den ich kenne. Alle meine Erinnerungen und geliebten Menschen sind hier. Meine Familie ist nervig, und wir streiten die ganze Zeit, aber wenn wir getrennt wären, würde ich weinen und sie vermissen. Ich würde mir wünschen, dass ich dort, wo ich hingehen würde, akzeptiert und fair behandelt werde, weil ich sehr verletzt wäre.«

»Danke, Johnson. Ich habe vor Kurzem ein interessantes Zitat über Identität und Vorurteile gehört, das gut zu dem Thema passt, über das wir neulich gesprochen haben. ›Sie kreieren ein Anderes und verachten einen dann dafür, ein Teil davon zu sein.‹ Was glaubt ihr, was damit gemeint ist? Was bedeutet das Zitat?«, fragte ich, während ich den Satz an die Tafel schrieb. Niemand meldete sich, Zögern und leise Resignation machten sich breit.

»Vielleicht geht es dabei um Angst … Sir.« Ich erkannte die Stimme. Ich drehte mich langsam um, und da saß Duwayne und meldete sich, bereit, seine Antwort auszuführen.

»Schieß los«, forderte ich ihn neugierig auf.

»Na ja, Menschen haben Angst vor dem, was sie nicht verstehen. Und wenn sie gar nicht versuchen, etwas zu verstehen, können sie so tun, als wäre es nicht da. So können sie es ignorieren und hoffen, dass es ihnen nie passiert. So wie Obdachlose auf der Straße ignoriert werden, werden in dieser Welt auch Geflüchtete ignoriert. Wir sehen es, hoffen aber, dass es uns nie trifft.«

Duwayne ließ langsam die Hand sinken wie eine Waffe. Praktischerweise läutete die Glocke während meines kurzzeitigen Schweigens auf Duwaynes Antwort. Ich hatte überhaupt nicht bemerkt, wie spät es schon war. Schnell entließ ich die Klasse.

»Duwayne«, rief ich ihm zu, als er gerade das Klassenzimmer verlassen wollte. Ich bedeutete ihm mit einem Nicken, zum Pult zu kommen, und er ließ seine Freunde gehen und kam verlegen auf mich zu.

»Super Beiträge heute«, sagte ich, so beiläufig ich konnte. »Wo kam das denn plötzlich her?«

»Ich zieh mir einiges rein.«

»Du ziehst dir …?«

»Bücher, Sir. Ich hab viel gelesen. Sie sagen doch immer, wir sollen viel lesen und uns bilden, also dachte ich, ich versuch's mal. Abgefahren, wie viel man selbst lernen kann.«

»Gut gemacht, echt.«

»Danke, Sir.« Er nickte mir zu und hob seine Hand zum Fistbump. Ich sah seine Faust an, dann ihn. Wir checkten ein. Er lächelte ein Lächeln, das ich noch nie zuvor an ihm gesehen hatte, anerkennend, fröhlich. Manchmal sind es die kleinen Dinge.

»Ach, übrigens, Duwayne … Wie lief euer Spiel?«

»Wir haben gewonnen, Sir! Wir sind im Finale.«

»Wow, herzlichen Glückwunsch!«

Er ging weg, drehte sich dann aber noch einmal um und sagte: »Sir, ich wollte noch Danke sagen.«

»Wofür?«

»Sie wissen schon, weil Sie mich unterstützt haben, mit der Schule und so. Und weil Sie nicht mit mir reden, als wär ich blöd oder einfach irgendein Loser.« Die Frustration war seinem Ton deutlich anzuhören. »Alle tun immer so, als würden sie sich für einen interessieren, in Wirklichkeit scheren sie sich aber einen Dreck. Sie sind nicht so.«

»Das bedeutet mir viel, Duwayne. Ich weiß das wirklich zu schätzen.«

»Jaja, aber zu viel müssen Sie sich da jetzt auch nicht drauf einbilden.«

Ich brach angesichts seiner Unbekümmertheit in prustendes Gelächter aus.

»Ich werd Ihnen beweisen, dass Sie recht haben.«

»Wie meinst du das?«

»In einer Ihrer langen verrückten Reden, die Sie immer halten wie der Präsident von irgendeinem Land, haben Sie mal zu mir gesagt: ›Wir sind alle Sternschnuppen. Also warum sollten wir nicht glänzen?‹ – Ich beweis Ihnen, dass es stimmt. Ich werd mir in der Schule Mühe geben, gute Noten schreiben. Und ich werd glänzen.«

Er ging Richtung Tür. »Sir«, sagte er und drehte sich zu mir um.

»Ja, Duwayne?«

»Kommen Sie zum Finale?«

»Wann?«

»Nächste Woche ...«

»Wow! Ja klar, ich werde dort sein.«

Eine Woge des Stolzes durchflutete mich von den Fußsohlen bis in die Haarspitzen. Duwayne war in Windeseile aus der Tür. Ich saß an meinem Pult und weinte echte Freudentränen. Schnell öffnete ich mein E-Mail-Postfach, um mich von den überwältigenden Emotionen abzulenken.

Michael,
ich habe in letzter Zeit viel über Dich nachgedacht ... sehr viel. Ich weiß nicht, wie ich es sonst sagen soll. Es ist komisch, denn jedes Mal, wenn irgendjemand eine Anspielung in die Richtung gemacht oder angedeutet hat, dass zwischen uns etwas ist oder sein könnte, habe ich das lachend abgetan, als wäre es eine völlig absurde Vorstellung. »Ha! Wer, Michael? Der Dickschädel? Niemals!« Erst dachte ich, die Leute wollten uns etwas anhängen, weil sie uns oft reden sahen oder weil wir als die zwei einzigen Schwarzen Lehrer in unserem Fachbereich natürlich automatisch heiraten müssen. Doch mit der Zeit begann ich, das mit anderen Augen zu sehen – Dich mit anderen Augen zu sehen. Mir fiel auf, wie Du mit Leuten redest, mit den Schülern und den Kollegen. Mir fiel auf, wie Du durch den Flur gehst, mir fiel auf, wenn Du mal einen Tag gefehlt hast. Ich war traurig, wenn Du nicht da warst, und Deine Anwesenheit hat mich aufgeheitert. Ich habe Gefühle für Dich entwickelt. Ich merkte, wie ich plötzlich in Deiner Nähe sein wollte, mich auf den Heimweg mir Dir freute. Ich

stellte mir vor, wir würden wirklich gemeinsam nach Hause gehen – Du würdest kochen, während ich im Schuppen mit meinen Holzarbeiten beschäftigt wäre –, und es machte mich traurig, wenn diese Phantasie dann platzte und wir getrennter Wege nach Hause gingen – und mir war nicht einmal klar, warum ich traurig war. Dass ich Dich mag, ist mir erst an dem Tag klar geworden, als … nein, ich werde es nicht aussprechen. Wenn Du es schon vergessen hast, zeigt das nur, was ich Dir bedeute (oder eben nicht), und das Thema hat sich ohnehin erledigt. Mir ist an diesem Tag viel klar geworden, über Dich, aber auch über mich. Und in der Woche, die seitdem vergangen ist, hast Du Dich kein einziges Mal gemeldet. Kein Anruf, keine Nachricht. Du bist nicht auf mich zugekommen, hast nicht vorgeschlagen, dass wir vielleicht mal miteinander reden und die Geschichte klären. Ich kann es nicht anders sagen: Ich bin echt enttäuscht von Dir. Ich hätte Dich nie als einen Typen eingeschätzt, der Spielchen spielt, aber wenn das so ist, will ich lieber meine Ruhe.
Sandra

Als ich die Mail fertig gelesen hatte, schaltete ich sofort den Computer aus. Hätte ich schreien können, wäre es laut genug gewesen, das Fenster in tausend Teile zerspringen zu lassen. Eine Wut fegte durch mein Herz wie ein Waldbrand, brauste durch meine Venen, drohte daraus hervorzuschießen. Nach außen hin war ich ruhig, als ich durch die Flure ging und das Gebäude verließ, doch in meinem Inneren stellte ich mir vor, die brutalste Waffe der Welt zu besitzen und die ganze Welt zu verwüsten. Ich fühlte mich ungerecht behandelt, ich fühlte mich verraten, war aggressiv und wütend. Und ich richtete diese Emotionen gegen mich selbst. Es ging bei dieser Wut nicht nur um Sandra, es ging um das zunehmende Gewicht all der Lasten in meinem Leben: Mami und der Pastor, Jalil, Duwayne, die Arbeit, ich selbst. Die schiere Existenz in meinem eignen Körper forderte ihren Tribut. Ich wollte fliehen, alles hinter mir lassen, frei von alldem sein. Ich wollte irgendwo leben, wo dieser Körper nicht ins Gewicht fällt, wo man meinen Namen nicht kennt, mich nicht kennt. Wo ich vorbeiziehe, unsichtbar wie eine Brise oder ein sanfter Windhauch, wie Licht durch zerbrochene Fenster, von einem Leben ins nächste. Ich wollte niemanden kennen. Nicht einmal mich selbst.

29

Peckriver Estate, London, 22:17 Uhr

Als ich die Tür zu unserem Haus öffnete, erwartete mich dort die übliche Gruppe Jugendlicher. Sie saßen rauchend auf den Stufen, Kumuluswolken über ihren Köpfen, hörten Musik und stießen Gelächter und Obszönitäten aus. Als sie mich sahen, verebbte der Lärm, und ich sah jedem Einzelnen von ihnen fest in die Augen. Ich ging nach links zum Aufzug, aber der war außer Betrieb. Ich drosch auf den Rufknopf ein. Die Stufen in den sechsten Stock zu nehmen, erschien mir wie die Besteigung eines Berggipfels, als wäre mir die ewige Verdammnis eines Sisyphos auferlegt worden. Ich schlug noch fester gegen den Knopf. Das Krachen meiner Faust hallte durch das Treppenhaus.

Ich drehte mich um, und sie starrten mich alle noch immer an, als würde die Zeit stillstehen. Sie blockierten die schmale Treppe nach oben: Einer saß an das staubig grüne Geländer gelehnt, einer auf den ersten zwei Stufen, ein weiterer direkt hinter ihm. Zwei andere standen auf den Stufen darüber. Keiner rührte sich. Ich drückte mich an den ersten zwei vorbei und machte einen weiteren Schritt auf die beiden Letzten zu. Der Erste schien sich breiter gemacht zu haben. Ich nahm noch eine Stufe und noch eine, und unsere Schultern stießen gegeneinander. Ich war schwerer als er, und er wich mir aus, während ich die nächste Stufe erklomm. Ich spürte, wie eine Hand meine Schulter packte, und hörte eine tiefe Bassstimme dröhnen: »Hey, *Big Man.*« Ich ballte die Faust, bereit, jeden Moment zuzuschlagen. Dieser Moment fühlte sich an, als sei er unvermeidbar gewesen, und ich hieß ihn willkommen. Ich lief auf die Gewalt und die Zerstörung zu, als wären sie ein Kreuz, das zu tragen ich mich entschieden hätte. Meine Lider begannen zu zucken, Tränen schossen mir in die Augen. Mein Herz schlug, als prügelte es mit zwei Fäusten auf mich ein.

»*Big Man*«, erklang die Stimme erneut. Ich drehte mich um und sah ihm ins Gesicht. Es war verdeckt von einer bis zu den Brauen hinuntergezogenen Wollmütze und einem schwarz-weißen Bandana über den Mund. Ich konnte nur seine Augen sehen, blickte durch sie hindurch in eine andere Welt, eine Welt, in der auch ich lebte – der ich in Wirklichkeit noch nicht entkommen war. Er zog das Bandana herunter.

»Ist okay, *Big Man*. Ist okay«, sagte er, und seine Hand lag jetzt sanft auf meiner Schulter und drückte ein Mitgefühl aus, das ich von ihm nicht erwartet hatte. Das Mitgefühl, das ich an unzähligen Orten gesucht und nicht gefunden hatte. Ich hatte nichts, was ich zurückgeben konnte, nicht einmal Worte, er hatte mich allein durch seine Berührung zum Schweigen gebracht. Warum eine einzige Berührung es vermag, dass man sich wieder wie ein Mensch fühlt, als wäre man irgendwo, wo man hingehört, ist ein Geheimnis des Lebens. Genau wie die Frage, warum einen nahestehende Menschen am wenigsten und die, die einen am wenigsten kennen, manchmal am besten verstehen.

Ich nickte ihm zu, ein sanftes, dankbares, erschöpftes Nicken, und stieg weiter die enge Treppe hinauf. Ich öffnete die Eingangstür zu unserer Wohnung, die still und leer dalag, ging, ohne Licht zu machen, in mein Zimmer und legte mich aufs Bett.

Diese Traurigkeit – wie sie über dich hereinbricht wie ein Dunst oder ein Nebel, wie aus dem Nichts und dann mit einem Schlag. Eine Düsterkeit, die dich umgibt, dich untertaucht. Diese Traurigkeit in den Knochen, die jeden Schritt schwerer macht als den zuvor, die Fragen aufwirft: Wie lange dauert diese Reise noch? Wie weit kann ich noch laufen? Tage werden zu Wochen, zu Monaten, zu Jahren, und das Fliegen wird zum Laufen, zum Gehen, zum Kriechen, zum Stilldaliegen, bewegungsunfähig, und alles nur wegen dieser Schwere, die auf dir lastet. Diese Traurigkeit, von der du dich fragt, warum sie dich heimsucht wie ein Geist, als wärst du noch für einen anderen Tod verantwortlich als nur deinen eigenen. Diese Traurigkeit, ihr Drücken und Ziehen, wie sie dir ins Ohr wispert, in der dir so vertrauten Sprache der Melancholie, wie sie dich in einen ewigen Schlaf wiegt. Oh Gott, ich fühle mich so allein. Einsamkeit ist der Leerraum zwischen Herz und Brust, nah genug, um zu fühlen, doch nicht nah genug, um zu berühren, der Abstand, der wächst und wächst und wächst, bis er eine Schlucht ist, ein Abgrund, ein Hohlgang, durch den die Hoffnungslosigkeit kriecht. Einsamkeit bedeutet, für alle und jeden da zu sein, in der Hoffnung, dass auch jemand für einen selbst da sein wird. Doch das ist nie der Fall. Man ist die Sonne, die die Welt eines anderen erhellt, sich selbst jedoch in Brand steckt. Und sie sehen nur zu, wie man in seiner Dunkelheit sitzt, ganz allein, und verbrennt. Einsamkeit ist nacktes Alleinsein. Ein Alleinsein ohne jede Berührung, ohne jede Süße. Eine farblose Existenz ohne Liebe, in der die Liebe, die man anderen entgegenbringt, nie erwidert wird. Und so harrst du dann aus, ein unerfülltes Etwas, eine in eiskalter Dunkelheit gewachsene, vor sich hin welkende Blume in Erwartung eines Lichtstrahls, der durch einen Felsspalt fällt.

Wir saßen nahezu schweigend in seiner Höhle, ich konzentriert auf Jalils neue Gemälde, er auf irgendein Video, das er gerade auf seinem Laptop schaute. Das Ganze fühlte sich leer und bemüht an, als wäre meine Anwesenheit hier nur freundschaftliche Pflichterfüllung.

Ich starrte weiter die neuen Bilder an: eine Sternschnuppe vor einem Nachthimmel mit Sternbildern, acht Mondphasen, der Umriss eines Mannes, der auf eine Wolkenwand am Horizont zugeht, durch die nur ein einzelner Sonnenstrahl fällt. Ich wollte ihn fragen, wer der Mann auf dem Bild war, er oder Baba. Er hatte nichts gesagt, ich hatte nicht nachgefragt, beide nicht bereit für die Schwere dieses Gesprächs. Ich ging davon aus, dass es nichts Neues gab, aber Jalil war so gut darin geworden, sogar die größten Probleme zu verschleiern, dass man es nicht mit Sicherheit sagen konnte. Vielleicht waren wir deshalb auch so enge Freunde geworden; weil wir unsere schlechtesten Seiten voreinander versteckten und dem anderen nur gaben, was er unserer Meinung nach brauchte. Es war eine Freundschaft, die im freien Raum schwebte, in dünner Luft, die sich früher oder später unweigerlich auflösen musste.

»Alles okay?«, fragte ich irgendwann, als er den Blick hob und merkte, dass ich ihn ansah. Er zog in einer wenig überzeugenden bejahenden Geste die Augenbrauen hoch.

»Mir geht's gut«, antwortete er. Ich nickte in Richtung des Laptops vor ihm.

»Ach.« Er zögerte.

»Immer noch auf der Suche nach einer guten muslimischen Braut?«

Er lachte nicht, zeigte nicht einmal den Anflug eines Lächelns. Ich hatte einen wunden Punkt getroffen. Er versuchte, es sich nicht anmerken zu lassen, aber ich hatte ihn sichtlich aus dem Gleichgewicht gebracht.

»Eigentlich lese ich gerade was.« Er drehte den Bildschirm des Laptops zu mir um.

»Da ist in den USA so ein Typ mit einem DNR-Tattoo – ›Do Not Resuscitate‹, also ›Nicht wiederbeleben‹ – ins Krankenhaus eingeliefert worden, nachdem man ihn bewusstlos aufgefunden hat. Und die Ärzte mussten dann entscheiden, ob es ethisch richtig wäre, ihm das Leben zu retten …«

»Und wie ist es ausgegangen?«

»Die Ärzte sind der Anweisung durch das Tattoo nachgekommen und haben ihn nicht behandelt. Er ist gestorben.«

»Wow.«

»Ich weiß nicht genau, warum er überhaupt dort gelandet ist, ich glaube, er wollte sich erschießen, und es hat nicht geklappt.«

»Echt?«

»Wahrscheinlich, ich mein, so ist es doch da draußen. Ist doch alles voller Knarren.«

»Wie bist du da drauf gestoßen?«

»In bin in so einem Verteiler mit meinen ehemaligen Kommilitonen aus der Philosophie. Wir diskutieren da über verschiedene Probleme. Über so was zum Beispiel oder über Sterbehilfe, Armut, Kapitalismus und so weiter. Letztens ging's um Veganismus. Dieser eine Typ hat alle ohne Punkt und Komma über die Vorteile einer rein pflanzlichen Ernährung vollgeschwallt.

Die anderen sind auf ihn losgegangen, aber ich konnte ihm eigentlich nicht widersprechen. Er hat wahrscheinlich recht, es ist ethischer, besser für die Umwelt. Ich könnte nur trotzdem nie auf Fleisch verzichten, weil ich einfach so auf Hühnchen stehe.« Er lachte, wollte meine Bestätigung. Ich sah ihn ausdruckslos an.

»Ich krieg einfach nicht genug von Schawarma«, fuhr er unangenehm berührt fort und wandte sich wieder seinem Laptop zu.

»Du hast mir gar nicht erzählt, was eigentlich mit Ami...«, begann ich, kam aber überhaupt nicht dazu, den Satz zu beenden. Er hob ruckartig den Kopf und beendete meine Frage mit einem durchdringenden Blick.

»Nichts. Alles okay.«

»Okay.« Er war nicht er selbst, versuchte aber umso zwanghafter, den Eindruck zu erwecken. Wie wenn man den Griff um etwas verstärkt, das einem zu entgleiten droht.

»Weißt du, Jalil, du bist mir echt wichtig. Also echt«, sagte ich. Er hörte auf zu tippen und sah mich an.

»Bisschen komische Aussage, so völlig aus heiterem Himmel.«

»Ich wollte dir das einfach sagen.«

»Okay. Versteh ich trotzdem nicht.«

Wir schwiegen wieder. Der Raum war völlig still, unsere Herzen wogen schwer. Ich fuhr mit dem Blick seine Gesichtszüge ab, in dem Wissen, dass ich ihn gerade zum letzten Mal sah. Und im Gedanken an ihn und Baba, und auch an Aminah, begann ich loszulassen und meinen Frieden mit alldem zu machen wie ein Gläubiger auf seiner Pilgerreise, ein fastender Mönch oder ein zölibatärer Priester, und begab mich leichten Schrittes auf meine Reise.

Während meiner Pausenaufsicht stand ich am Ende des Fußballplatzes und beobachtete die älteren Jungen bei ihren Spielen, bei denen es um Leben und Tod zu gehen schien, oder vielmehr um Ansehen und Erniedrigung. Das Geschubse, das Gefoule und Gestreite, während die Mädchen, bis auf ein einziges, das mit den Jungen spielte, vom Spielfeldrand aus zusahen und mit ihren Handys, die sie hier eigentlich gar nicht benutzen durften, Nachrichten schrieben und Selfies machten. Ich hatte nicht die Kraft, es zu unterbinden. Ein paar einzelne Schülerinnen warfen mir Seitenblicke zu und rechneten wohl damit, dass ich wie üblich auf sie zustürmen und eine Tirade loslassen würde, doch ich zuckte nur mit den Schultern – die Apathie hatte sich längst in meinen Gliedern eingenistet.

Ich dachte an die Zeit zurück, als Sandra sich noch zu mir gestellt hatte. Daran, wie wir im Anschluss den restlichen Nachmittag miteinander gelacht hatten, bis die

Glocke läutete. Es war ein inoffizieller Pakt zwischen uns gewesen, etwas, das uns durchhalten ließ und von der allumfassenden Resignation des Jobs ablenkte. Doch ich hatte noch immer nicht mit ihr gesprochen. Die Glocke läutete. Mr Barnes stand am Ende des Gangs vor seinem Klassenzimmer und versuchte, die Schüler dazu zu bewegen, sich anzustellen. Sein ganzes Auftreten wirkte so steif, dass mich der Gedanke daran, wie anders er sein konnte, selbst überraschte. Er blickte zu mir rüber, und wir sahen uns einen Moment in die Augen. Er sah mich an, als könnte sein Blick mich in Stücke reißen. Ich starrte herausfordernd zurück, in der Hoffnung, es könnte ihm gelingen. Er richtete seine Aufmerksamkeit wieder auf seine Schüler, die jetzt das Klassenzimmer betraten. Am Ende des Gangs tauchte Sandra auf. Etwas Hoffnung erfüllte mich, wie das bisschen Luft zwischen zum Gebet gefalteten Händen. Ich blieb stehen, wollte mit ihr sprechen. Sie schien mich gleichzeitig an- und durch mich hindurchzusehen, ich war mir nicht sicher. Als sie sich näherte, beschleunigte sie ihren Schritt immer mehr und stürmte schließlich an mir vorbei. Ich hatte das Gefühl, als hätte etwas Scharfes die Luft durchschnitten und dabei auch mich erwischt.

Ich betrat mein Klassenzimmer und ließ mich auf den Stuhl fallen. Mein Atem ging immer kürzer und schneller. Eine Hitzewelle brach über mich herein. Schweißtropfen liefen mir die Stirn herunter. Ameisen auf der Haut. Mein Herz hämmerte, jeder Schlag heftiger als der zuvor. Ich schloss die Augen und vergrub das Gesicht in den Händen, um dem Anflug schwindeligen Unbehagens zu entkommen. Ich atmete tief ein und wieder aus, und ein, und aus, und ein, und aus, und ein, und aus, und ein, und aus, und ein, und aus, und ein, und aus, und ein, und aus, und ein, und aus, und ein, und aus, und ein. Ich schlug die Augen auf, blickte in das helle Tageslicht. Mein Kopf pochte. Auf dem Tisch vibrierte mein Handy.

Wow. Nicht mal Hallo kannst du mir sagen.

Sandra. Ich spürte erneut das Blut durch meine Venen in den Kopf jagen wie eine Herde trampelnder Elefanten, ein Schlag ins Gesicht, mit bloßer Faust. Ich setzte mich an den Computer und begann, eine Antwort zu tippen.

Weißt Du, es ist so. Ich habe in letzter Zeit einiges auf dem Herzen und weiß einfach nicht, was ich machen soll. An der Oberfläche scheint alles in Ordnung. Ich gehe zur Arbeit, ich lächle, wir machen Witze, schreiben uns Nachrichten und Mails und gehen zu Meetings und all das. Aber niemand weiß, dass ich, sobald ich in einen Raum komme, sobald ich vor der Klasse stehe, das Gefühl habe, zu ersticken. Es ist, als würde ich einen Berg erklimmen, und die Luft wird immer dünner, bis mir ganz schwindelig wird und ich fast ohnmächtig werde. Ich muss um die kleinsten Sachen so sehr kämpfen. Es kostet mich so viel Energie, morgens aufzustehen, dass ich manchmal nicht weiß, wie ich den Tag überstehen soll. Und abends fällt es mir schwer einzuschlafen, weil ich nur daran denken kann, dass morgen wieder alles von vorne losgeht. Es wirkt sich in jeder Hinsicht auf jeden Teil meines Lebens aus, auf meine Arbeit, meine Freundschaften, meine Familie, und auf so einfache

Dinge wie das Schreiben einer E-Mail, ans Telefon zu gehen oder einfach unter Menschen zu sein. Ich weiß nicht, warum ich mich so fühle, ich weiß nicht, was passiert ist, ich verstehe es nicht, und ich ertrage es nicht. Ich ertrage das alles nicht mehr, und ich will, dass es aufhört.

Ich sitze weinend an meinem Pult, während ich das hier schreibe, weil es mich so überwältigt. Und ja, deshalb konnte ich Dir nicht Hallo sagen. An manchen Tagen weiß ich einfach nicht, was ich machen soll. An manchen Tagen will ich gar nichts mehr machen. Und diese Tage werden immer häufiger. Ich hätte es vorgezogen, einfach weiterzumachen, wie ich es normalerweise tun würde, aber das hat nicht funktioniert. Ich muss einen Weg finden, damit umzugehen. Und eigentlich habe ich schon einen gefunden. Ich werde es ein für alle Mal aus der Welt schaffen.

Ich las die Nachricht wieder und wieder.

STRG + A.

Ein über der Rücktaste schwebender Finger und auf die Tasten tropfende Tränen.

30

Harlem,
New York City, 8:03 Uhr

Michael erwacht von einer Symphonie aus Baustellenlärm und hupenden Autos. Heller Sonnenschein taucht die Innenseite seiner Lider in ein leuchtendes Orange. Er liegt in Belles Bett. Er ist in ihren Duft getaucht, von Kopf bis Fuß, als wäre er zum Fluss geführt und getauft worden. Er streckt die Hand nach ihr aus, bevor ihm einfällt, dass sie nicht da ist. Er erinnert sich, wie er sie mit schlaftrunkenen Augen beobachtet hat, als sie sich heute Morgen anzog. Das fließende Seidenkleid auf ihrer Haut, ihre Locken wild und ungezähmt, ihre Verwandlung von einer Göttin in einen Menschen, wie sie die Gestalt derer annahm, unter denen sie wandelt. Sie hielt inne und sah ihn an, stand über ihm, über dem Bett, wie eine Erscheinung aus einer anderen Welt, bis sie schließlich verschwand.

Die letzte Nacht ist verschwommen, er sieht nur sie vor sich, ihr Bild wie ein Renaissancegemälde, ausgestreckt auf dem Bett, in das ehemals saubere weiße Laken gehüllt. Die letzte Nacht ist verschwommen, bis auf den Moment, in dem seine Sinne erwachten, durch die Hitze ihrer Berührung, die Harmonie ihrer Stimme, die Tiefe ihres Blicks, während er sich auf Knien vor ihr verneigte, wie er sie zum Leuchten brachte wie die Sterne den Nachthimmel. Belle. Er wünscht sich, die Zeit würde stillstehen. Oder besser gar nicht existieren; außer Kraft gesetzt in jenem Moment, um ihn immer und immer und immer wieder zu durchleben.

Michael erwacht erneut und spürt, wie er tiefer in die Geborgenheit der Matratze sinkt, als wäre sein Körper Treibholz, das auf dem Wasser schwimmt und sich langsam zersetzt. Nach einem ausgiebigen Bad zieht er sich an und macht sich Frühstück. Als er aufgegessen hat, setzt er sich auf das Sofa im Wohnzimmer und wartet. Er stellt sich vor, wie sie reinkommt – »Schatz, ich bin zu Hause« –, wie er aufgeregt aufspringt, sie nach ihrem Tag fragt und ihr mitteilt, dass das Essen bald fertig ist. Er hat das Gefühl, als könnte er sich daran schnell gewöhnen.

Michael zieht wahllos ein Buch aus ihrem Regal. Und sieht ein paar, die er aus seiner Studienzeit wiedererkennt. Eine seltsame Zeit. Während alle anderen rausgingen, um sich zu betrinken und Sex zu haben, verbrachte er die meiste Zeit in seinem Zimmer, starrte an die Decke und dachte über sein Leben nach und darüber, wie sinnlos es letztlich war. Im Laufe der drei Jahre an der Uni hatte sogar das einzige Mädchen, das sich überhaupt für ihn interessiert hatte, es irgendwann satt. Sie kam immer zu seinem Zimmer, um nach ihm zu sehen. Vor allem, weil er manchmal monatelang sein Bett nicht verließ und die Vorlesungen verpasste. Heute erinnert Michael sich nicht einmal mehr an ihren Namen. Stephanie oder Tiffany – ein Name, der es geradezu herausforderte, vergessen zu werden.

Sie starrten gemeinsam an die Decke und stellten Fragen, führten philosophische Diskussionen, bei denen er ihr sagte, wie sehr er es begrüßen würde, in diesem

Moment zu sterben, woraufhin sie lachte und lachte und lachte und sagte: »Ich muss nur lachen, weil du klingst, als würdest du das echt total ernst meinen.« Bis er eines Tages antwortete: »Tu ich auch«, und ihren Gesichtsausdruck sah, aller Farbe beraubt, als hätte sie jemanden sterben sehen.

Damals lernte Michael, all das für sich zu behalten. Er wusste nicht genau, wie lange dieses Schwert schon über seinem Kopf baumelte, doch er wusste, dass er eher den Faden durchschneiden als darauf warten würde, dass es fiel.

Michael schlägt das unscheinbare Buch, das er blind aus dem Regal gezogen hat, auf irgendeiner Seite auf und fängt an, über einen Mann namens Gasper Yanga zu lesen, einen versklavten Afrikaner, der 1542 gegen seine Sklavenhalter aufbegehrte, sich und seine Leute befreite und eine später nach ihm benannte freie Stadt in Mexiko gründete.

Yanga. Der Name klingt so vertraut in Michaels Ohren, bringt etwas in ihm zum Schwingen. Michael fragt sich, woher Yanga wohl kam und was ihn dazu bewegte, weiter und weiter und weiter für eine Freiheit zu kämpfen, von der er nicht einmal sicher sein konnte, sie überhaupt noch zu erleben. Yanga. Es klingt wie das Wort einer Sprache, der er mächtig sein sollte, einer Sprache, die man ihm nie beigebracht hat, die er aber seine Mutter und die Älteren um sie herum hat sprechen hören. Er erinnert sich, wie sie lachten, wenn er versuchte, sie zu sprechen, wie sie sagten, seine Sprache sei gebrochen, er spreche wie ein *Mundele*, es sei eine Schande, wenn jemand seine Landessprache nicht spreche, als ob nicht sie diejenigen wären, die sie ihn nicht gelehrt hatten. Er fragt sich, was wir verlieren, wenn man uns unsere Namen und unsere Sprachen nicht zurückgibt, fragt sich, welcher Teil von uns dadurch brachliegt, statt sich in die Welt zu ergießen.

Stunden verstreichen wie Minuten, während Michael weiter auf dem Sofa sitzt, völlig in das Buch vertieft. Er hört das metallische Klicken des Schlüssels im Schloss. Er hört auf zu lesen, gespannt, voller Erwartung, und gleichzeitig bemüht, ruhig und gelassen zu bleiben. Die Tür geht auf, und Belle betritt bepackt mit Einkäufen die Wohnung.

»Sitzt du im Dunkeln?«, fragt sie und knipst das Licht an. Michael merkt, dass er im Dunkeln gesessen hat. Während er gelesen hat, muss der Tag dem Abend gewichen sein und das Licht mitgenommen haben.

»Warum hast du mich nicht gerufen?«, fragt er und springt auf, um ihr mit den Einkäufen zu helfen. Er hält inne und küsst sie auf die Lippen, sie legt den Kopf in den Nacken, um sein Gesicht zu erreichen. Er legt die Arme um sie, erforscht ihren Mund.

»Mmmmhh«, seufzt sie. »Diese Tüten sind nur ziemlich schwer …«

»Sorry.« Sie lachen. Als er ihr die Tüten abnimmt und sie in die Küche trägt, denkt er darüber nach, wie unheimlich vertraut sich das alles anfühlt, erstaunt, wie schnell einem eine so fremde Umgebung wie ein Zuhause erscheinen kann.

»Hast du das alles gekauft?«

»Ja …«

»Warum?«

»Damit wir was zu essen haben, was ist das denn für eine Frage?« Sie kichert.

»Ich meine, das wär doch nicht nötig gewesen.«

»Du bist mein Gast, ich wollte was kochen.«

»Du kochst?«

»Ja.«

»Wow.«

»Was denn?«

»Das hätte ich dir gar nicht …«

»Zugetraut?«, spottet sie und packt die Einkäufe aus. »Hast du aufgeräumt?«

»Ja.«

»Oh.«

»Was?«

»Hätte ich dir gar nicht …«

»… zugetraut«, sagen sie gleichzeitig und lachen.

»Das hättest du nicht machen müssen. Du bist Gast.«

»Ich hätte auch noch geputzt und gekocht, aber noch hast du mir keinen Ring angesteckt, da sollst du es nicht zu bequem haben.«

Belle schlägt ihm spielerisch auf den Arm, und er tut so, als hätte es wehgetan. Sie zieht ihn an sich und schlingt die Arme um ihn. Er blickt auf sie herunter und fühlt sich plötzlich größer, als wäre er gewachsen, nicht nur sein Körper, sondern auch sein Geist. Sie küssen sich in ihrer kleinen Küche, ihre Lippen lassen seinen Blutdruck steigen.

»Mach's dir gemütlich und lass mich das Abendessen vorbereiten.«

»Ich kann dir helfen«, schlägt er vor, doch sie sieht ihn an, als wäre das eine völlig absurde Idee.

Michael setzt sich zurück aufs Sofa und fängt wieder an zu lesen. Bald erfüllt der Geruch nach Essen den Raum.

Belle sieht zu ihm rüber, ihre Blicke treffen sich, sie senden einander kleine Botschaften des Glücks.

»Wie war's bei der Arbeit?«

»Ach, das Übliche. Ich hab's sowieso schon satt, mit unfähigen Leuten zu arbeiten, aber noch schlimmer ist es, wenn das unfähige Arschloch dein Boss ist …«

»Ja.«

»Und das war noch nicht mal das Schlimmste. Als ich von der U-Bahn hierhergelaufen bin, hat mich so ein Typ von der Seite angelabert, von wegen ›Yo, was geht, Süße?‹, bla, bla, bla, und ist mir dann ungefähr fünf Blocks hinterhergerannt …«

»Was? Wirklich?«

»Eiskalt. Ich bin sauer geworden, hab mich umgedreht und ihn zur Schnecke gemacht. Er hat mich nur angestarrt wie ein bedröppeltes Kind.«

»Oh, das tut mir so leid. Ich weiß gar nicht, was ich sagen soll.«

»Ich musste drei Blocks weiterlaufen, um sicherzugehen, dass er nicht mehr hinter mir ist.«

»Shit.«

»Sorry, ich wollte dich nicht vollheulen. Es ist nur echt frustrierend.«

»Kein Problem. Ich kann's mir vorstellen …«

»Ich mein, es gibt Frauen, die so was das Leben kostet.«

Michael sieht sie mit dem traurigsten Blick an, den er zustande bringt, und winkt sie zu sich. Sie hört auf zu kochen und setzt sich mit zwei Tassen neben ihm aufs Sofa.

»Woher wusstest du, dass ich grünen Tee mag?«

»Du kommst mir vor wie ein Teetrinker. Wahrscheinlich hast du auch eine Bibliothek, in der du immer sitzt.«

»Ha, schön wär's. wer weiß, vielleicht steh ich ja mehr auf *Kohffee?*«

»Kaffee?«

»Kaw-fee?«

»Kaffee.«

»Koa-ffee.«

»Versuchst du gerade, einen New Yorker Dialekt zu imitieren?«

»So sagt ihr das doch. Kooor-ffie.«

»Junge, wenn du nicht auf der Stelle …« Belle verpasst ihm mehrere spielerische Schläge, was in einem kleinen Wrestling-Match mündet, bevor er sie umarmt und festhält. Sie legt den Kopf an seine Brust, und er beobachtet, wie er sich im Rhythmus seines Atems hebt und senkt.

»Ich bin unhöflich. Ich hab dich gar nicht gefragt, wie dein Tag war«, sagt sie.

»Schon okay. Ich hab nicht viel gemacht. War den ganzen Tag hier. Oh, und ich hab gelesen. Du hast viele Bücher auf Spanisch. Sprichst du Spanisch?«

»Aber hallo.«

»Echt? Sag mal was.«

»*Tú tienes una gran cabeza.*«

»Wow, das klingt so was von sexy.«

»Willst du gar nicht wissen, was das heißt?«

»Was hast du gesagt?«

»Du hast einen großen Kopf.«

»Grundgütiger …«, antwortet Michael, und sie fängt an zu lachen. Er tut so, als wollte er sie vom Sofa schubsen, hebt sie drohend über die Kante, während sie sich krampfhaft festklammert. Sie quietscht und kreischt und lacht, bis er sie wieder auf seinen Schoß zieht.

»War nur ein Spaß.«

»Ich weiß.«

»Blödmann.«

»Ich kann auch ein bisschen Spanisch.«

»Ach, echt?«

»*Guapa.*«

»Welches Mädchen wolltest du denn damit beeindrucken?«

»Ich kann noch mehr. ›*Bailamos, let the rhythm take you over, Bailamos, te quiero, amore mío*‹.«

»Kommst du mir jetzt mit Enrique Iglesias? Ernsthaft? Du Kitschbolzen.«

»*I can be your hero, Baby!*«

»Okay, wow. Das hab ich nicht kommen sehen. Und nicht mal auf Spanisch. Jetzt versuchst du's aber nicht mal mehr.«

»Ich finde, du könntest meine Bemühungen etwas mehr würdigen.«

»Da gibt's nichts zu würdigen. Du kannst echt überhaupt nicht singen.«

»Ich hab noch nicht gehört, dass du's besser kannst …«

»Und abgesehen davon ist das nicht meine Art von Spanisch.«

»J-Lo? Shakira?«

»Mein Spanisch geht eher so in Richtung, ich weiß nicht, Amara La Negra.«

Für einen Moment sitzen sie schweigend da.

»Das Essen!« Flink wie eine Katze hüpft sie von ihm runter und läuft in die Küche. Das Klappern von Töpfen und Pfannen und das Geräusch zuschlagender Schranktüren ertönt.

»Es heißt Hudut«, sagt Belle, während Michael das Essen hinunterschlingt, ohne sich lange mit Kauen aufzuhalten. Er blickt auf und sieht sie fragend an.

»Das ist ein Gericht der Garifuna.«

Sein Gesicht bleibt ratlos. »Mit dir wird auch alles zu einer Geschichtsstunde, oder?«

»Ja klar. Ich kann dir noch so viel beibringen.«

»Es ist auf jeden Fall der Hammer«, sagt Michael mit vollem Mund. Belle sieht ihn erfreut und zufrieden an.

»Hab ich nur eben zusammengeworfen. Schön, dass es dir schmeckt.« Er nickt und sieht sie mit einem staunenden Blick an wie ein Kind einen Zauberer.

»Greif zu«, sagt sie, weil sie weiß, wie sehr er sich einen Nachschlag wünscht. Er eilt in die Küche und kommt mit einem vollen Teller zurück.

Sie sitzen sich auf dem Sofa gegenüber, jeder auf seiner Seite, und werfen einander sehnsüchtige und staunende Blicke zu. Sie schwenkt ein Glas Rotwein, er nippt an einem Kamillentee. Im Hintergrund läuft die melodiöse akustische Musik eines Sängers mit der Stimme Tausender gebrochener Herzen beim Versuch zu heilen.

»Du hast einen Schwanz.«

»Was?«, fragt Michael und spuckt fast seinen Tee aus.

»Du hast ... einen Penis«, sagt sie und gestikuliert mit der Hand, als wäre das eine ausführliche Erläuterung.

»Ich bin mir ziemlich sicher, dass dir das nicht erst jetzt auffällt«, antwortet er mit einem süffisanten Grinsen.

»Du bist so anders. Ich bin manchmal wirklich schockiert, dass du keine Frau bist.«

»Okay ... Ich bin mir ziemlich sicher, dass ich ein Mann bin, aber sprich ruhig weiter.«

»Gender ist sowieso ein soziales Konstrukt, aber jetzt sei still und lass mich ausreden. Ich fühl mich einfach so wohl mit dir, und das so schnell. Ein Mann. Ein richtiger, echter Kerl. Y-Chromosom. Phallus. Penis. Eier.«

»Als ich das letzte Mal nachgesehen habe, ja.«

»Das geht alles so schnell wie in einer lesbischen Beziehung.«

»Wie jetzt?«

»Wenn wir so weitermachen, sind wir in ein paar Wochen verheiratet.«

Michael zuckt mit den Schultern. »Warum nicht?«, erwidert er, bevor ihm siedend heiß einfällt, dass er in ein paar Wochen nicht mehr da sein wird. Belle lacht darüber, dass ihm der Gedanke keine Angst macht.

»Du hast keine Ahnung, oder? Es ist echt seltsam, wie wenig Heteros checken, was außerhalb ihrer Beziehungen so abgeht. Vor allem Männer.«

»Und jetzt sieh dich an.«

»Ein Mann. Ein bisschen fühlt sich das wie Verrat an mir selbst an. Ich hab mir geschworen, das nie wieder zu machen. Ich hatte echt die Schnauze voll.«

»Du warst also schon mit Männern zusammen?«

»Ja.«

»Wann denn zum letzten Mal?«

»Das ist Jahre her, also, echt Jahre. Wahrscheinlich auf dem College ...«

»Und wie war das?«

»College oder der Mann? Sagen wir einfach, es war beides ein Schuss in den Ofen. Bah ... Woran liegt das, dass Männer sich immer für eine Offenbarung halten, aber in Wirklichkeit einfach nur eine Enttäuschung sind?«

Michael zuckt mit den Schultern.

»Wenn wir Sex hatten, wurde er fertig und hat sich dann einfach hingelegt. Und ich bin dann ins Bad gegangen und hab's mir selbst zu Ende gemacht. Aber du … Du bist wie eine Frau. Wie du mich anfasst, wie dein Körper mir zuhört.«

»Na ja, es ist ja nicht jeder Mann und jede Frau …«

»Psst, das weiß ich. Lass mich einfach reden.«

»Dich oder den Wein?«

»Ha, du Witzbold. Hast du schon mal jemanden geliebt?«

»Geliebt?«

»Ja, geliebt. Hast mich schon verstanden.«

»Sag du zuerst.«

»Okay, ich zuerst. Ja, hab ich. Ist mir nicht peinlich, das zuzugeben. Jetzt du …«

»Na ja, ich weiß nicht …« Michael zögert, verliert sich in einer Welt von Erinnerungen. »Manchmal denke ich, dass ich das habe, dann bin ich mir wieder nicht so sicher. Ich weiß nicht, ob ich schon mal jemanden geliebt habe oder ob mich jemand geliebt hat. Ich habe eher das Gefühl, dass die Menschen irgendwie an mich gebunden waren.«

»Wie meinst du das?«, fragt Belle, aufrichtig besorgt.

»Als ob sie gezwungen wären, mit mir zusammen zu sein. Als ob sie eher aus Pflichtgefühl bei mir blieben, nicht weil sie das wirklich wollten – mich hat sich nie jemand ausgesucht. Ich hatte nie das Gefühl, wirklich so geliebt zu werden, wie ich geliebt werden wollte, oder so, wie ich mir Liebe vorstelle.«

»Und wie stellst du sie dir vor?«

»Na ja, wie ein Zuhause. Ein Zuhause, das man für sich und seine Liebe baut. In meiner Sprache sagt man ›*Na lingui yo*‹, das heißt ›Ich liebe dich‹, aber auch ›Ich mag dich‹. Wenn jemand das sagt, kann das heißen, er will für immer mit dir zusammen sein, aber auch einfach heute. Es bedeutet, ich bin deine Liebe, aber auch dein Freund. Und ich glaub, ich hatte noch nichts von beidem. Eine Person habe ich vielleicht geliebt. Aber ich habe mich immer allein gefühlt.«

»Oh, Michael …«

Belle steht auf und streckt die Hand nach ihm aus. Er ergreift sie, und sie führt ihn in ihr Zimmer. Sie küssen sich leidenschaftlich, als sie an der Tür ankommen. Er hebt sie hoch und trägt sie zum Bett. Er dreht sich um und zieht sich aus. Knöpft sein Hemd auf, streift Jeans und Gürtel ab. Ein unpassendes Outfit für einen faulen Tag in der Wohnung. Das Licht ist aus, und der Mond und die Götter sind ihre einzigen Zeugen. Er schlüpft zu ihr unter die Decke, schmiegt sich von hinten an sie und küsst ihren Nacken. Er hört ihre tiefen Atemzüge, spürt, wie sich ihr Körper hebt und senkt, ihr Atem wie kleine Windstöße. Sie ist am Einschlafen. Sie reagiert auf ihn, bewegt sich auf ihn zu, dirigiert ihn in eine Position, in der sie ihren Kopf auf seine Brust legen kann. Und dann gleitet sie weg, in einen tiefen, gesunden Schlaf voll süßer Träume und ruhiger Atemzüge. Er hält sie sanft im Arm, streicht ihr übers Haar und über ihre weiche Haut. Wenn es einen Gott gibt, ist er vielleicht einfach die Verschmelzung von Momenten wie diesem.

31

Harlem, New York City, 6:30 Uhr

Michael erwacht davon, dass Belle lautstark durchs Zimmer rumpelt und poltert, die Kleiderschranktüren stehen offen, der Schminktisch ist voller Kosmetikartikel, Klamotten sind am Boden verstreut. Er spürt eine Dringlichkeit, Panik. Etwas, was er bisher nicht von ihr kennt. Er setzt sich im Bett auf und beobachtet sie.

»Musst du heute nicht zur Arbeit?«, fragt er. Sie sieht ihn an.

»Nein«, antwortet sie mit einem tiefen Seufzen. Sie setzt sich auf die Bettkante. »Sie haben angerufen und gesagt, dass sie mich heute und die ganze nächste Woche nicht brauchen.«

»Ach? Dann hast du ein bisschen frei.«

»Ja, aber das Geld wär mir lieber.« Sie hält einen Moment inne und starrt zu Boden, als blickte sie in eine andere Welt.

»Jetzt machen wir dir erst mal ein Frühstück. Um den wichtigen Lebenskram kümmern wir uns später.« Michael rückt zu ihr rüber und nimmt sie in den Arm. Ihn erfasst eine Erleichterung; stille, süße Erleichterung.

Michael steht in der Küche, brät Spiegeleier und bereitet seine Spezialmischung aus Avocado, Tomaten und

Zwiebeln für einen Wrap zu. Belle sitzt mit angezogenen Knien auf dem Sofa, wärmt ihre Hände an einer Tasse Tee, aus der sie noch keinen Schluck getrunken hat, und starrt den ausgeschalteten Fernseher an. Er bringt ihr das Frühstück auf einem Teller. Sie wirkt überrascht, ihn und das Essen zu sehen.

»Das wär doch nicht nötig gewesen«, sagt sie mit einer Stimme, die unter ihrem eigenen Gewicht gedämpft klingt.

»Ich weiß, ich wollte aber«, sagt er in munterem Ton und setzt sich neben sie. Sie rührt ihr Essen kaum an. Sie öffnet den Wrap mit der Gabel, nimmt einen Bissen und schiebt den Rest auf dem Teller hin und her.

»Ich muss nachher noch wohin«, sagt sie. »Ein paar Sachen regeln.«

»Okay. Kann ich mit?«

»Was?«

»Na ja, kann ich mitkommen? Wir könnten danach irgendwo zu Mittag essen.«

»Oh … okay«, stottert sie. »Okay. Das würdest du machen? Danke.«

»Na klar.«

Sie gehen raus und laufen zur U-Bahn-Station 135th Street. Die kalte Luft erinnert ihn daran, was für ein Privileg es ist, zu wissen, wie sich Wärme anfühlt. Die Sonne steht hell am Himmel. Belle eilt vorneweg, ist ihm immer zwei ihrer kleinen Stakkatoschritte voraus. Sie erreichen die Station und steigen in die U-Bahn, die für einen Nachmittag unter der Woche eigenartig leer ist. An der 116th Street steigen sie aus. Michael folgt Belle in die CVS-Apotheke. Sie kauft nur ein paar Artikel und stopft sie in ihre große Umhängetasche. Er folgt ihr nach draußen.

Sie nähern sich dem Straßenrand, um auf die andere Seite zu wechseln. Sie hält ihn zurück und sagt »Warte«, bis der richtige Moment gekommen ist. Sie überqueren die Fahrbahn und gehen auf eine Bankfiliale zu. Er sagt, er werde draußen warten. Sie geht rein. Er blickt auf die Straße, beobachtet die unzähligen vorbeiziehenden Menschen, denen seine Existenz völlig gleichgültig ist. Vielleicht wirkt er mehr wie einer von ihnen, als er dachte. Eine Mutter mit ihrem Kind, ein paar stürmische Teenager, an der Ecke stehende Männer. An Orten, die er am wenigsten kennt, fügt er sich ein, verschwindet und fühlt sich am ehesten zu Hause. *Wahrscheinlich ist zu Hause einfach dort, wo man dir begegnet, als ob du nie weg gewesen wärst, wo du dich gespiegelt siehst.*

Belle kommt aus der Bank und lässt mutlos den Kopf hängen. Michael schließt zu ihr auf, legt den Arm um sie und fragt sie mit einer Geste, ob sie etwas essen sollen. Sie nickt. Sie betreten ein Soulfood-Restaurant, in dem R'n'B aus den Neunzigern läuft. Er nickt mit dem Kopf im Takt der Musik, doch Belle neben ihm bleibt reglos. Sie setzen sich an einen Tisch in einer Ecke am Fenster.

»Haben Sie sich schon entschieden?«, fragt Jackie die Kellnerin mit einem funkelnden Lächeln. Michael sieht zu ihr hoch, dann zu Belle, die überhaupt nicht reagiert.

»Haaaalloo!?«, sagt er leicht frustriert und wedelt mit der Hand vor ihrem Gesicht herum.

»Was?«, fragt Belle scharf.

»Weißt du, was du willst?«

Sie geben ihre Bestellung auf. Als das Essen kommt, nehmen sie es schweigend entgegen.

»Willst du gar nichts essen?«

Sie sieht ihn kurz an und richtet den Blick wieder auf ihren Teller.

»Ist mit Ihrem Essen alles in Ordnung?«, fragt die Kellnerin im Vorbeigehen.

»Alles wunderbar, vielen Dank«, antwortet Michael, auch für Belle, die völlig regungslos dasitzt.

»Okay, willst du mir jetzt vielleicht mal sagen, was zum Teufel mit dir los ist?« Michael lässt sein Besteck laut klappernd auf den Teller fallen.

»Was meinst du?«

»Du hast schon seit heute Morgen richtig schlechte Laune und hast den ganzen Tag überhaupt nichts gegessen. Du bist völlig verändert.«

»UND?«, donnert sie. Ein paar Leute drehen sich um.

»Ich weiß nicht, was los ist, aber du musst mit mir reden, Babe.« Michael greift über den Tisch nach ihrer Hand. Sie zieht sie weg.

»Okay, so ist das also.«

»Du hast keine Ahnung, wie es ist. Du verstehst das nicht.« Sie seufzt tief und vergräbt ihr Gesicht in den Händen.

»Sprich mit mir …«

»Okay, ich bin pleite. Ich bin mit meiner Miete hinterher, ich könnte jederzeit aus meiner Wohnung rausfliegen. Und dann rufen die vom Büro an und sagen mir, dass sie mich nicht brauchen. Das ist einfach zu viel.«

»Was? Warum hast du denn nichts gesagt?«

»Wozu?«

»Damit ich dir helfen kann.« Sie schweigt und wendet wieder den Blick ab.

»Das musst du nicht. Ich komme allein klar.«

»Wie viel brauchst du denn?«

»Ich sagte, ich komme allein klar.«

»Und *ich* sagte, wie viel brauchst du?«

»Mindestens tausend.«

»Was?!« Michael spuckt den Orangensaft fast wieder aus.

»Tausend Dollar. Das würde mir etwas Zeit verschaffen.«

»Fuck.«

»Und vielleicht noch einen Hunderter extra. Ich muss noch ein Bußgeld bezahlen, weil ich letztens über eine scheiß Absperrung gesprungen bin«, schnaubt sie und fährt fort: »Egal, es ist nicht nötig, dass du hier Superman spielst. Ich werde mein eigenes Geld verdienen, wie ich es immer gemacht habe.«

»Warte, du meinst, indem du …?«

»Was, gibt's ein Problem?«

»Was ist mit *uns*?«

»Was soll mit uns sein?«

»Ich mein, wir sind doch zusammen, oder?«

»Was zum … Willst du damit sagen, ich kann deshalb nicht …«

»Strippen? Nein, natürlich nicht.«

»Ich strippe nicht. Ich tanze.«

»Ach verdammt, jetzt komm schon …«

»Hör zu, ich weiß nicht, für wen du dich hältst, hier aus dem Nichts aufzutauchen und mich kontrollieren zu wollen. Ich gehöre dir nicht.«

»Das stimmt. Du gehörst mir nicht, Belle … aber bedeute ich dir überhaupt nichts?«, fragt Michael beinahe flehend. Es wird plötzlich still im Restaurant. Die Gespräche, die Kellner und die Musik im Hintergrund halten alle nach demselben Takt inne, als ob eine Fermate über der ganzen Szene schweben würde.

»Ach, fick dich doch mit deiner scheiß moralischen Erpressung. Du bist doch selbst so was von blank, dass du letztens noch wegen fünfhundert Dollar rumgeheult hast. Und jetzt willst du mir helfen?«

Belle springt auf und stößt ihren Stuhl nach hinten um – die Leute um sie herum schnappen nach Luft, als sie zur Tür hinausstürmt.

»Belle!«, ruft Michael ihr verzweifelt hinterher, aber sie ist schon weg. Er lässt $ 50 auf dem Tisch liegen und stürzt ihr nach.

Er erhascht noch einen Blick auf die hochgezogene Kapuze ihres burgunderroten Mantels, als sie die Stufen zur U-Bahn hinunterläuft.

»Belle«, ruft er, während er sie durch die Absperrung gehen sieht. Er durchwühlt seine Taschen nach einem Ticket und rennt dann einfach los und springt über das Drehkreuz.

»Belle!«

Er entdeckt sie am anderen Ende des Bahnsteigs und läuft zu ihr.

»Belle«, sagt er, ruhiger jetzt, weicher. Er legt ihr die Hände auf die Schultern und sieht ihr in die Augen. Ihr Blick ist leer.

»Ich versteh dich nicht, Belle, warum lässt du mich dir nicht helfen?«

»Das verstehst du nicht, Michael. Du kommst nicht da her, wo ich herkomme. Du weißt nicht, was ich durchgemacht habe.«

»Aber das heißt doch nicht, dass ich nicht helfen kann.«

Belle schnaubt verächtlich und geht an ihm vorbei auf das andere Ende des Bahnsteigs zu, während das Licht der einfahrenden U-Bahn in der hohlen Dunkelheit des Tunnels erscheint. Michael holt sie mit schnellen Schritten ein und stellt sich vor sie, versperrt ihr den Weg. Er will etwas sagen, doch das Donnern der U-Bahn und das Quietschen der Bremsen machen es unmöglich. Belle und Michael stehen sich gegenüber, blicken einander tief in die Augen. Die U-Bahn-Türen gehen auf, und die Passagiere steigen aus und schweben an ihnen vorbei, als wären sie Geister und Michael und Belle die einzigen lebendigen Wesen auf der Welt. Die U-Bahn fährt ab, und es wird still.

»Ich will doch nur dafür sorgen, dass es dir gut geht«, sagt Michael mit bebender Stimme.

»Aber das kannst du nicht. Du bist nicht meinetwegen hier. Du bist NICHT für mich verantwortlich«, seufzt Belle. »Und ich werde nicht zulassen, dass ich dir zur Last falle.«

»Ich kann das in Ordnung bringen …«

»Kannst du nicht! Glaubst du, es geht nur ums Geld? Es geht um viel, viel mehr. Ich kann dich da nicht mit reinziehen, und das werde ich auch nicht. Ich krieg diesen ganzen Scheiß seit Jahren irgendwie alleine auf die Reihe, und ich werde auch das alleine auf die Reihe kriegen …«

»Du musst nicht immer stark sein …«

»Ich hab überhaupt keine andere Wahl. Meine Mutter

musste das, und ihre Mutter auch. Meine Tochter wird es auch müssen. Es wird sich nichts ändern. Wenn ich in all den Jahren irgendetwas gelernt habe, dann, dass ich mich auf niemanden verlassen darf. Vor allem nicht auf einen Mann. Am Ende enttäuschen einen alle, und ich werde dir nicht die Chance dazu geben. Ich hätte es überhaupt nie so weit kommen lassen dürfen.«

Belle schiebt sich wütend an Michael vorbei. Ihre Schritte hallen durch den Tunnel, Michaels schwere Schritte stimmen ein, bevor beide vom Donnern der nächsten U-Bahn übertönt werden.

»Was zur Hölle meinst du damit?«, ruft Michael, packt Belle an der Schulter und dreht sie um.

»Ich meine, dass das alles nicht hätte passieren sollen, der ganze Scheiß. Wir. Was auch immer das eigentlich ist. Ich habe das viel zu weit gehen lassen. Es ist vorbei.«

»Ich glaub das einfach nicht«, murmelt Michael verbittert vor sich hin, als die Türen sich öffnen und die Fahrgäste die U-Bahn verlassen. »Wenn es für dich wirklich vorbei ist«, fährt er fort, »dann steig ein, und du siehst mich nie wieder.«

Wie zum Spott scheinen die Türen viel länger offen zu stehen als sonst. Michael schließt die Augen, als Belle an ihm vorbeigeht, stößt vielleicht sogar ein Gebet zu einem Gott aus, an den er nicht glaubt. Er dreht sich nach ihr um, und sie ist weg. Er sieht sie hinter der Scheibe, als die U-Bahn sich in Gang setzt. Sie bewegt sich wie in Zeitlupe. Ein Wagen zieht vorbei, dann noch einer und noch einer, bevor der ganze Zug brüllend in der immerwährenden Dunkelheit verschwindet.

Michael macht sich auf den Weg zurück in die Wohnung in Brooklyn. An einem Geldautomaten macht er halt und ruft seinen Kontostand ab. $ 1200. Er hebt alles ab und stopft das Geld in seine Seitentasche, Hält es mit der Hand umschlossen. *Vielleicht sollte ich einfach alles wegwerfen oder verbrennen und jetzt sofort mit allem Schluss machen. Scheiß drauf, ich hab's satt. Immer für alle da, aber nie für mich selbst. Alles in meinem Leben entwickelt sich in diese Richtung. Und niemand sieht das, niemand versteht, wie es ist, dieses Gewicht zu tragen, dieses Leid. Niemand glaubt mir, glaubt mir meine Traurigkeit. Ich bin damit allein. Und ich lasse niemanden das wahre Ausmaß meiner Gefühle wissen, weil sie so tief greifen, dass ich Angst davor habe, was ich mir antun könnte, wenn sie zu nah an die Oberfläche kommen. Und was mache ich? Ich sehe einfach zu, wie die Leute jede Spur von Freude und Frieden, die mir noch bleibt, ausbeuten und ausrotten, als wäre ich ein Beutetier.*

Ich musste mich durch allen möglichen Wahnsinn kämpfen, nur um hier zu sein, kann keine Straße entlanggehen, ohne an irgendeinen Schmerz erinnert zu werden. Dort ein Junge erstochen, da jemand erschossen, da jemand im Gefängnis, dort jemand vergewaltigt. Und jenseits eines Ozeans habe ich noch eine Familie, die ich kaum kenne, aber so sehr liebe, die größer ist, als mein Herz je fassen könnte, und die noch mehr leidet. Ich kenne keinen Frieden, weder hier noch dort noch irgendwo. Nirgends in meinem Leben habe ich Frieden. Wie sehr ich auch versuche, mir einen Raum zu schaffen, für mich und mein Dasein, er wird zerstört, sobald ich jemanden hereinlasse, nicht auf einmal, außer vielleicht manchmal, sondern normalerweise Stück für Stück. Und es tut mir so weh, dass ich so leben muss. Bin ich alleine besser dran? Vielleicht? Für eine Weile vielleicht, aber ein ganzes Leben lang? Ich weiß es nicht. Dann wäre es vielleicht doch am besten, gar nicht hier zu sein. Und doch ist das der Kampf, der Kampf, den ich mein ganzes Leben lang geführt habe, und ich weiß nicht, wie lange ich noch kämpfen kann. Also werfe ich das Handtuch und lege die Waffen nieder … Ich kämpfe nicht mehr.

Michael stolpert in die Wohnung, verströmt Alkoholdunst wie ein Parfüm. Er liegt mit einer Flasche in der Hand auf dem Bett und starrt an die Decke, und er merkt erst, dass er weint, als er spürt, wie etwas Kaltes aus dem Augenwinkel seine Wange hinunterläuft. Belle. Die Entscheidung liegt bei ihm. Sie ist unvermeidlich, doch er muss sie fällen. Jedes Mal, wenn er die Augen schließt, sieht er sie vor sich. Ihr Gesicht sucht ihn heim wie ein Gespenst, wie ein wiederkehrender Traum. Er kann die Augen nicht mehr offen halten, doch er will sie auch nicht zumachen. Er will nicht ihr Gesicht sehen. Er will sie spüren, ihre Haut, ihre Berührungen, ihren Atem. Dieser unüberwindliche Schmerz fühlt sich an, als würde in seinem Inneren etwas sterben. Und so ist es auch. Es ist bereits tot. Und er muss es begraben. Der Strom der Tränen überschwemmt nun sein Gesicht. Er liegt auf dem Bett wie gelähmt. *Belle. Belle. Belle.* Ihr Name hallt in seinem Kopf wider, bis er einschläft.

»Wer ist da?«

»Ich bin's.«

»Ich sagte, wer ist da?«

»Ich bin's. Mach auf.«

»Michael!« Belle steht in der Tür, eine überraschte Miene auf ihrem hübschen Gesicht.

»Was machst du hier?«, fragt sie, während er an ihr vorbei ins Wohnzimmer geht und den Mantel auszieht.

»Ich musste dich sehen.« Sie schließt die Wohnungstür und geht schweren Schritts und mit gesenktem Kopf auf ihn zu.

»Bitte geh nicht …«

»Wir haben dieses Gespräch bereits geführt, Michael.«

»Bitte, Belle. Es muss nicht so enden. Du kannst doch nicht von mir erwarten, dass mir das überhaupt nichts ausmacht. Versetz dich doch mal in mich hinein.«

»Damit musst *du* klarkommen. Ich bin ich, okay? Ich werde mich nicht verändern.«

»Verändern? Ich erwarte nicht von dir, dass du dich veränderst. Mein Leben hat sich verändert, als ich dich getroffen habe. Du hast mich vergessen lassen. Du hast mir den Schmerz genommen. Ich habe noch nie für jemanden empfunden, was ich für dich empfinde. Und das werde ich auch nie wieder, das weiß ich. Aber …«

»Was ›Aber‹?«, bricht es aus Belle heraus. »Wie geht das weiter? Heiraten wir? Willst du bleiben? Hier? Für mich? Oder gehst du zurück nach London? Du bist nicht meinetwegen hier, Michael, du bist deinetwegen hier. Das hätte nie funktioniert.«

»Es ist noch nicht vorbei. Ich weiß, du brauchst das Geld, aber das kriegen wir schon hin. Wir lassen uns was einfallen.«

»Aaaah«, stöhnt sie und hebt die Hände an den Kopf. »Warum hörst du mir nicht zu??!«

»Schau.« Er zückt die Scheine. »Eins, zwei, drei, vier, fünf … und … so.« Er hält sie ihr hin. »Tausend Dollar.«

Ihr Mund steht offen.

»Nimm es.« Er reicht ihr das Geld. »Und hier sind noch mal hundert für dieses Bußgeld.«

Belle weint. Sie sitzt auf dem Sofa, das Gesicht in den Händen vergraben. Er sieht sie an und wünscht sich, er könnte ihre Tränen auffangen, sie alle zu Diamanten schleifen und ihr zurückgeben. Sie nach all dem Schmerz, den sie durchlebt hat, glücklich zu sehen, wäre mehr wert als alle Reichtümer dieser Welt. Michael legt die Arme um sie. »Ist schon gut«, sagt er und streicht über die kleinen Härchen an ihrem Haaransatz. »Alles wird gut.« Sie blickt ihn an, ihre Augen ein nasses Grab. Er küsst sie auf die Stirn.

»Und, Belle, ich habe schon mal jemanden geliebt – und zwar dich.«

Ineinander verschlungen sitzen sie da, atmen dieselbe Luft, und ihre Herzen schlagen synchron. Alles ist ruhig, sogar die Straßen der Stadt sind jetzt still, als spürten auch sie die Gefühle in diesem Raum. Belle wischt sich die Tränen weg und steht auf.

»Es ist trotzdem vorbei.«

»Was?«, stößt Michael hervor.

»Ich kann dein Geld nicht annehmen. Ich kann nicht.« Sie hält ihm das Geld hin.

»Wie meinst du das?« Er steht auf und packt sie an den Schultern. »Belle! Warum tust du das?« Sie sieht direkt durch ihn hindurch, ihre Augen ein leerer Raum.

»Weil ich muss, Michael. Ich kann dein Geld nicht annehmen.«

»Mach dir keine Sorgen wegen dem Geld, es ist egal.«

»Ist es nicht! Ich kann es nicht annehmen. Ich kann nicht«, wiederholt sie und streckt ihm das Geld hin. Er läuft panisch im Wohnzimmer auf und ab.

»Belle«, ruft er flehend. Sie schüttelt schweigend den Kopf. Michael sinkt zu Boden, die Hände über dem Kopf. Er kriecht auf den Knien auf sie zu. »Belle, bitte.« Er umschlingt sie mit den Armen, legt den Kopf auf ihren Bauchnabel, unter ihre Brust, umarmt sie und atmet sie einen Moment lang ein, von dem er weiß, dass es der letzte sein wird.

»Nimm dein Geld«, sagt sie und dreht sich zu ihm um, als er zur Tür geht.

»Bitte behalt es. Es ist für dich. Ich hab alles ernst gemeint.« Michael macht die Tür auf und dreht sich noch einmal nach ihr um. Sie lässt die Hand sinken. Ihr Gesicht ist ein Blues-Song – ein Gedicht. Er geht auf sie zu und küsst sie auf den Mund, spürt jedes Kribbeln zum letzten Mal.

»Leb wohl, Belle.« Er geht und schließt die Tür hinter sich.

$ 100

»AAAAHH!«, schreit Michael in die Dunkelheit.

»Es gibt nur zwei Gründe, warum ein Mann bei Kälte und Dunkelheit draußen sitzt und schreit«, ertönt eine heisere, knarzige Männerstimme aus den Schatten. »Geld oder Frauen.« Der Mann bricht in schallendes Gelächter aus.

»Warum nicht beides?«, entgegnet Michael, blickt zur

Seite und sieht, wie ein Mann mit einem Einkaufswagen sich neben ihm auf die Bank in dem gespenstischen Park setzt. Die Kleider des Mannes sind verschlissen und lumpig, Lage für Lage von all dem angesammelten Schmutz schon dunkelbraun. Sein Haar steht zu allen Seiten ab wie bei einer Cartoonfigur, die in die Steckdose gefasst hat. Der Mann streckt sich und macht es sich gemütlich, scheint irgendwie auf dieser harten Bank zur Ruhe zu kommen.

»Willst du's nicht verraten?«

»Was verraten?«

»Warum du hier im Dunkeln sitzt und schreist.«

»Na ja, ich bin hier im Dunkeln ja nicht der Einzige.«

Der Mann lacht herzlich.

»Ich will lieber nicht drüber reden. Ich versuche, es zu vergessen.«

»Tut es so weh, mmh?«

»Ich würde lieber einen Autoreifen essen.« Michael seufzt tief, und die kalte Luft bildet einen Nebel vor seinem Gesicht.

»So schlimm kann es nicht sein. Nicht mal ich würde das machen, und ich hab immer Hunger.«

»Ich bin müde. Ich bin einfach so müde. Ich will mich hinlegen und für lange Zeit schlafen und am liebsten gar nicht mehr aufwachen.«

»Das ungeprüfte Leben ist nicht lebenswert.«

»Hä?«

»Du musst dich fragen, warum. Warum ist das passiert? Frag dich, was die Bedeutung hinter deinem Leid ist.«

»Es gibt keine. Wir werden geboren, wir sterben, und dazwischen leiden wir. Das ist das Leben.«

»Leid braucht eine Stimme, eine Plattform, nur dann wird Leid zu Kunst und schließlich zu Wahrheit.«

»Ich würde ein Leben ohne Leiden vorziehen.«

»Zeig mir einen Menschen, der nicht gelitten hat, und ich zeige dir einen Menschen, der nicht gelebt hat.«

»Leben ist Leiden. Nietzsche. Ich versteh schon. Ich habe ein bisschen gelesen, du ja anscheinend auch. Aber jenseits deiner putzigen Tumblr-Zitate und geistreichen Sprüche ist die Welt im Arsch. Irgendwo wüten jetzt Kriege, Menschen fliehen, Kinder verhungern, Menschen sind einsam, verzweifelt, depressiv, suizidal. Willst du mir etwa weismachen, dass du lieber hier draußen auf der Straße bist als irgendwo, wo es warm ist?«

»Ha! Du glaubst, ich würde nicht mehr leiden, wenn ich ein Dach über dem Kopf hätte?! Leid ist unsere gemeinsame Sprache, es ist das, was uns zusammenhält. Es ist eines der zwei Dinge, die uns, uns alle, daran erinnern, dass wir wirklich und wahrhaftig am Leben sind. Das andere ist die Liebe.« Der Mann lacht hysterisch auf und fährt fort: »Doch gleichzeitig ist Leid auch das, was wir alle leugnen. Wir tun alle so, als würden wir es nicht durchleben. Wir sind Wesen zum Tode, wir rasen auf den Untergang zu.«

»Okay, das ist jetzt wirklich nicht sonderlich hilfreich.«

Der Mann biegt sich vor Lachen.

»Mit dir stimmt doch was nicht«, schnaubt Michael verächtlich.

»Hast du etwa erwartet, dass ich der Penner bin, der dir eine Epiphanie verschafft und deinem Leben wieder einen Sinn gibt? Dass ich dir wieder Hoffnung machen könnte? Wie romantisch. Der einzige Grund, warum du hier sitzt – und warum du dich überhaupt mit mir abgibst –, ist doch, dass du gerade im Moment ein bisschen besser verstehst, wie es sich anfühlt, ich zu sein, wie es sich anfühlt, nicht zu existieren.«

»Ich will nicht existieren.«

»Was?«

»Ich will sterben.«

»Du willst nicht sterben. Du willst nur, dass die Hoffnungslosigkeit aufhört.«

Der Wind heult heftig. Die dunkle Leere, die sie umgibt, verschlingt sie, als wäre sie lebendig.

»Sie wird aufhören. Das wird sie.« Nach einer langen Stille lacht der Mann wieder, laut und aus voller Kehle, bis sein Lachen in ein röchelndes Husten übergeht.

»Wie heißt du?«, fragt der Mann.

»Warum willst du das wissen? Du siehst mich sowieso nie wieder.«

»Da hast du recht.«

Frustriert und wütend steht Michael auf und will gehen. Er hat diesem Mann lange genug zugehört.

»Ay, hast du vielleicht ’nen Dollar?«, fragt der Mann. »Man braucht ja auch was in den Magen.« Er blickt zu Michael hoch. Michael blickt auf ihn hinunter.

»Wie wär’s mit hundert?« Michael greift in seine Tasche und hält ihm den Schein hin.

»Alter! Heute ist wohl mein Glückstag.« Der Mann greift mit seinen schwieligen Händen in fingerlosen Handschuhen nach dem Geld. Auf seinem Gesicht breitet sich ein Lächeln aus, und seine fleckigen, gelben Zähne kommen zum Vorschein. Er streckt die Faust aus, sie checken ein. Dann rollt sich der Mann auf der Bank zusammen.

Michael sitzt in seinem Zimmer in der Wohnung am Schreibtisch und steckt den letzten Brief an seine Mutter in einen Umschlag. Morgen wird er ihn ihr schicken. Er löscht alle seine Spuren im Internet, all seine Social-Media-Accounts, auf denen er ohnehin schon lange nichts mehr gepostet hat. Er checkt zum letzten Mal seine E-Mails. Jalil. Er öffnet die Mail.

Hey Bro,
ich versuch schon seit einer Weile, Dich anzurufen, aber Dein Handy scheint aus zu sein? Es gibt traurige Nachrichten. Baba ist gestorben. Aber mit Gottes Gnade durfte er vor seiner Rückkehr noch meine Hochzeit erleben.
Und ich freue mich, Dir ein Bild von mir und meiner wunderschönen Frau zeigen zu können. Ich kann's kaum erwarten, dass Ihr Euch kennenlernt. Ich lieb Dich, Bro, und freu mich, von dir zu hören.
Jalil
PS: Du hattest recht.

Michael öffnet das angehängte Bild. Jalil und seine Braut – beide mit einem Ring am Finger. Die junge Frau ist nicht Aminah. Jalil trägt einen eleganten schmalen Anzug im James-Bond-Stil, sie ein schmales cremefarbenes Kleid, das sich an ihren schlanken Körper schmiegt. Sie ist eine jener Schönheiten, über die Gedichte geschrieben werden. Die beiden sehen so gut miteinander aus, als wäre all das irgendwie vorbestimmt gewesen. Es macht Michael wütend. Die Augen seines Spiegelbildes leuchten gelb vor Neid, er fragt sich, warum das Leben aller anderen in die richtige Richtung geht, nur seines nicht. Er schlägt mit der Faust auf den Tisch und beginnt unkontrolliert zu zittern. Schlotternd kriecht er ins Bett und weint sich in einen wütenden, gramvollen Schlaf.

Michael spürt einen Frieden, einen seltsamen Frieden, wie beim Anblick eines Sonnenuntergangs inmitten eines Krieges. Er sieht die Gesichter der Menschen, die er geliebt hat. Er sieht seine Mutter, seinen Vater. Er sieht Jalil. Er sieht Belle, ihr Gesicht für immer in seine Erinnerung eingebrannt. Eine solche Tat bereitet sich in der Stille des Herzens vor. Der Krieg ist endlich vorbei. Der Krieg ist gewonnen.

Mitten in der Nacht wird Michael aufwachen. Er wird fest entschlossen seine Schuhe anziehen, seinen Mantel, Mütze und Handschuhe, und wird zu dem Auto gehen, das er gemietet und vorsorglich vollgetankt hat, für diese seine letzte Fahrt. Er wird die stille lang gezogene Straße nach Harriman fahren, in den Wald und in die Wildnis, zu den steil abfallenden Klippen, den hohen Bäumen, den tiefen, reißenden Gewässern, auf dass all das ihn in sich aufnehmen möge. Auf dass niemand ihn hören, niemand ihn sehen möge. Auf dass sein Körper nie gefunden werden möge.

Es tut mir leid. Ich habe so lange durchgehalten, wie ich konnte.

Diese Hände sind des Sichfesthaltens müde, dieses Herz des Schlagens müde, diese Lungen des Atmens müde. Diese Welt war mir gegenüber zu gnadenlos, und noch gnadenloser war ich selbst. Ich habe mich mehr gehasst, als irgendjemand mich je geliebt hat. Doch vielleicht gibt es im Jenseits eine Freude, die größer ist als meine Traurigkeit, größer als all der Schmerz, den ich gefühlt habe. Leben ist ein Prozess zarter Entfaltung, ein Sichergießen in die Welt. Und ich habe nichts mehr von mir übrig, was ich geben könnte. Das ist sie also, die letzte Stunde, die letzte Meile. Der Weg war weit, aber jetzt bin ich endlich hier.

32

Temple of Our Lord Church, Central London, 14:11 Uhr

Als ich reinkam, hatte der Gottesdienst bereits begonnen. Die Kirche war zum Bersten voll. Menschen standen Schulter an Schulter zu beiden Seiten und hinten an der Wand und drängten sich sogar vor dem Eingang. Ich fand einen Platz an der Rückwand, in der Nähe des Regals mit den Bibeln, und versuchte, nicht aufzufallen. Von draußen war der Straßenverkehr zu hören.

»Wir lesen heute im Psalm dreiundzwanzig.« Pastor Baptiste sprach sanft und ruhig. »Lasst uns lesen, im Namen des Vaters und des Sohnes und des Heiligen Geistes.«

Der HERR ist mein Hirte,
mir wird nichts mangeln.
Er weidet mich auf einer grünen Aue
und führet mich zum frischen Wasser.
Er erquicket meine Seele.
Er führet mich auf rechter Straße um seines Namens willen.
Und ob ich schon wanderte im finsteren Tal,
fürchte ich kein Unglück;
denn du bist bei mir,
dein Stecken und Stab trösten mich.
Du bereitest vor mir einen Tisch

im Angesicht meiner Feinde.
Du salbest mein Haupt mit Öl
und schenkest mir voll ein.
Gutes und Barmherzigkeit werden mir folgen mein Leben lang,
und ich werde bleiben im Hause des HERRN *immerdar.*

Amen.

»Amen«, wiederholte die Gemeinde im Chor. Pastor Baptiste blickte in den Saal voller Menschen. Nach einigen Sekunden des Schweigens erhob er die Stimme.

»Brüder und Schwestern, mit schweren Herzen, gebrochenen Herzen, Herzen voller Schmerz haben wir uns heute hier versammelt.

Tieftraurig gedenken wir heute eines jungen Mannes und tragen ihn zu Grabe, nachdem sein Leben auf tragische Weise und viel zu früh zu einem Ende gekommen ist. Ein junger Mann, der viele von uns in ihrem Leben berührt hat, wie dieser volle Saal verrät. Ein junger Mann, der seiner Mutter ein Sohn, seinen Geschwistern ein Bruder, seinen Freunden ein Freund, seinen Lehrern ein Schüler, seinem Coach und seinen Mannschaftskameraden ein Basketballspieler gewesen ist und so vieles mehr. Er war ein junger Mann auf der Suche nach seinem Weg in der Welt, ein Weg, der im zarten Alter von fünfzehn Jahren beendet wurde.

Es sind Momente wie dieser, in denen wir versucht sind, am Sinn des Lebens zu zweifeln und uns zu fragen, ob es überhaupt einen Sinn gibt. Momente, in denen uns der Schmerz so plötzlich und unerwartet trifft. Doch es sind auch diese Momente, in denen wir zusammenkommen, als Familie, als Gemeinde, als Gemeinschaft, und einander Sinn stiften, einander in alldem unterstützen. Denn was das Leben auch für euch bereithält, vergesst nicht, dass ihr niemals alleine seid.«

»Amen«, sagte die Gemeinde im Chor.

»Wir erinnern uns heute an das Leben von Duwayne Harvey Brown.«

Schluchzen und Weinen breiteten sich im Saal aus.

»Es wird jetzt die Möglichkeit geben, Duwayne am offenen Sarg die letzte Ehre zu erweisen. Anschließend werden wir gemeinsam zum Friedhof ziehen, auf dass Duwayne seinen ewigen Frieden finden möge.«

Einer der Sargträger in schwarzer Uniform ging zum Sarg und klappte ihn langsam auf. Ein heulender Schrei zerschnitt die Luft. In der ersten Reihe stürzte Duwaynes Mutter mit rudernden Armen zu Boden. Mehrere Frauen bildeten einen Kreis um sie und versuchten sie zu trösten. Die Menschen traten mit geneigtem Kopf an den Sarg, um Duwayne die letzte Ehre zu erweisen. Ich stellte mich an. Ich hatte ihn noch nicht gesehen, beobachtete aber die Reaktionen der anderen beim Blick in den Sarg. Dann war ich an der Reihe. Ich näherte mich der oberen Ecke des fein geschnitzten und sorgfältig polierten Mahagonisargs. Ich sah Duwaynes Oberkopf, sein tiefschwarzes Haar, offenbar frisch geschnitten und ordentlich frisiert, als hätte er gerade den Friseursalon verlassen. Ich trat zwei Schritte näher. Seine Arme lagen dicht am Körper. Seine Haut strahlte, hob seine Gesichtszüge hervor. Ich betrachtete sein Gesicht, seine Nase, seine Augen, seinen Mund in all ihrer Regungslosigkeit. Mir schossen Bilder von ihm in der letzten Reihe des Klassenzimmers durch den Kopf. Bilder von ihm auf der Brücke, mit hochgezogener Kapuze. Ich sah ihn vor mir und hörte, wie er mich zu seinem Basketballfinale einlud – und nun war ich stattdessen hierhergekommen. Oh, wie würden wir mit den Menschen in unserem Leben wohl umgehen, wenn wir wüssten, welches Gespräch das letzte ist. Würden wir uns anders verhalten? Jeden Moment wertschätzen? Ihnen sagen, dass wir sie lieben?

Meine Lippen bebten, ich schaffte es kaum, meine Gesichtszüge zu kontrollieren. Tränen tropften aus meinen Augen auf den Boden. Jemand legte mir die Hand auf den Arm und flüsterte: »Ist schon gut, Mann. Alles wird gut.« Ich hörte es, doch jeder Glaube, den ich solchen Worten geschenkt hatte, hatte seine Flügel verloren. Als ich den Saal verließ, ging ich an Mr Black vorbei. Wir nickten einander zu. Das Nicken war wie eine Umarmung. Auf dem Parkplatz blickte ich in den gleißend blauen Himmel und verfluchte das Leben, verfluchte diese Sinnlosigkeit und den unendlichen Schmerz, den wir ertragen müssen.

»Sir?«, hörte ich eine junge Stimme aus einiger Entfernung. Schritte näherten sich, und ich wischte mir schnell dir Tränen aus dem Gesicht, bevor ich mich umdrehte.

»Sir.«

»Alex.«

Wie blickten einander mit milder Resignation an. Ich umarmte ihn. Die Last wog schwer auf ihm. Ich klopfte ihm leicht auf den Rücken, sagte ein paar aufbauende Worte.

»Ich habe das Gefühl, es ist meine Schuld«, sagte Alex.

»Was? Nein, das ist es nicht. Das darfst du niemals denken.«

»Ich wünschte, wir hätten uns nicht geprügelt. Ich hätte mir mehr Mühe geben sollen, ihm zu helfen … Ich war eifersüchtig.«

»Eifersüchtig?«

»Er war der Beliebte. Alle mochten ihn. Ich habe hart gearbeitet, immer alles richtig gemacht, aber mich hat überhaupt nie jemand bemerkt.«

»Es ist ganz normal, Gewissensbisse zu haben, aber du darfst dich dafür nicht verantwortlich machen.«

»Sir, die haben auf ihn eingestochen … zwölf Mal. Und wer auch immer das war, er wurde nicht geschnappt. Es gibt Leute, die wissen, wer es war, aber sie wollen ihn nicht verpfeifen.«

Das erinnerte mich daran, wie weit ich in letzter Zeit von der Arbeit entfernt gewesen war, wie weit ich von mir selbst entfernt gewesen war.

»Das ist einfach nicht fair, Sir, das ist nicht fair.« Alex fing an zu weinen, sein Gesicht ein zerstörtes Abbild des gescheiten, fröhlichen Jungen, als den ich ihn immer gekannt hatte. Alex das Ass: Angst, Schuld, Schmerz.

»Wo sind seine Leute? Die ganzen Typen, mit denen er rumgehangen hat? Die ihn immer am Schultor abgeholt haben? Keine Ahnung. Sie sind nicht gekommen, es ist ihnen egal. Nur wir waren da – ein paar seiner Schulfreunde, die ihn schon seit der Grundschule kennen, seine Familie und Freunde der Familie …« Alex hielt inne. »Kommen Sie mit zum Begräbnis, Sir?«, fragte er dann und sah mit tränennassen Augen zu mir hoch.

»Ich kann nicht, Alex. Es tut mir leid. Ich muss gehen.«

Ich machte mir dieses Jahr keine Mühe, mein Klassenzimmer zu dekorieren. Die Schüler bemerkten, wie schweigsam und gereizt ich war. Ich war immer weniger ich selbst, und so begann mein langsames Verschwinden in die Erinnerung.

Nach Ende des letzten Schultags saß ich im Klassenzimmer auf meinem Pult und starrte die Uhr an. Die Schüler waren im Laufe des Tages längst nach Hause gegangen. Die Kollegen waren zu ihren Nachmittagsdrinks aufgebrochen. Ich hatte langsam begonnen, meinen Schreibtisch aufzuräumen. Alles, was ich mitnehmen musste, befand sich in dem kleinen Karton, den ich gepackt hatte, sodass man nicht sah, dass ich für immer ging, sondern es vielmehr so wirkte, als würde ich mir nur wie üblich etwas Arbeit mit in die Ferien nehmen. Ich sah zu, wie die Sonne unterging und eine stürmische Dunkelheit den Himmel erfasste. Ich wartete, bis es auf den Gängen ruhig war, bevor ich meine Sachen holte, um zu gehen.

»Mr Kabongo«, hörte ich, und die Tür ging auf. »Hätten sie einen Moment?« Mrs Sundermeyer streckte den Kopf herein und betrat schließlich das Klassenzimmer. Ich war überrascht, sie zu sehen, aber irgendwie auch überhaupt nicht.

»Natürlich«, antwortete ich. Sie kam auf mich zu und blieb genau mir gegenüber vor dem Pult stehen.

»Haben Sie es zum Basketballfinale geschafft?«, fragte sie.

»Nein, ich konnte nicht«, sagte ich ohne Begründung, doch sie verstand mich schon.

»Wir haben leider verloren.«

Sie hielt inne und verzog die Lippen zu einem steifen Lächeln.

»Eigentlich bin ich nur hier, um Ihnen das Allerbeste auf Ihrem Weg wünschen.« Ihre Stimme klang jetzt ernst.

»Danke.«

»Ich, äh, ich hoffe, Sie haben nicht den Mut verloren und nehmen sich Zeit, um zu finden, was Sie brauchen. Sie hatten einen gewaltigen Einfluss auf das Leben so vieler junger Menschen, und ich glaube nicht, dass es damit schon vorbei ist.«

»Danke. Aber das glaube ich schon.«

Mrs Sundermeyer setzte sich auf den Tisch vor dem Pult, ihre Haltung wirkte jetzt etwas entspannter.

»Wissen Sie, Mr Kabongo … oder Michael, wenn ich darf …«, sie machte eine kurze Pause, »ich weiß, es wirkt manchmal so, als würde ich mich für nichts anderes interessieren als nur für Arbeit, Arbeit, Arbeit. Aber das stimmt nicht. Vor achtzehn Jahren habe ich eine Krebsdiagnose bekommen. Ich war frisch verheiratet, und meine kleine Tochter war gerade geboren. Ich war auf dem besten Weg in ein perfektes Leben, und dann wurde meine Welt völlig auf den Kopf gestellt. Meine Freunde und meine Familie, mein Partner, alle haben mich unheimlich unterstützt, mir gesagt, ich solle stark sein, weiterkämpfen und ich würde das besiegen.

Aber ich wollte nicht. Ich hatte das Handtuch schon geworfen, bevor der Kampf überhaupt angefangen hatte. Doch sosehr ich mich auch damit abgefunden hatte, gegen dieses Monster zu verlieren – etwas in mir ließ nicht locker. Und ich habe es überstanden. Ich weiß nicht, wie. Ich weiß nicht, warum. Aber ich weiß noch, dass ich es nicht überstehen wollte, und das hat mich eines gelehrt: Sooft wir auch behaupten, etwas zu wollen, heißt das noch lange nicht, dass es wahr ist. Manchmal sollten wir mehr auf die Stille hören als auf die leise Stimme in unseren Kopf.« Mrs Sundermeyer stand auf und ging in Richtung Tür.

»Sie können nicht alle retten, Michael. So funktioniert das Leben einfach nicht. Man muss die ein oder zwei Menschen im Leben finden, die einem wirklich etwas bedeuten, die man wirklich liebt, und ihnen sein ganzes Herz geben. Und manchmal muss man auch selbst einer dieser Menschen sein. Alles andere wird sich ergeben.«

Bevor sie ging, drehte sie sich noch ein letztes Mal um und warf mir einem Blick voll Mitgefühl und Anerkennung zu, der sich außerhalb des Rahmens bewegte, in dem ich sie zu sehen gewohnt war. Er verringerte die Distanz ein wenig, doch sie war zu groß, die Annäherung zu spät.

Ich schaltete meinen Computer aus, schob den Stuhl unter das Pult, nahm den Karton, löschte das Licht und verließ mein Klassenzimmer. Die Gänge waren düster und nur schwach beleuchtet. Als ich zum Ausgang kam, regnete es. Ich drehte mich zu dem hohen Gebäude um. Ein Symposium von Erinnerungen, die unwiederbringlich in der Vergangenheit verschwanden.

Ich wandte mich ab und ging.

33

Peckriver Estate, London, 17:27 Uhr

Ich hatte den Großteil des Tages am Fenster gesessen, tassenweise Tee getrunken und von der Stille meines Zimmers in die Welt da draußen geblickt. Hatte beobachtet, wie der Tag in den Abend überging, wie die Bäume sich im Wind wiegten, wie die Wolken vorbeizogen, die Vögel sangen und die Menschen immer weitermachten. Ich dachte daran, wie all das ohne mich immer und immer weitergehen würde, wie immer und immer wieder ein neuer Tag anbrechen würde, wie die Sonne immer und immer wieder untergehen würde, wie wieder und wieder die Winde wehen würden, wie die Welt sich immer und immer weiterdrehen würde. Das war mein Friede, die Versöhnung meiner Abwesenheit.

Ich beschloss, spazieren zu gehen. Ich lief durch die belebte Hauptstraße voller Nachtschwärmer und fröhlicher Betrunkener an ihrem freien Abend, vorbei an der U-Bahn-Station, aus der sie herausgeströmt kamen, vorbei an einem Geschäft nach dem anderen, vorbei am Markt, vorbei an dem tätowierten Mann, der Flyer verteilte, vorbei an einem anderen, der ein unleserliches Schild hochhielt, vorbei an der Ampel an der Kreuzung, vorbei an der nächtlich verlassenen Baustelle, vorbei an der Brücke, wo ich die übliche Gruppe Jungen sah und einen zwischen ihnen schwebenden Geist, vorbei am dunklen, brackigen Kanal, dessen düsteres Wasser ein Lebewesen war, vorbei an den teuren Häusern auf der einen und den Gemeindebauten auf der anderen Seite, vorbei an den Obdachlosen, die in den Zwischenräumen in Zelten schliefen, vorbei an Erinnerung auf Erinnerung auf Erinnerung auf Erinnerung.

Ich lief zurück zu dem Hochhausblock, in dem ich den Großteil meines Lebens verbracht hatte, der einzige Ort, den ich jemals Zuhause zu nennen gelernt hatte – der Ort, der jetzt überhaupt kein Zuhause mehr war.

Zurück in meinem Zimmer, blieb mir nur noch zu packen. Es ist eine Sache, in die Ferien aufzubrechen oder auf eine Reise, von der man wiederkommt, doch wie packt man in dem Wissen, dass man nie zurückkehren wird? Was nimmt man mit? Seine Lieblingskleider und Lieblingsschuhe? Ich hatte die letzten Wochen nach und nach meinen Besitz an die Wohlfahrt gespendet, darunter auch das Wertvollste: meine Bücher. Ich hatte mich all meiner physischen Bindungen entledigt. Was blieb, waren die emotionalen Bindungen, und auch die würde ich früher oder später loswerden. Ich nahm meinen Rucksack und stopfte das Allernötigste hinein, das ich brauchen würde, bis ich es nicht mehr brauchen würde. Wechselklamotten und Unterwäsche, Waschsachen und mein Lieblingsbuch, das ich, unabhängig vom Reisegrund und egal wie nah oder weit mein Ziel lag, auf jede Reise mitnahm: Ayi Kwei Armahs *Two Thousand Seasons*. Ich wurde von Sekunde zu Sekunde nervöser, spürte eine sehnsüchtige Beklemmung auf und ab wallen wie eine Welle aus meinem tiefsten Inneren.

In der Geborgenheit der Dunkelheit setzte ich mich, die Hand ans Kinn gelegt, auf den fertig gepackten Rucksack. Ich war allein in der Wohnung. Mami hatte ich seit ein paar Tagen, vielleicht seit einer Woche, nicht gesehen. Sie verbrachte jetzt mehr Zeit mit Pastor Baptiste. Ich hatte ihren Wunsch, zusammen zu sein, zähneknirschend akzeptiert, unter der Bedingung, dass ich damit nichts zu tun haben musste. Ich ging ihr bewusst aus dem Weg, kam später heim als normalerweise und verließ morgens sofort das Haus. Mami wusste nicht, dass ich gehen würde. Ich hielt es für das Beste für uns beide, wenn wir uns nicht mehr sahen oder miteinander sprachen. Ich beschloss jedoch, ihr eine Nachricht zu hinterlassen.

Mami,
ich gehe weg. Mach Dir keine Sorgen. Such mich nicht. Irgendwann wird alles einen Sinn ergeben.
In Liebe
Dein Sohn Michael

In dieser Nacht lag ich wach. Ich lag auf dem Bett und starrte an die Decke, ließ all die schweren, schmerzhaften Erinnerungen an mir vorbeiziehen wie einen Fluss voller zerklüfteter Felsen. Sandra hatte ich seit ihrer E-Mail nicht mehr gesehen. Ich dachte darüber nach, sie anzurufen, sie vielleicht sogar ein letztes Mal zu sehen, doch das war nicht der Berg, den es für mich zu erklimmen galt. Jalil – an ihn dachte ich häufig und in besonderer Weise, und auch an Baba. Ich dachte daran, wie oft wir im Streben nach etwas Vergänglichem unsere eigenen Chancen auf Glück sabotieren. Vielleicht haben wir das Gefühl, es nicht zu verdienen, vielleicht sind wir den Kummer einfach so sehr gewohnt und halten uns wie so oft an das, was wir kennen.

Ich griff in der Dunkelheit nach meinem Handy und schaute, ob ich neue Nachrichten oder verpasste Anrufe hatte. Nichts. Ich legte das Handy wieder hin und fühlte mich in meinem Entschluss bestätigt. Morgen früh würde ich in die USA fliegen, zuerst nach San Francisco, und von dort aus reisen, wohin auch immer ich gerade wollte. Warum Amerika? Einfach nur der Romantik wegen, der Poesie. In das einzige Land, das ich kannte, das sich selbst als frei bezeichnete. Und frei wollte ich leben. Aber was bedeutete das? Ein wildes, aufregendes Leben? Manchmal vielleicht, ja. Oder ein Leben ohne Last und Erwartungen zu führen, ohne Ballast, ohne Waffen; authentisch als ich selbst zu leben, wie fehlerhaft das auch sein mochte; zu tun und zu lassen, was ich wollte. Oh, Amerika! Amerika war ein Ort, den ich schon beobachtete, seit ich klein war, an dem ich mich schon immer hatte verlieren wollen. Als Kind hatte ich davon geträumt, ziellos umherzustreifen und ein Leben in Freiheit zu leben, das ich mir nur in meiner Phantasie ausmalen konnte; ein Leben, in dem ich nur für mich verantwortlich war. Denn am Ende hatte ich nur mich selbst – und war alles, was ich sein konnte. Und sterben, aus freien Stücken, ist die Freiheit schlechthin. Sterben, Tod. Je öfter ich es aussprach, desto wohler fühlte ich mich damit, und desto klarer wurde mir, dass ich diese Entscheidung schon vor langer Zeit getroffen hatte. Sie war tief im Inneren meines öden Herzen gesprossen wie eine schöne Wildblume in der Wüste.

Eine solche Tat bereitet sich immer in der Stille des Herzens vor.

Ich hatte mein Ticket vor langer Zeit gebucht und alles so ruhig und unverdächtig wie möglich vorbereitet. Ich würde all mein Erspartes mitnehmen – die Summe dessen, was mein Leben in dieser Welt wert war – und einen Ort erleben, an dem ich zum ersten Mal wäre. Einen Ort, an den ich keine Erinnerungen hatte, mit dem mich nichts verband, wo ich keine Seele kannte. Ich würde das Geld ausgeben, wie ich es für richtig hielt, und wenn es aufgebraucht wäre, würde ich mir das Leben nehmen. Ich würde diese Welt verlassen, wie ich sie betreten hatte, durch die wundersame Schönheit der Natur. Ich wollte still in die Welt verschwinden, ungesehen und unerkannt. Ich wollte in dem Frieden gehen, den ich suchte; einen gelassen in die Nacht schreitenden Tod.

34

Ridley Road, London, 15:35 Uhr

Mami geht über den Markt in Dalston. Die Schalen voller buntem Obst und Gemüse bilden einen Kontrast zum düsteren Grau des Himmels. Rechts und links ziehen Gestalten an ihr vorbei, als würde sie einen Wald voller Bäume durchqueren. Die dissonanten Stimmen der Händler dröhnen im Hintergrund wie ein vertrautes Symphonieorchester – die berühmtesten Stücke: »Hiiiiierher«, »Schauen Sie, schauen Sie« und »Ein Pfund die Schale, ein Pfund die Schale« in G-Dur. Mami trägt Tüten voller Makemba, gefrorenem Pondu und Kwanga, die sie heute Abend zubereiten wird. Sie packt alles in ihren Einkaufstrolley. Ihre Hände zittern inzwischen viel zu sehr, um die Tüten zwischen den Fingern zu tragen wie früher.

Als sie ihre Einkäufe erledigt hat, macht sie sich auf den Weg zur Bahnstation Dalston Kingsland. Der nächste Zug kommt in vier Minuten. Sie kämpft sich mit dem schweren Trolley die Stufen hinunter. Einige Leute laufen an ihr vorbei, bevor ein Schwarzer Junge in grauer Trainingshose und Kapuzenpullover auf sie zukommt und fragt: »Kann ich Ihnen helfen, *Aunty*?« Mami lächelt ihn an. Sein vertrautes Gesicht lässt ihr Herz schwer werden. Er trägt ihr Wägelchen zum Fuß der Treppe und wartet dort auf sie. Mami bedankt sich überschwänglich: »Gott segne dich, mein Lieber, Gott segne dich.« Der Junge springt die Treppe wieder hoch, nimmt zwei oder drei Stufen auf einmal, leichtfüßig wie eine Gazelle.

Mami kommt nach Hause, packt die Einkäufe aus und fängt sofort an zu kochen, während sie kongolesischen Gospel hört. *Tata Nzambe, sali sa biso, Tata Nzambe, sali sa biso, na ba mpasi oyo, toko monoka.* Sie bereitet immer noch dieselbe Menge Essen zu, genug für mehrere Münder, obwohl sie alleine isst. Sie setzt sich hin und schaut ihre liebsten Soaps, beschimpft den jungen Mann im Fernseher, der seine Frau mit ihrer besten Freundin betrügt, ein vertrauter Plot. Die Nacht kommt langsam und still. Mami schläft auf dem Sofa ein, den Kopf im Nacken, den Mund weit offen, und schnarcht vor Erschöpfung, nachdem sie eine weitere lange Woche überlebt hat. Mitten in der Nacht wacht sie auf und geht in ihr Schlafzimmer, wo sie sich eine weitere Nacht hin und her wälzen wird. Die Schlaflosigkeit bringt vermeintlich längst überwundene Schrecken zurück. In der Dunkelheit hört sie die Schreie von Fremden, das Krachen von Knochen auf Bordsteinen und die Panzer, die sie überrollen, abprallende Geschosse, leere Patronenhülsen, die die Straßen übersäen wie Herbstlaub oder Kiesel am Strand oder glänzende Schmuckstücke, Babygeschrei, gewaltige Winde, gewaltiger Regen und Gewalt, schwankende Bäume vor einem lodernden Himmel. All das zieht vorbei und stürzt und stürzt und stürzt in eine unendliche Stille.

Mami erwacht mit bleiernen Gliedern. Sie zieht die Vorhänge auf, lässt das Licht ins Zimmer fallen. Immer öfter in letzter Zeit schläft sie tagsüber ein, kommt manchmal den ganzen Tag nicht aus dem Bett. Egal wie hell es draußen ist, die leblose Finsternis in der Wohnung bleibt unverändert – seit Michael weg ist. Mami versucht, nicht an ihn zu denken. Sie hat alle gerahmten Fotos von ihm mit der Vorderseite nach unten gelegt, um ihr Herz auf die Nachricht einzustimmen, von der sie weiß, dass sie sie nicht ertragen wird. Mach dir keine Sorgen. Er ist ein junger Mann, er braucht Zeit, um sich über alles klar zu werden. Alles wird gut. Das sagen ihr andere, doch Mami ist nicht überzeugt. Ihr Bauchgefühl lässt ihr keine Ruhe, sagt ihr, dass es etwas anderes ist, etwas Tiefgreifenderes. Sie hat seine Briefe bekommen. Sie bewahrt sie in einer Schublade neben dem Bett auf. Der letzte Brief lautet:

Mami,
Das ist mein letzter Brief an Dich.
Ich schreibe Dir, um Dich um Verzeihung zu bitten. Für all den Schmerz, den ich Dir bereitet habe. Dafür, dass ich nicht früher verstanden habe, was für Opfer Du für mich bringen musstest, um mir das wenige, was ich hatte, zu ermöglichen. Ich habe Deinen Kampf nicht wahrgenommen. Ich habe nicht darüber nachgedacht, wie es sich angefühlt haben muss, sich Nacht für Nacht um so vieles zu sorgen, und dann auch noch um mich.
Es war niemals meine Absicht, Dir Schmerzen zu bereiten. Es ist mir wichtig, dass Du das weißt. Ich habe nur einen Weg gesucht, etwas Ruhe und Frieden zu finden. Und es tut mir weh, dass ich Dich auch jetzt noch verletze, doch ich habe keine Wahl. Was einmal geschehen ist, kann man nicht ungeschehen machen. Doch ich

werde Dir ewig für alles dankbar sein. Ich hoffe, ich habe Dich nicht enttäuscht. Ich hoffe, es gibt noch immer einen Platz für mich in Deinem Herzen – und dass wir uns eines Tages wiedersehen.
In Liebe,
Dein Sohn Michael

Doch das alles verstärkt ihren Schmerz nur noch, gibt ihr das Gefühl, als schwömme ihr Magen in Säure. Es stellt ihren Glauben auf schwindelerregende Weise auf die Probe, als stünde sie auf einem Turm und jemand würde sie zum Springen drängen und ihr sagen, wenn sie nur genug daran glaube, würden ihr auf dem Weg hinunter Flügel wachsen. Sie hält sich weiter fest.

Nur in Michaels Zimmer hat Mami nichts angerührt, seit dem Tag, als sie es zuletzt betreten und dort seine Nachricht gefunden hat. Sie hat sein Zimmer zu einem Schrein gemacht, in dem jede Erinnerung wie etwas Uraltes und Heiliges bewahrt wird.

Mami geht in die Küche und macht das Frühstück, das sie schon vor Stunden hätte essen sollen. All das Essen, das sie in letzter Zeit nicht gegessen hat. Die Leute machen ihr Komplimente, sagen ihr, sie habe abgenommen, ohne zu wissen, dass das nur an zu viel Stress und Belastung liegt. Sie geht zurück ins Wohnzimmer und macht den Fernseher an, um die monotone Stumpfheit der Gesichter auf dem Bildschirm zu verfolgen. Sie driftet ab, lässt sich vom dumpfen Brummen des Fernsehers an einen Ort ohne Gefühle versetzen, leer von allem, was sie ist, in ein Ödland der Phantasie – in einen sicheren Hort des Nichts.

Von unten ertönt der Buzzer; jemand will wohl ins Gebäude.

Mami ignoriert es. Der Buzzer geht erneut, doch diesmal bricht er ab. Kurz darauf klopft es an der Tür. Mami braucht eine Weile, um aufzumachen, es klopft weiter. Sie schlurft zur Tür, jeder Schritt schwerer als der zuvor.

»Wer ist da?«, fragt Mami.

»Detective Peterson und Inspector Lawson von der Metropolitan Police. Könnten wir bitte mit Mrs Kabongo sprechen?« Mami beobachtet durch den Spion, wie die beiden Polizisten – der Mann, Peterson, in einem langweiligen Anzug, hinter ihm die Frau, Lawson, in Uniform – geduldig auf der anderen Seite der Tür warten.

»Ich bin Mrs Kabongo«, sagt Mami, als sie die Tür öffnet.

»Mrs Kabongo, wäre es möglich, in der Wohnung mit Ihnen zu sprechen?«, sagt Detective Peterson.

Mami bleibt reglos stehen.

»Bitte, Mrs Kabongo. Es wäre das Beste, wenn wir reinkommen könnten«, sagt die Frau mit mitfühlender Miene. Mami vertraut ihr, vertraut ihrem Gesicht mehr als dem des Mannes. Sie hat etwas Ehrliches an sich, einen sichtbaren Schmerz, der verrät, dass das hier mehr für sie ist als nur ein Job. Mami macht einen Schritt zur Seite und lässt die beiden rein. Sie setzen sich ins Wohnzimmer, im Hintergrund läuft stumm der Fernseher, Detective Peterson und Inspector Lawson nehmen auf dem Sofa Platz.

»Mrs Kabongo, danke, dass Sie uns hier in Ihrem Zuhause empfangen.« Inspector Lawson klingt leicht beklommen. »Wir müssen Ihnen leider etwas mitteilen.«

Mami richtet sich auf. Sie greift nach der Fernbedienung und schaltet den Fernseher aus. Sie hört ihren eigenen Herzschlag, als würde mitten im Zimmer eine große Bass Drum geschlagen. Sie blickt Detective Peterson und Inspector Lawson an und versucht, ihre Gesichter zu lesen, in der Hoffnung, die Nachricht zu erahnen und so vielleicht weniger schockiert zu sein.

»Pastor Baptiste wurde erhängt in seiner Wohnung aufgefunden. Alles deutet auf Selbstmord hin. Er hat sich das Leben genommen. Es gab keine Nachricht, keinen Hinweis. Er hat nichts zurückgelassen.«

Mami regt sich nicht – sie blinzelt nicht, ihre Hände flattern nicht, ihre Lippen beben nicht, ihr Körper zittert nicht. Der Schock versetzt sie in eine lähmende Starre.

»Es tut uns sehr leid, Ihnen eine so schreckliche Nachricht überbringen zu müssen. Wir haben uns bemüht, so schnell wie möglich die nächsten Angehörigen, Verwandten und engsten Freunde zu ermitteln. Wir wissen, dass der Pastor von seiner Gemeinde sehr geliebt wurde und was für ein furchtbarer Schock das für Sie sein muss. Gibt es jemanden, den Sie anrufen können, der herkommen könnte? Einen Freund oder Verwandten?« Mami denkt an Michael. »Sie sollten jetzt besser nicht allein sein.«

»Nein, ist schon in Ordnung.« Mami steht auf, bedeutet ihnen, sich auch zu erheben, und weist ihnen den Weg zur Tür.

»Ist schon gut, ich komme zurecht.«

»Wenn Sie mit jemandem reden möchten oder noch irgendwelche Fragen haben«, Inspector Lawson bleibt in der Tür stehen, greift in die Tasche ihrer Uniformjacke und reicht Mami ihre Karte, »erreichen Sie mich unter dieser Nummer.«

Mami setzt sich wieder aufs Sofa und starrt ins Leere, in das Nichts vor ihr. Die Stille verzehrt sie wie eine Krankheit. Sie überlegt, wann sie Baptiste zum letzten Mal gesehen hat, doch ihr Geist ist zu ausgefranst, um sich zu erinnern. Sie erinnert sich nur noch an die Distanz zwischen ihnen, daran, wie sie sich langsam von ihm zurückgezogen hat, doch nur weil sie sich von sich selbst zurückgezogen hat. Sie sollte jetzt eigentlich beim Freitagsgebet sein, genau wie er. Stattdessen starben sie beide ihre Art von Tod. Mami erhebt sich schwerfällig vom Sofa. Heulend schleppt sie sich ins Schlafzimmer, Tränen tropfen auf den Boden.

Es wird Morgen. Mami schläft weiter. Die Nacht war hart, sie hat sie damit verbracht, den Brunnen ihres Geistes leer zu weinen. Ihr Telefon hat sie ausgeschaltet, nachdem sie die Nachricht bekommen hat, damit niemand sie erreichen kann. Sie konnte ihre zudringlichen Fragen schon hören: Wusstest du es nicht? Hast du nicht gemerkt, dass etwas nicht stimmt? Wie konntest du das zulassen?

Fragen, die sie sich selbst schon tausendmal gestellt hat, als wäre es ihre Schuld.

Mami erwacht in der Dunkelheit ihres Schlafzimmers. Sie kann nicht sagen, ob sie die Augen offen oder geschlossen hat. Wieder und wieder und wieder zieht Pastor Baptistes Gesicht in der Dunkelheit an ihr vorbei. Erinnerungen an ihn suchen sie heim: lange Spaziergänge im Park bei Sonnenuntergang, Hand in Hand; gemeinsame Milchshakes und Abendessen in schwach beleuchteten Restaurants; Frühstücke; die frische kalte Luft, die sie bisher nur von ihrem Weg zur Arbeit kannte – all die Facetten, die die anderen nicht an ihm kannten, und alles, was noch vor ihnen lag. Sie hört seine Stimme, spürt seine Berührungen; all das kommt näher, immer näher, bis es mit einem Mal verschwindet.

Mami zieht ihre Bibel aus der Nachttischschublade und drückt sie an die Brust, sucht Trost, der jedoch ausbleibt. Ihr Glaube ist die Luft, die langsam dünn wird, und sie kann kaum mehr atmen. Die Welt hat sich für sie in ein Ödland verwandelt, aus dem nichts hervorgehen kann. Sie reißt die Seiten aus der Bibel, wirft sie quer durchs Zimmer und beginnt laut zu heulen. Sie flucht und schmäht Gott, schreit in die Dunkelheit: »Was für ein Gott?! *Was für ein Gott?*«

Der Morgen verstreicht. Mami hievt sich aus dem Bett, schleppt sich durch den Flur auf die Toilette und dann ins Wohnzimmer, wo sie den Großteil des restlichen Tages sitzen bleibt. Später klopft es an der Tür. Mami fragt sich, ob es die Leute von der Kirche sind, die jetzt anschwärmen und, statt noch zu warten oder ihre Fragen am Telefon zu stellen, beschlossen haben, sie von Angesicht zu Angesicht damit zu konfrontieren und Kummer zu heucheln, als fühlten sie dasselbe wie sie. Ein weiteres Klopfen ertönt, dann noch eins. Mami spürt, wie sich die Frustration in ihr aufbaut, eine explosive chemische Reaktion zwischen ihrem Schmerz und ihrem Kummer. »Lasst mich in Ruhe!«, schreit sie, doch ihre Stimme ist nur ein schwacher, kaum hörbarer Windhauch. Sie stößt ein verbittertes Stöhnen aus. Das Klopfen an der Tür verschwimmt mit dem Kopfschmerz, der gegen ihre Stirn hämmert. Es klopft weiter. Mami stemmt die Hände auf die Knie und kommt auf die Beine. Sie bindet sich ihre Kitambala um den Kopf, schließt ihre Strickjacke und geht mit zaghaften, schleppenden Schritten zur Tür.

»Ja, ich komm ja schon. Ich komme«, sagt sie. Sie öffnet die Tür.

Vor der Tür steht ein Mann wie ein Geist. Ein Mann, dessen Gesicht sich verändert hat und doch immer gleich bleibt.

»Michael!«, stößt Mami keuchend hervor, und ihre Augen weiten sich bei seinem Anblick. Sie bricht in Tränen aus und vergräbt das Gesicht in den Händen.

»Ich bin zu Hause«, sagt Michael, nimmt sie in den Arm und hält sie zärtlich fest.

Sie schluchzt, während sie von ihm eingehüllt wird.

»Michael, Michael«, wiederholt sie immer und immer und immer wieder, als hielte sie es nicht für möglich.

Und das ist der Lauf des Lebens, auch wenn wir es nicht verstehen. In all unserer Reglosigkeit bewegen wir uns, bewegen uns weg von Einsamkeit und Sehnsucht. Bewegen uns weg von der Angst, von den Zeiten, in denen wir uns selbst vergessen, weil da keiner ist, der uns sagt, wer wir sind. Wir bewegen uns weg vom Sinken und Ertrinken, vom Eingesperrtsein in der Tiefe und in uns selbst, und wir erkennen, dass es so nicht sein muss, dass es immer einen Ausweg gibt.

Immer. Wir bewegen uns hin zur Liebe und zum Geliebtwerden, wir sterben nachts und erwachen morgens wieder, wir spüren, wie verschwindend klein und bedeutungslos wir in der Weite des Universums sind, und erkennen doch unsere Wichtigkeit – du bist alles darin, und alles darin ist du. Wir finden Freude im Schmerz, Schönheit in der Verzweiflung; die Stärke unseres Herzens lässt nach, unsere schwachen Hände halten sich weiter fest. Diese unbekannte Melodie – oh, stilles Sehnen, leiser Schmerz, Kunst vor unserem geistigen Auge, Träume von der Zukunft. Das Flattern des Schmetterlings im Flug, das Zittern nervöser Lippen beim Ausdruck von Freude. Das ist die Erlösung, die Versöhnung und die Wiedererweckung. Die Offenbarung, dass du kein Treibholz bist, sondern der Ozean. Die Raupe, die erkennt, dass sie kein Schmetterling werden muss, um schön zu sein. Selbstannahme ist die wahre Transformation. Dein Makeover, dein Glow Up stecken in dem Du, das du schon immer warst. Der Neuanfang, der mit dem Ende einhergeht, von Tag zu Nacht, von Dunkelheit zu Licht und zurück. Das ist das Vogelnest, die Engelsfedern, der Mond, der Dichter und sein Gedicht, der Tanz und das Lied, das Gebet und die Hymne. Das ist radikale Hoffnung, der Glaube daran, dass es besser wird, wie auch immer es steht. Und über alldem steht die Liebe, dieser helle Funke, diese blendende Flamme, ob flüchtig oder ewig: Möge sie uns finden, möge sie uns erfüllen, der Wille sein, der uns weiterträgt, das Band, das uns zurückführt aus der Einsamkeit, möge sie uns heilen lassen – und weiter atmen.

Danksagung

Ich hätte nie gedacht, dass es möglich ist, eine solche Geschichte zu schreiben, geschweige denn, dass sie jemals veröffentlicht wird. Zunächst möchte ich meiner Agentin Maria Cardona von der Pontas Agency dafür danken, dass sie tatsächlich an mich und diese Geschichte geglaubt hat – und dass sie meiner Vision vertraut hat, auch wenn du sie selbst nicht gesehen hast, Maria. Jeder Autor, jeder Künstler, jeder Mensch braucht jemanden, der sich für ihn einsetzt, um das Beste aus seinen Ideen und Leidenschaften herauszuholen. Und du hast Außergewöhnliches geleistet.

Sharmaine Lovegrove und dem Team von Dialogue Books / Little, Brown danke ich für ihre unermüdliche Arbeit, ihre Hingabe und ihre Leidenschaft für Geschichten, die die ganze Bandbreite menschlicher Erfahrung widerspiegeln. Ich empfinde es als Privileg, dazu beitragen zu dürfen.

Ich danke all den besonderen Menschen, die ich über die Jahre kennengelernt habe und die auf irgendeine Weise an der Entfaltung dieser Geschichte mitgewirkt haben. Ich danke den Menschen, die mir am nächsten sind, die immer einen Platz in meinem Herzen haben, wie ich immer einen Platz in ihren Herzen habe. Ihr habt meine aufrichtige Dankbarkeit für all die Arten, auf die ihr mich liebt.

Und zu guter Letzt danke ich den Lesern und Leserinnen für ihre Unterstützung auf dieser unbegreiflichen Reise. Ich bete dafür, dass meine Worte gut genug für euch sind – so wie ihr gut genug für diese Welt seid.

In ewiger Liebe.

JJ Bola

JJ Bola, geboren 1986 in Kinshasa im Kongo, flüchtete im Alter von sechs Jahren mit seiner Familie nach England und wuchs im Londoner Stadtteil Camden auf. Als Jugendlicher litt Bola an Depressionen. Nach seinem Master in Kreativem Schreiben am Birkbeck College der University of London arbeitete er einige Jahre als Sozialarbeiter mit Jugendlichen mit psychischen Problemen.

JJ Bola veröffentlichte drei Gedichtbände, zwei Romane (*No Place to Call Home* ist im Kampa Verlag in Vorbereitung) und das Sachbuch *Sei kein Mann*, in dem er traditionelle Männlichkeitsbilder anprangert und das zum Weltbesteller wurde.

KAMPA VERLAG

Caleb Azumah Nelson
Freischwimmen

Roman

Aus dem Englischen von Nicolai
von Schweder-Schreiner

»Eure Blicke begegnen sich in der Stille. Es braucht keine Worte. Dies ist eine ehrliche Begegnung.« Zum ersten Mal sehen sie sich in einem Londoner Pub. Beide sind Schwarz, beide haben schon in der Schule nicht recht dazugehört, und beide versuchen nun ihren Platz im Leben zu finden. Sie teilen so viel miteinander, die Liebe zu Schwarzer Kunst und Literatur, zum Hip-Hop, und er weiß schon bei der ersten Begegnung, dass sie füreinander bestimmt sind. Aber sie bewegen sich nicht im luftleeren Raum, und die Welt kann ein grausamer Ort sein. Wie (über)lebt man in einer Welt, in der man nicht gesehen wird? Wie fühlt es sich an, in der Liebe Geborgenheit zu finden – und wieder zu verlieren? Caleb Azumah Nelson erzählt auf schmerzlich schöne Weise die große Liebesgeschichte zweier junger Menschen und erkundet zugleich Fragen von Identität, Rassismus und Unterdrückung.

»Eine Liebeserklärung an Schwarze Kunst,
Schwarzes Denken, eine Erforschung der
Intimität und Verletzlichkeit im Zusammensein
zweier junger Künstler, die behutsam miteinander
umzugehen lernen – in einer Welt, die sich
Schwarzen gegenüber unerbittlich zeigt.«
Yaa Gyasi